前 言

肿瘤作为当前严重危害我国民众健康的重大疾病之一，其发病率与死亡率的持续攀升已成为不容忽视的公共卫生挑战。鉴于这一严峻形势，强化我国各级医院在恶性肿瘤诊疗方面的医疗质量管理与控制，对于推动肿瘤诊疗的规范化、同质化进程，进而提升患者生存率、降低死亡率具有至关重要的意义。

2012 年，卫生部医管司委托国家癌症中心 / 中国医学科学院肿瘤医院成立了国家肿瘤性疾病医疗质量控制中心。其主要职责包括：①分析肿瘤领域国内外医疗质量安全现状，研究制订我国肿瘤医疗质量安全管理与控制的规划、方案和具体措施。②拟订肿瘤质控指标、标准和质量安全管理要求，提出质量安全改进目标及综合策略，并组织开展肿瘤领域质控培训工作。③收集、分析肿瘤医疗质量安全数据，定期发布质控信息，编写年度肿瘤医疗服务与质量安全报告。④加强肿瘤领域质量安全管理人才队伍建设，落实医疗质量安全管理与控制工作要求。⑤组建全国相应的肿瘤质控网络，指导省级以下肿瘤质控中心和医疗机构开展医疗质量安全管理与控制工作。⑥承担国家卫生健康委交办的其他工作任务。

在国家卫生计生委 / 卫生健康委的指导下，国家肿瘤性疾病医疗质量控制中心已连续九年参与编写《国家医疗服务与质量安全报告》（肿瘤章节部分），并连续三年编纂《国家医疗服务与质量安全报告——肿瘤专业分册》。本年度，依托国家卫生健康委医院质量监测系统，对我国二、三级医院的肿瘤医疗质量安全数据进行了全面而深入的分析，形成了《2023 年国家医疗服务与质量安全报告——肿瘤专业分册》。

在报告的数据收集、分析以及内容编写过程中，国家卫生健康委医政司、国家肿瘤性疾病医疗质量控制中心专家委员会及各亚专业质控专家组、各省级肿瘤质控中心、国家卫生健康委人体组织器官移植与医疗大数据中心等单位给予了鼎力支持。同时，本报告获得了中国医学科学院医学与健康科技创新工程项目（2021-I2M-1-001）的资助。在此，我们向所有给予支持与帮助的单位和个人表示诚挚的谢意！

鉴于编者时间与水平所限，报告仍存在一定的局限性。不足与疏漏之处，敬请批评指正，以期在未来的报告中不断完善，为我国肿瘤医疗质量安全管理与控制工作贡献更大力量。

国家肿瘤性疾病医疗质量控制中心

2023年

国家医疗服务与质量安全报告
——肿瘤专业分册

国家肿瘤性疾病医疗质量控制中心　编著

编写工作组

主　编　赫　捷

顾　问　马旭东　高嗣法

副主编　樊　嘉　李　宁

编　委（按姓氏笔画排序）

于金明　马　丁　王　军　王成伟　王艳阳　王绿化　王勤章　王锡山　卢彦达
史　健　白文启　邢念增　吕国悦　刘天舒　刘宏旭　许　斌　李　伟　李晔雄
吴永忠　何志嵩　张　玉　张　鹏　张一力　张小田　张成武　陈传本　林桐榆
易俊林　季加孚　周国仁　郎景和　赵玉兰　郝继辉　胡超苏　钱立庭　徐万海
徐兵河　徐瑞华　郭　军　黄　钢　黄云超　章　真　葛明华　覃宇周　程向东
谭诗生　魏少忠

编写工作组（按姓氏笔画排序）

马泽华　王　丹　王　瑛　王　惠　王　攀　王伟平　邓浩程　双跃荣　叶世岳
申郁冰　史玉民　朱新江　刘　震　刘垚鑫　安跟会　李　倩　李辰晨　杨　娟
杨瑾成　时黎明　吴留成　邱大胜　沈　波　张　丽　张春宏　张振君　陈诗军
欧阳取长　周成诚　周国仁　郑苏菲　孟凡松　段晓阳　费　晶　姚文秀　夏　祥
倪宇晨　高　汉　郭　俊　郭　琛　黄　玫　黄成谋　常　靖　崔久嵬　彭　雯
曾广基　德庆旺姆　薛　冬　冀晓辉

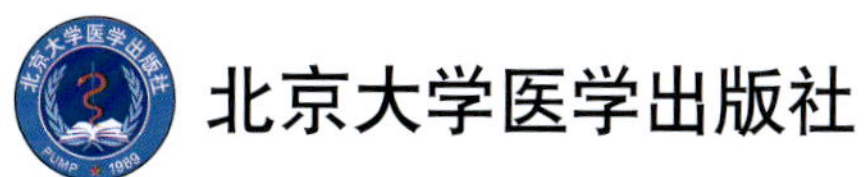
北京大学医学出版社

2023 NIAN GUOJIA YILIAO FUWU YU ZHILIANG ANQUAN BAOGAO
——ZHONGLIU ZHUANYE FENCE

图书在版编目（CIP）数据

2023年国家医疗服务与质量安全报告. 肿瘤专业分册 / 国家肿瘤性疾病医疗质量控制中心编著. -- 北京 : 北京大学医学出版社, 2025. 6. -- ISBN 978-7-5659-3418-6

Ⅰ. R197.323.4; R73

中国国家版本馆CIP数据核字第20255UK544号

2023年国家医疗服务与质量安全报告——肿瘤专业分册

编　　著：国家肿瘤性疾病医疗质量控制中心
出版发行：北京大学医学出版社
地　　址：（100191）北京市海淀区学院路 38 号　北京大学医学部院内
电　　话：发行部 010-82802230；图书邮购 010-82802495
网　　址：http://www.pumpress.com.cn
E-mail：booksale@bjmu.edu.cn
印　　刷：北京金康利印刷有限公司
经　　销：新华书店
责任编辑：董采萱　　**责任校对**：靳新强　　**责任印制**：李　啸
开　　本：889 mm × 1194 mm　1/16　　**印张**：9.75　　**字数**：315千字
版　　次：2025年6月第1版　2025年6月第1次印刷
书　　号：ISBN 978-7-5659-3418-6
定　　价：160.00元

编写说明

一、数据来源和范围

《2023年国家医疗服务与质量安全报告——肿瘤专业分册》（以下简称《报告》）是由国家卫生健康委医政司组织，国家肿瘤性疾病医疗质量控制中心编写的年度报告。《报告》重点围绕我国内地二级及以上医院的肿瘤住院患者医疗服务与质量安全相关质控指标进行分析，主要分析2022年1月1日至2022年12月31日的肿瘤住院患者相关诊疗数据。数据来源于医院质量监测系统（hospital quality monitoring system，HQMS），2022年主要纳入全国2 165家三级公立医院16 789 187人次肿瘤住院患者病案首页的医疗服务与质量安全相关质控指标数据，3 511家二级公立医院2 102 911人次肿瘤住院患者病案首页的医疗服务与质量安全相关质控指标数据。

二、主要内容

《报告》主要分为3个部分，包括基于医院质量监测系统的全国二、三级公立医院肿瘤专业医疗服务与质量安全分析，2023年肿瘤专业医疗质量安全改进目标优秀案例，以及2023年各级肿瘤相关质控中心建设现状。主要内容如下：

1．基于医院质量监测系统的全国二、三级公立医院肿瘤专业医疗服务与质量安全分析 本部分主要分析2022年二、三级公立医院肿瘤住院患者医疗服务与质量安全相关指标数据结果总体情况，以及重点肿瘤（肺癌、乳腺癌、结直肠癌、胃癌、肝癌）住院患者医疗服务与质量安全相关指标数据结果的情况，主要包括服务能力、医疗过程分析及结局评价和卫生经济学情况等方面的内容。

2．2023年肿瘤专业医疗质量安全改进目标优秀案例 本部分主要介绍5个肿瘤专业医疗质量安全改进目标优秀案例，供交流学习使用。

3．2023年各级肿瘤相关质控中心建设现状 本部分为2023年各级肿瘤相关质控中心建设现状的调研结果，包括质控组织的基本情况、日常管理情况、体系建设情况、重点质控工作开展情况等方面，供开展工作参考使用。

三、其他说明

1．疾病分类编码 《报告》中涉及的疾病分类编码采用《疾病分类代码国家临床版2.0》，手术操作分类编码采用《手术操作分类代码国家临床版3.0》。

《报告》中肿瘤住院患者的范围为主要诊断ICD-10编码为D00-09、C00-C97，主要诊断ICD-10编码为Z08或Z51且其他诊断ICD-10编码为C00-C97或D00-09。肺癌住院患者的范围为主要诊断ICD-10编码为C34，主要诊断ICD-10编码为Z08或Z51且其他诊断ICD-10编码为C34。乳腺癌住院患者的范围为主要诊断ICD-10编码为C50，主要诊断ICD-10编码为Z08或Z51且其他诊断ICD-10编码为C50。结直肠癌住院患者的范围为主要诊断ICD-10编码为C18、C19、C20，主要诊断ICD-10编码为Z08或Z51且其他诊断ICD-10编码为C18、C19、C20。胃癌住院患者的范围为主要诊断ICD-10编码为C16，主要诊断ICD-10编码为Z08或Z51且其他诊断ICD-10编码为C16。肝癌住院患者的范围为主要诊断ICD-10编码为C22，主要诊断ICD-10编码为Z08或Z51且其他诊断ICD-10编码为C22。

2．医院分组 《报告》在医院分组比较中，按医院类型将其分为综合医院、肿瘤专科医院和其他专科医院，不包括军队医院；按医院级别将其分为三级公立医院和二级公立医院。

3．统计指标 《报告》中涉及金额的数据均为人民币费用。

目 录

第一部分 基于医院质量监测系统的全国二、三级公立医院肿瘤专业医疗服务与质量安全分析 …… 1

第一章 肿瘤性疾病医疗质量分析 …… 2

第一节 2022 年肿瘤患者医疗服务与质量安全总体情况 …… 2

第二节 2022 年肿瘤手术患者医疗服务与质量安全情况 …… 7

第三节 2022 年肿瘤化疗患者医疗服务与质量安全情况 …… 13

第四节 2022 年肿瘤放疗患者医疗服务与质量安全情况 …… 17

第二章 肺癌、乳腺癌、结直肠癌、胃癌及肝癌医疗质量分析 …… 21

第一节 2022 年肺癌患者医疗服务与质量安全情况 …… 21

第二节 2022 年乳腺癌患者医疗服务与质量安全情况 …… 39

第三节 2022 年结直肠癌患者医疗服务与质量安全情况 …… 57

第四节 2022 年胃癌患者医疗服务与质量安全情况 …… 75

第五节 2022 年肝癌患者医疗服务与质量安全情况 …… 93

第二部分 2023 年肿瘤专业医疗质量安全改进目标优秀案例 …… 111

上下联动，真抓实干，全面提升肿瘤治疗前临床 TNM 分期评估率 …… 112

以问题为导向，多举措提升肿瘤治疗前临床 TNM 分期评估率 …… 116

基于人工智能技术提升首次抗肿瘤治疗前临床 TNM 分期评估率，助力肿瘤规范化诊疗 …… 120

运用 FOCUS-PDCA 管理模式提高肿瘤治疗前临床 TNM 分期评估率的实践探索 …… 124

规范化诊疗驱动下肿瘤治疗前 TNM 分期评估率的持续改进与提升 …… 128

第三部分 2023 年各级肿瘤相关质控中心建设现状 …… 133

附 录 提高肿瘤治疗前临床 TNM 分期评估率专项行动指导意见 …… 145

第一部分

基于医院质量监测系统的全国二、三级公立医院肿瘤专业医疗服务与质量安全分析

第一章

肿瘤性疾病医疗质量分析

本章数据来源于 HQMS 数据库中我国 31 个省级行政区（不含港、澳、台地区）及新疆生产建设兵团（以下简称兵团）共计 5 676 家公立医院上报的肿瘤病案首页信息，所分析数据的时间范围为 2022 年 1 月 1 日—2022 年 12 月 31 日。

第一节　2022 年肿瘤患者医疗服务与质量安全总体情况

一、服务能力

（一）收治肿瘤患者医院数

2022 年收治肿瘤患者的三级公立医院共 2 165 家，其中综合医院 1 553 家，肿瘤专科医院 52 家，其他专科医院 560 家；从省级维度比较，四川相对较多，西藏和宁夏相对较少（图 1-1-1）。收治肿瘤患者的二级公立医院共 3 511 家，其中综合医院 2 952 家，肿瘤专科医院 20 家，其他专科医院 539 家；从省级维度比较，广东相对较多，兵团相对较少（图 1-1-2）。

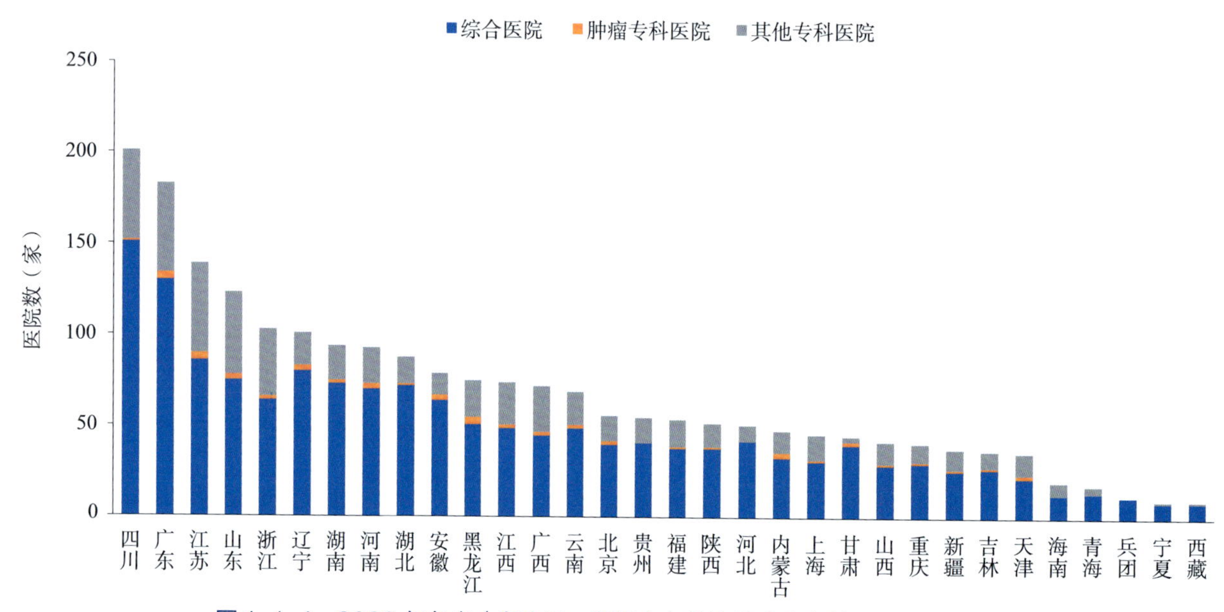

图 1-1-1　2022 年各省（自治区、直辖市）收治肿瘤患者的三级公立医院数

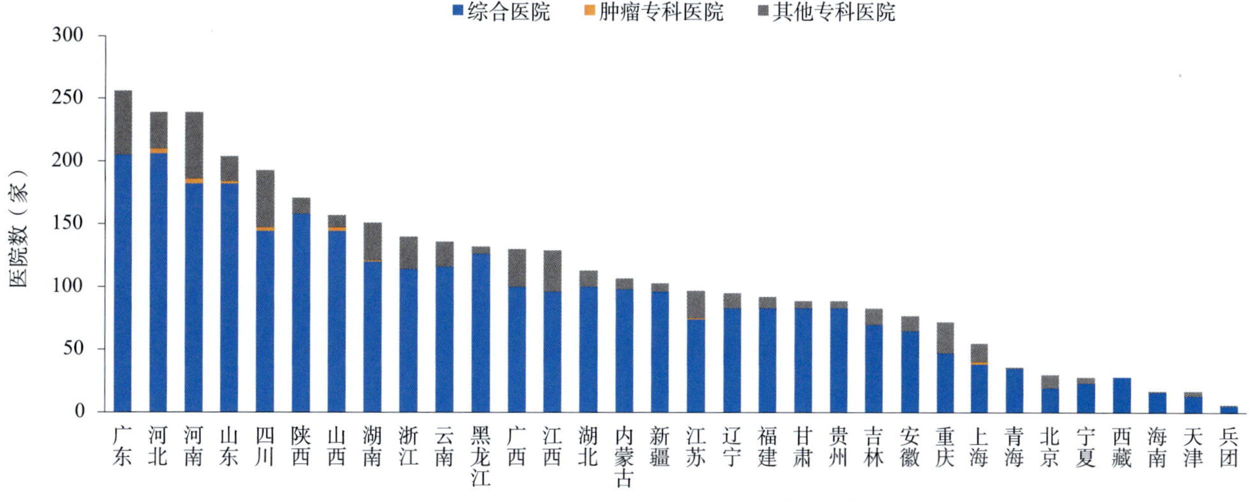

图 1-1-2　2022 年各省（自治区、直辖市）收治肿瘤患者的二级公立医院数

（二）出院肿瘤患者人次数

2022 年收治肿瘤患者的三级公立医院出院肿瘤患者共 16 789 187 人次，其中综合医院 13 481 847 人次，肿瘤专科医院 2 604 901 人次，其他专科医院 702 439 人次；从省级维度比较，江苏相对较多，西藏相对较少（图 1-1-3）。收治肿瘤患者的二级公立医院出院肿瘤患者共 2 102 911 人次，其中综合医院 1 978 181 人次，肿瘤专科医院 88 956 人次，其他专科医院 35 774 人次；从省级维度比较，山东相对较多，西藏相对较少（图 1-1-4）。

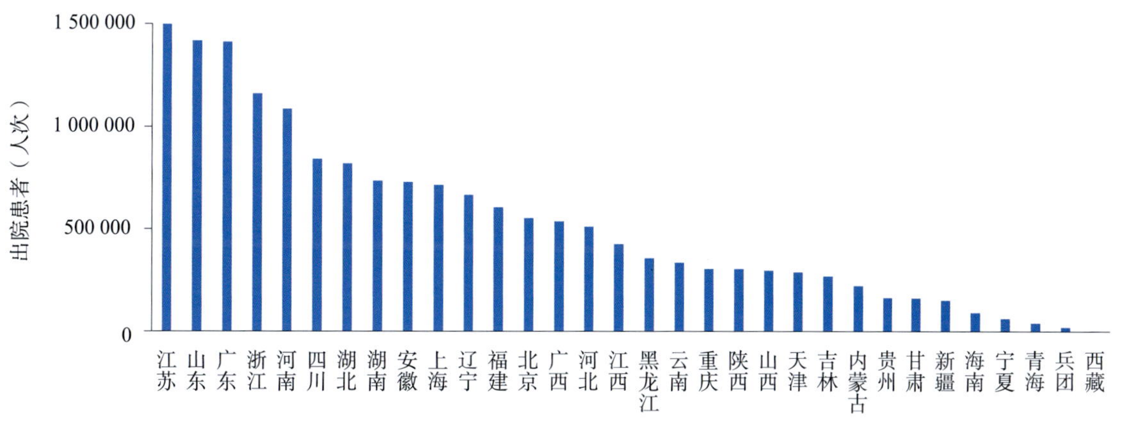

图 1-1-3　2022 年各省（自治区、直辖市）收治肿瘤患者的三级公立医院出院肿瘤患者分布

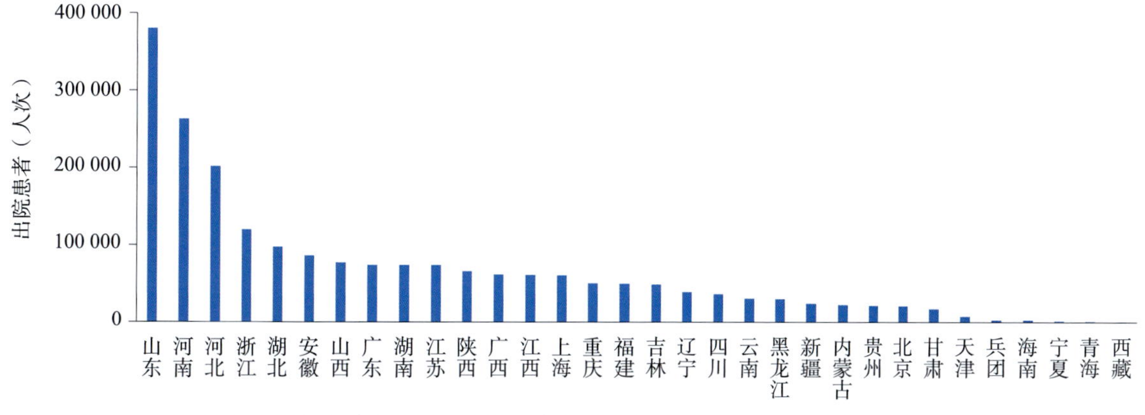

图 1-1-4　2022 年各省（自治区、直辖市）收治肿瘤患者的二级公立医院出院肿瘤患者分布

二、医疗过程分析及结局评价

（一）肿瘤患者平均住院日

2022 年纳入分析的三级公立医院肿瘤患者平均住院日为 7.3 天，其中综合医院为 7.4 天，肿瘤专科医院为 7.1 天，其他专科医院为 7.3 天；从省级维度比较，青海相对较长，北京相对较短（图 1-1-5）。二级公立医院肿瘤患者平均住院日为 8.2 天，其中综合医院为 8.1 天，肿瘤专科医院为 10.1 天，其他专科医院为 10.2 天；从省级维度比较，四川相对较长，天津相对较短（图 1-1-6）。

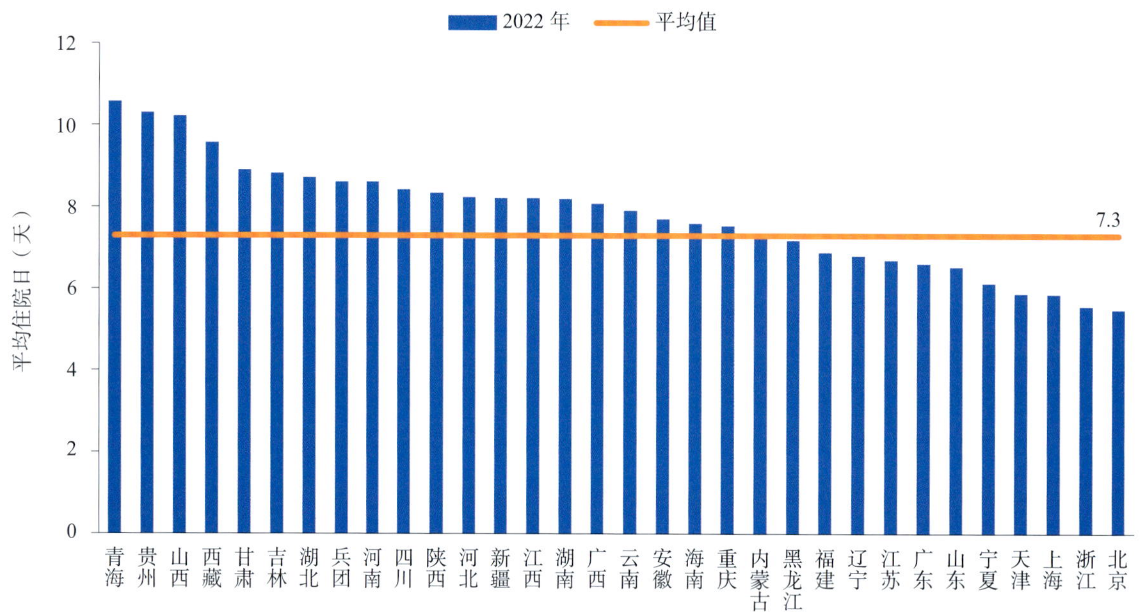

图 1-1-5　2022 年各省（自治区、直辖市）三级公立医院肿瘤患者平均住院日

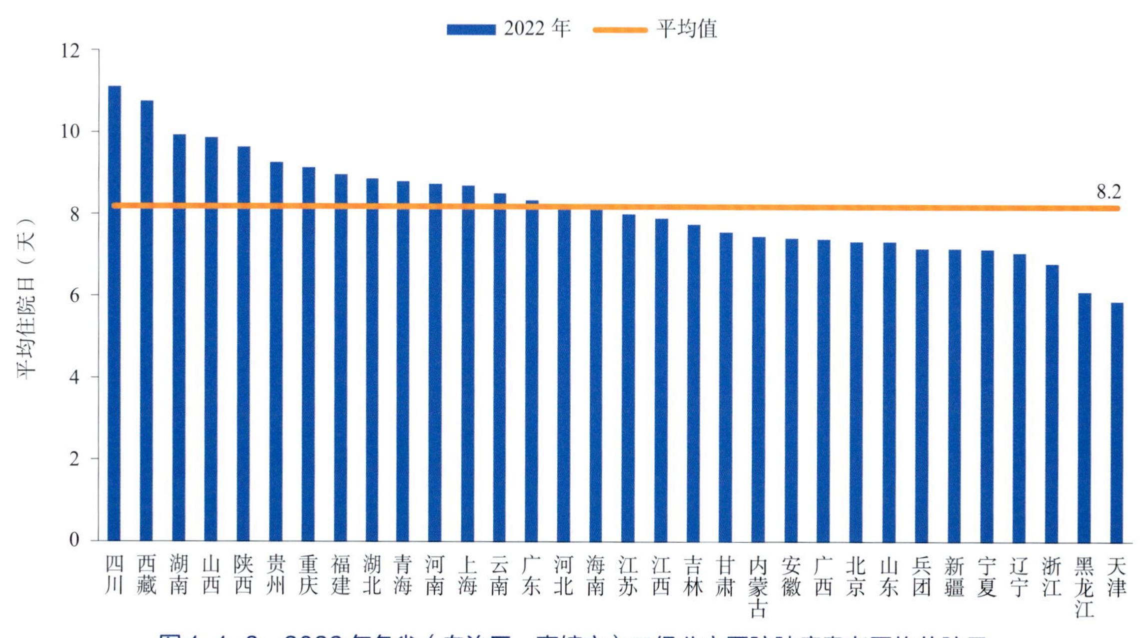

图 1-1-6　2022 年各省（自治区、直辖市）二级公立医院肿瘤患者平均住院日

（二）肿瘤患者住院死亡率

2022 年纳入分析的三级公立医院肿瘤患者住院死亡率为 0.62%，其中综合医院为 0.70%，肿瘤专科医院为 0.19%，其他专科医院为 0.64%；从省级维度比较，兵团相对较高，福建相对较低（图 1-1-7）。二级公立医院肿瘤患者住院死亡率为 1.84%，其中综合医院为 1.86%，肿瘤专科医院为 0.89%，其他专科医院为 3.07%；从省级维度比较，广东相对较高，江苏相对较低（图 1-1-8）。

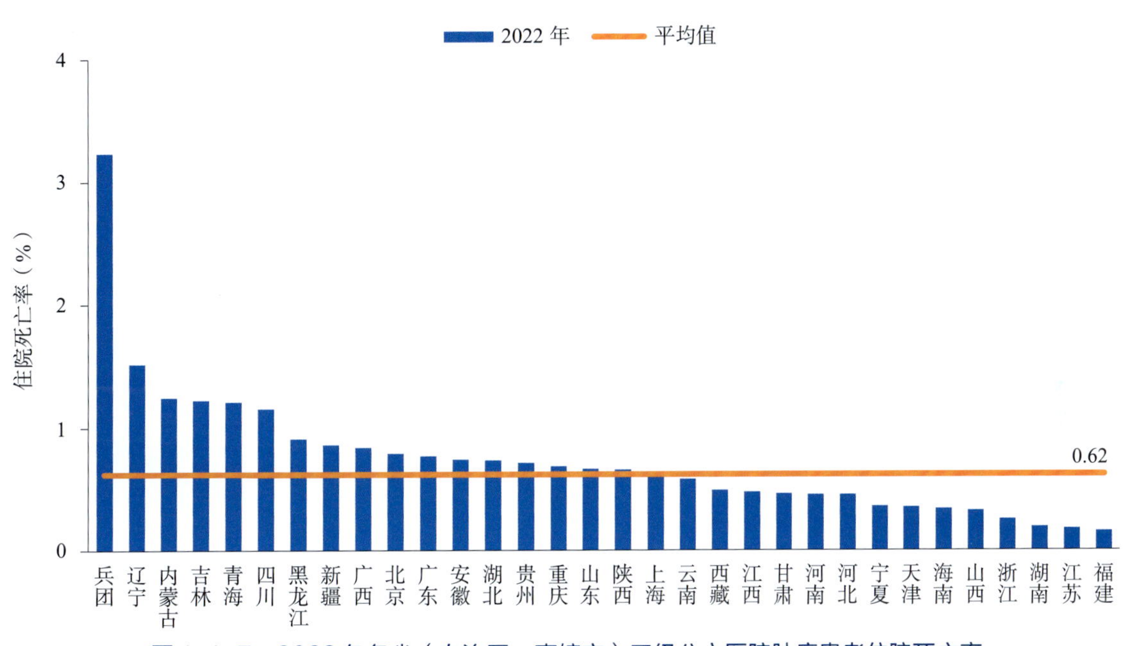

图 1-1-7　2022 年各省（自治区、直辖市）三级公立医院肿瘤患者住院死亡率

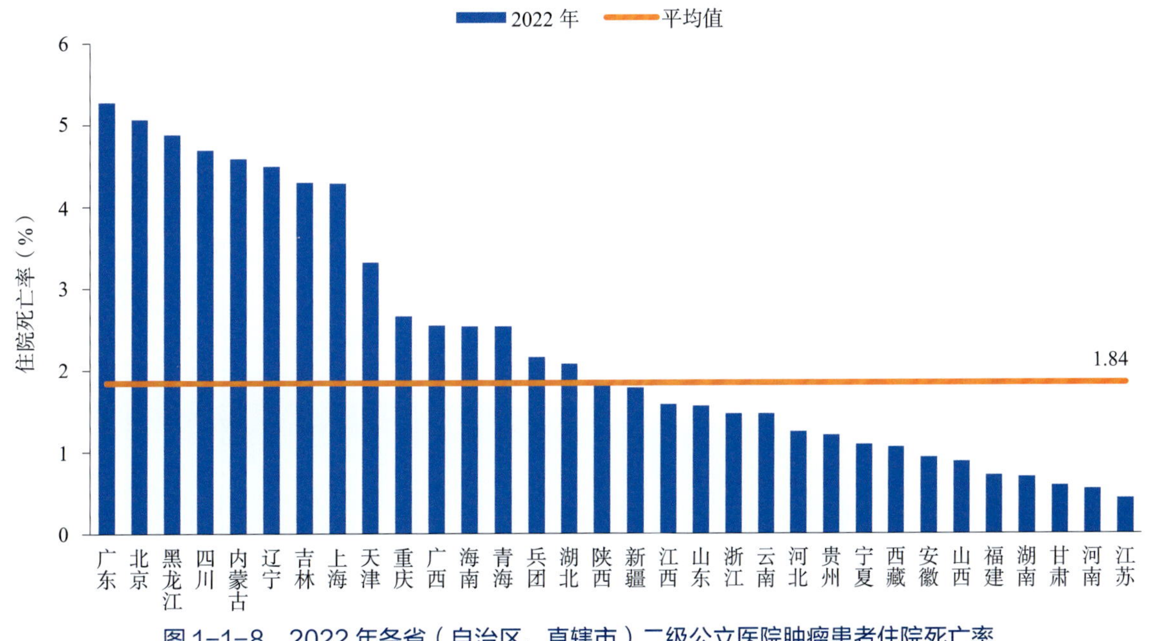

图 1-1-8　2022 年各省（自治区、直辖市）二级公立医院肿瘤患者住院死亡率

三、卫生经济学情况

2022 年纳入分析的三级公立医院肿瘤患者的次均费用为 16 871.1 元，其中综合医院为 16 411.0 元，肿瘤专科医院为 18 551.7 元，其他专科医院为 19 469.4 元；从省级维度比较，上海相对较高，兵团相对较低（图 1-1-9）。二级公立医院肿瘤患者的次均费用为 9 650.9 元，其中综合医院为 9 457.2 元，肿瘤专科医院为 12 657.6 元，其他专科医院为 12 882.2 元；从省级维度比较，上海相对较高，青海相对较低（图 1-1-10）。

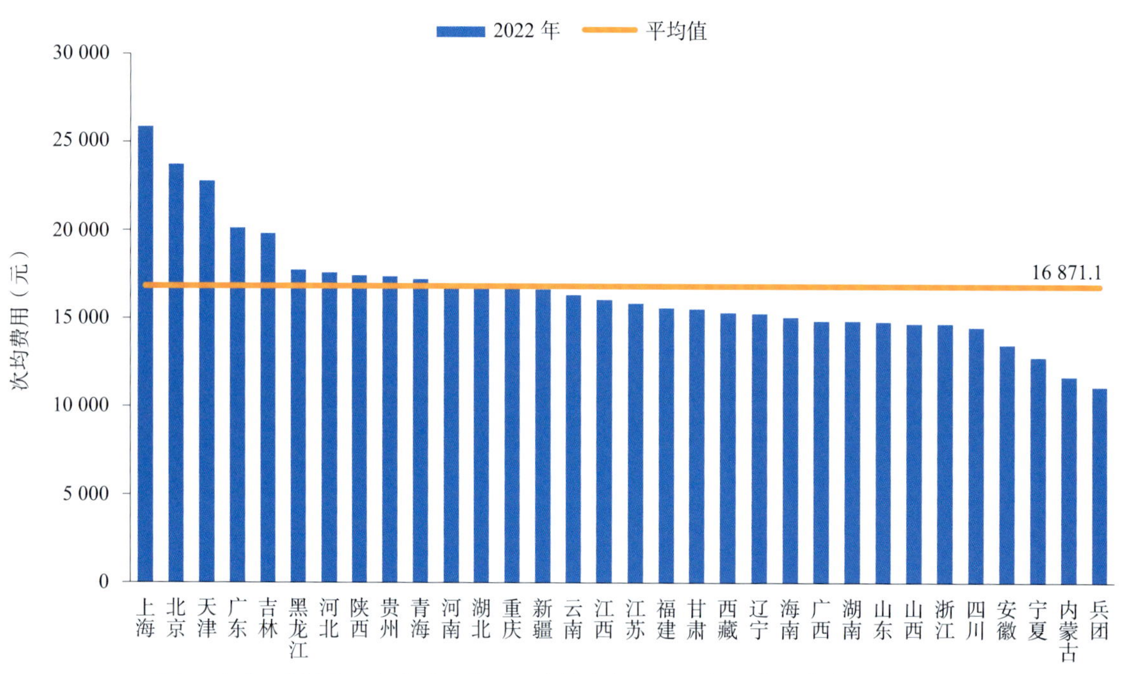

图 1-1-9　2022 年各省（自治区、直辖市）三级公立医院肿瘤患者次均费用

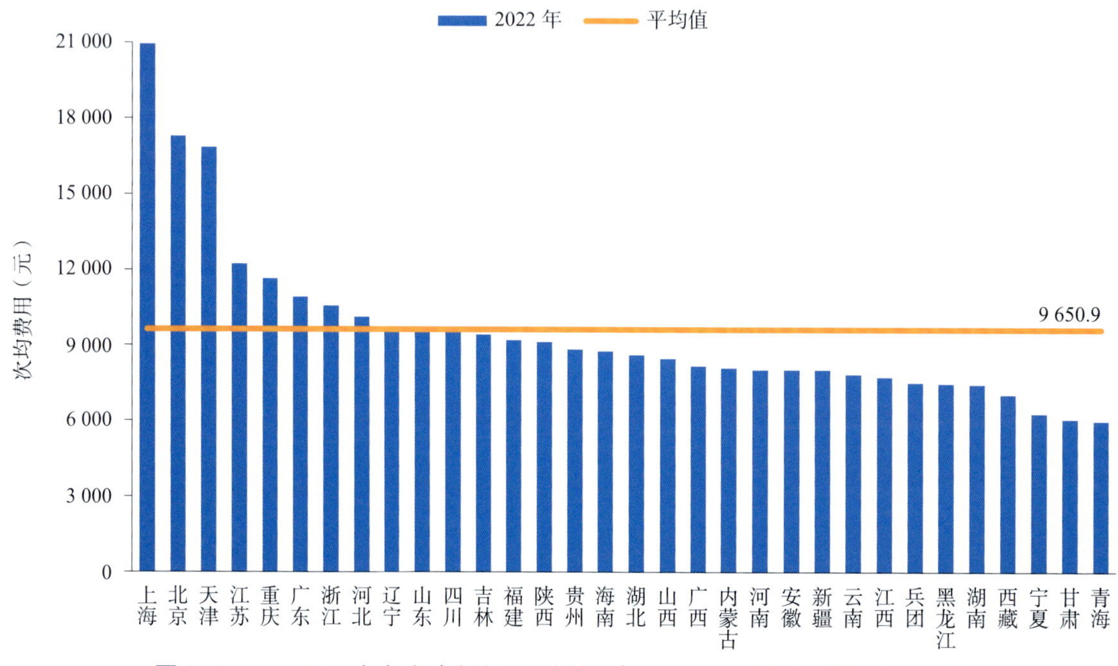

图 1-1-10　2022 年各省（自治区、直辖市）二级公立医院肿瘤患者次均费用

第二节 2022年肿瘤手术患者医疗服务与质量安全情况

一、服务能力

2022年纳入分析的三级公立医院肿瘤手术患者共2 690 698人次，其中综合医院2 180 592人次，肿瘤专科医院385 851人次，其他专科医院124 255人次；从省级维度比较，广东相对较多，西藏相对较少（图1-1-11）。二级公立医院肿瘤手术患者共190 434人次，其中综合医院179 674人次，肿瘤专科医院3 481人次，其他专科医院7 279人次；从省级维度比较，山东相对较多，西藏相对较少（图1-1-12）。

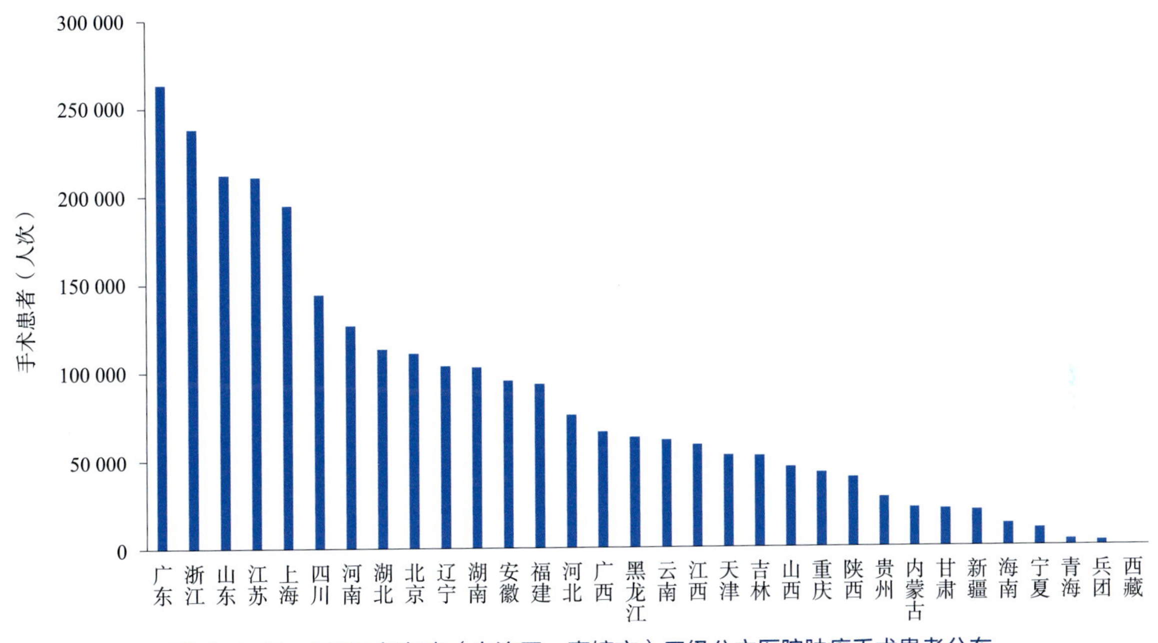

图1-1-11 2022年各省（自治区、直辖市）三级公立医院肿瘤手术患者分布

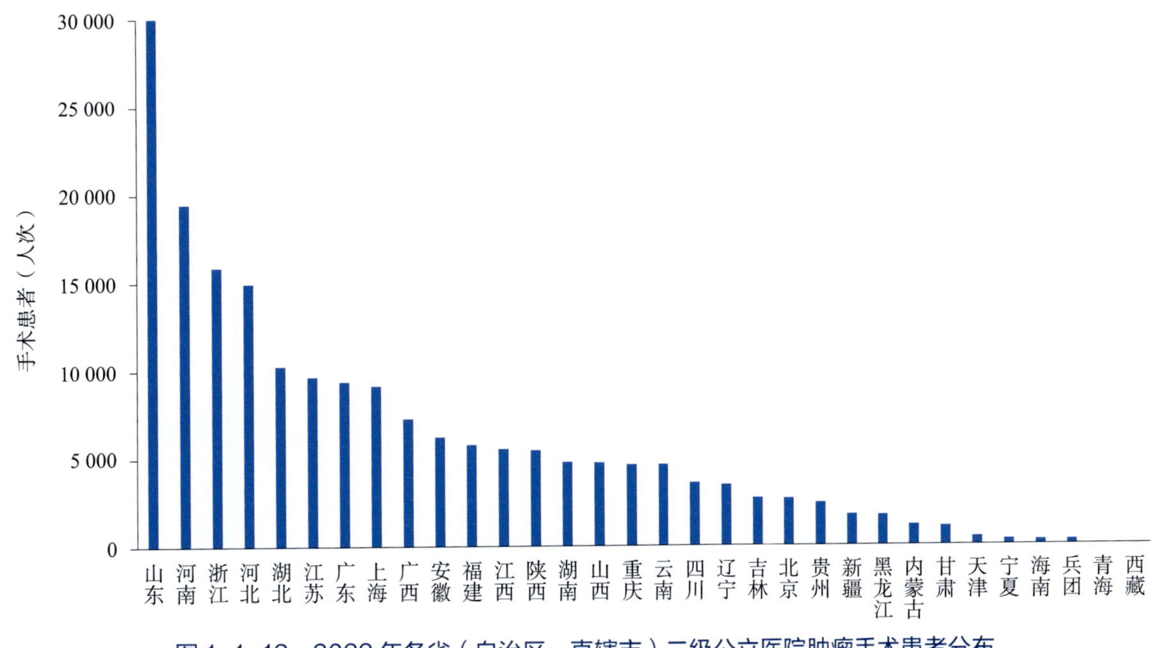

图1-1-12 2022年各省（自治区、直辖市）二级公立医院肿瘤手术患者分布

二、医疗过程分析及结局评价

（一）肿瘤手术患者平均住院日

2022 年纳入分析的三级公立医院肿瘤手术患者平均住院日为 12.8 天，其中综合医院为 13.0 天，肿瘤专科医院为 12.0 天，其他专科医院为 12.2 天；从省级维度比较，西藏相对较长，浙江相对较短（图 1-1-13）。二级公立医院肿瘤手术患者平均住院日为 15.4 天，其中综合医院为 15.4 天，肿瘤专科医院为 18.6 天，其他专科医院为 14.7 天；从省级维度比较，西藏相对较长，江苏相对较短（图 1-1-14）。

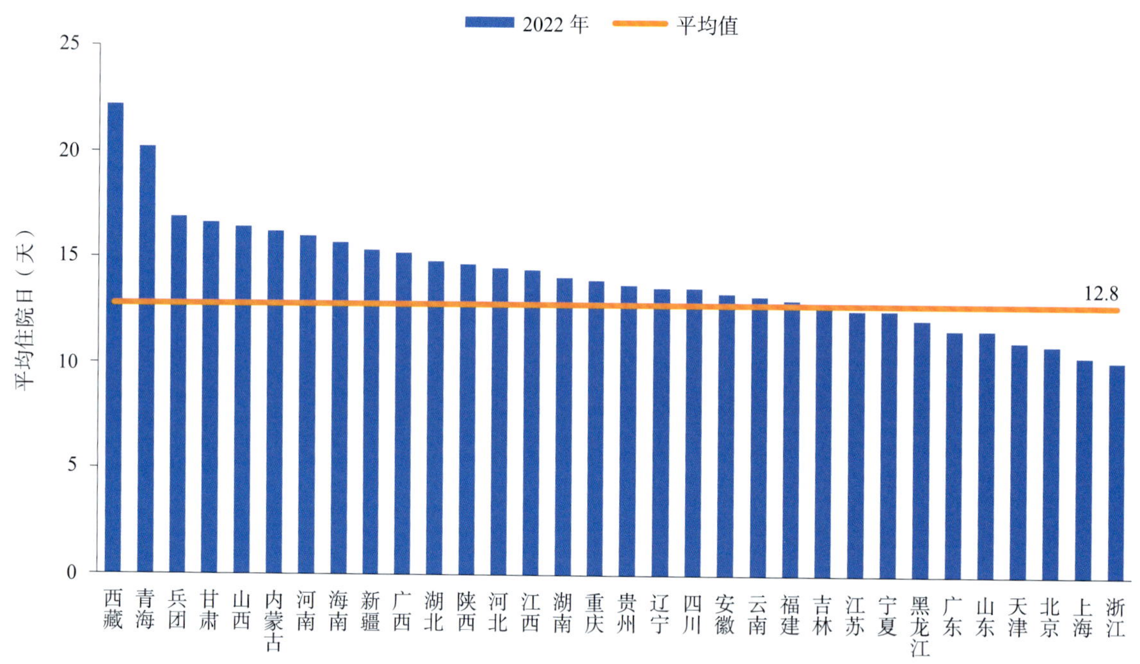

图 1-1-13　2022 年各省（自治区、直辖市）三级公立医院肿瘤手术患者平均住院日

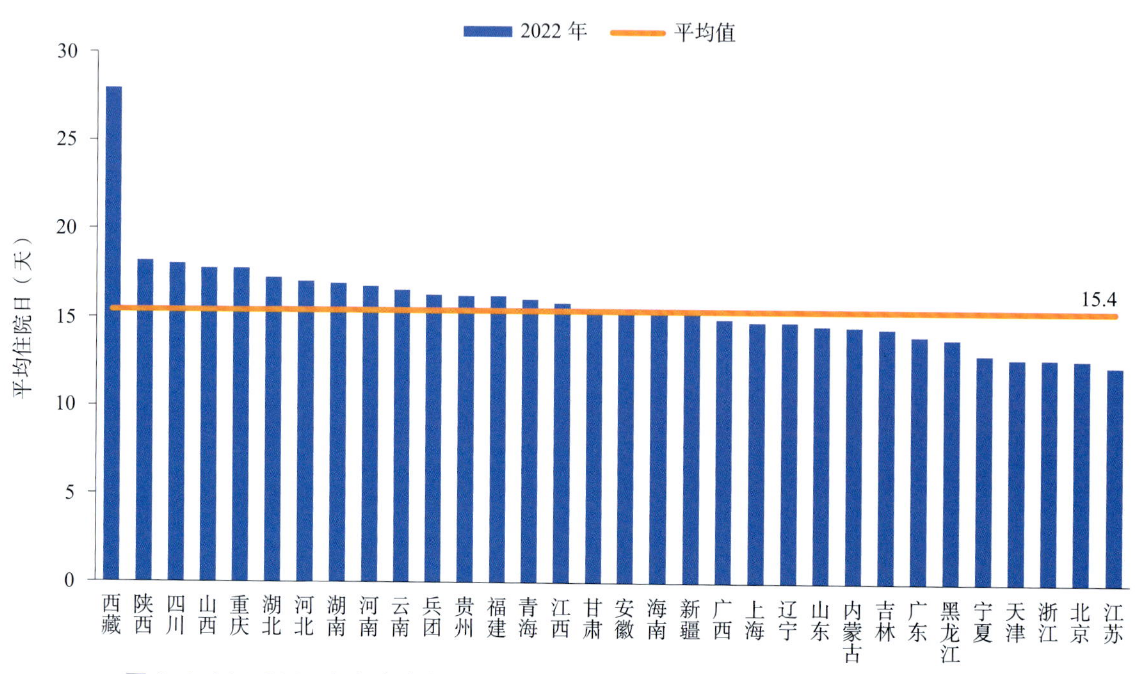

图 1-1-14　2022 年各省（自治区、直辖市）二级公立医院肿瘤手术患者平均住院日

（二）肿瘤手术患者四级手术比例

2022年纳入分析的三级公立医院肿瘤手术患者四级手术比例为65.5%，其中综合医院为66.9%，肿瘤专科医院为62.6%，其他专科医院为50.6%；从省级维度比较，江苏相对较高，浙江相对较低（图1-1-15）。二级公立医院肿瘤手术患者四级手术比例为46.2%，其中综合医院为46.9%，肿瘤专科医院为36.2%，其他专科医院为32.9%；从省级维度比较，江苏相对较高，黑龙江相对较低（图1-1-16）。

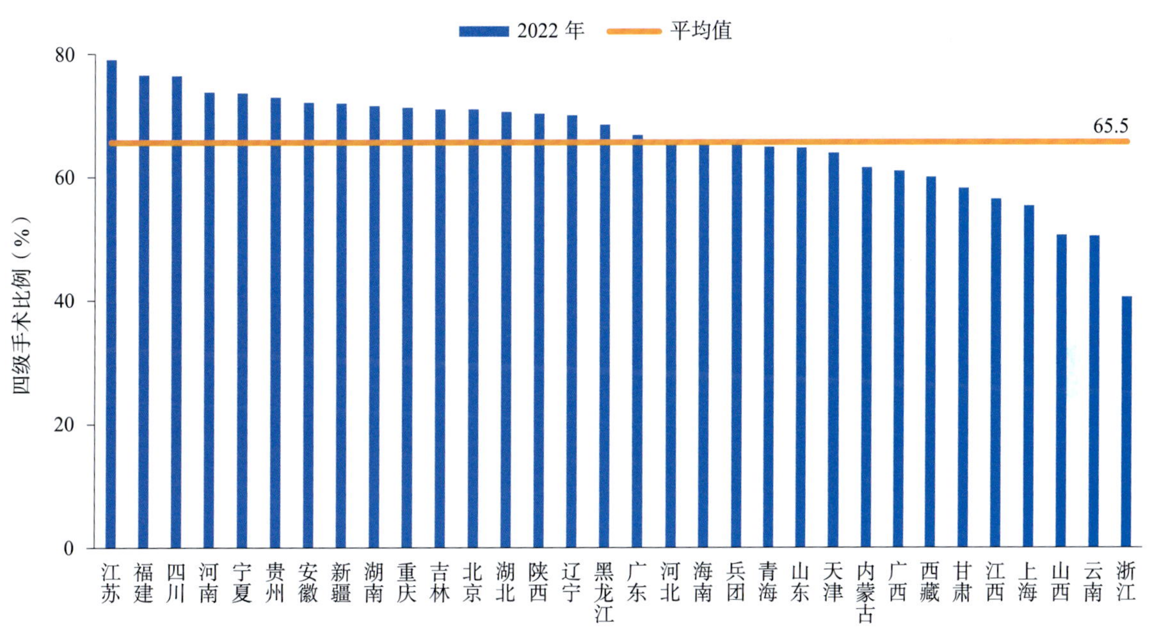

图1-1-15　2022年各省（自治区、直辖市）三级公立医院肿瘤手术患者四级手术比例

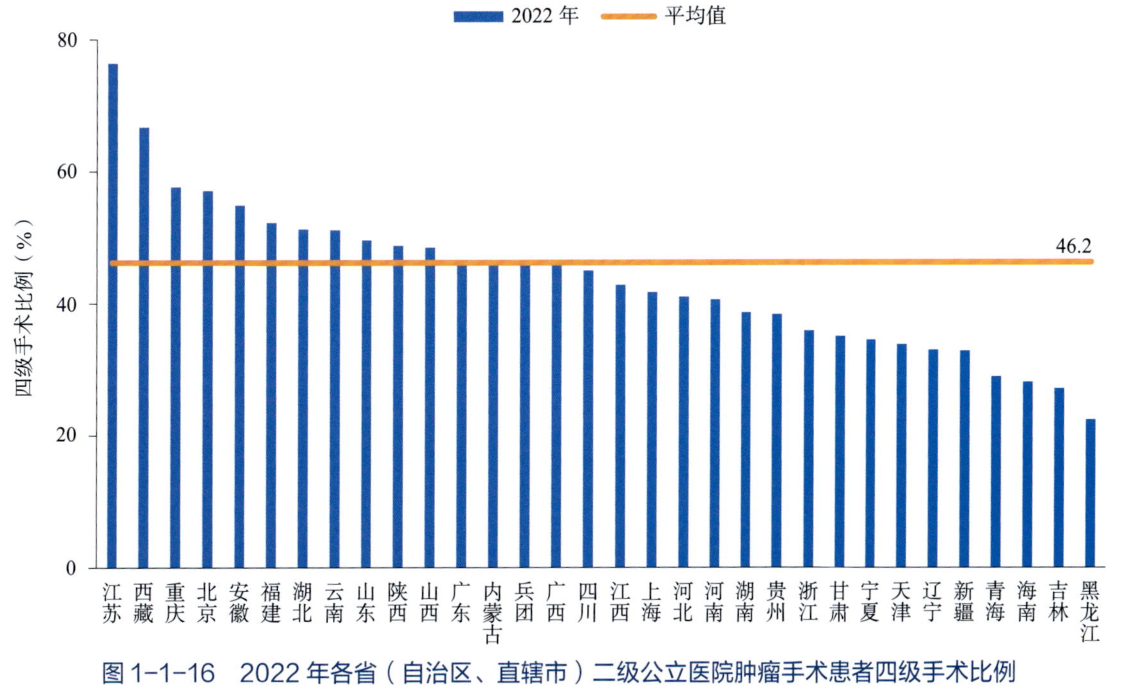

图1-1-16　2022年各省（自治区、直辖市）二级公立医院肿瘤手术患者四级手术比例

（三）肿瘤手术患者Ⅰ类切口手术部位感染率

2022年纳入分析的三级公立医院肿瘤手术患者Ⅰ类切口手术部位感染率总体为0.60‰，其中综合医院为0.66‰，肿瘤专科医院为0.29‰，其他专科医院为0.75‰；从省级维度比较，兵团相对较高，西藏相对较低（图1-1-17）。二级公立医院肿瘤手术患者Ⅰ类切口手术部位感染率总体为14.15‰，其中综合医院为14.01‰，肿瘤专科医院为9.80‰，其他专科医院为19.55‰；从省级维度比较，福建相对较高，青海和西藏均为0（图1-1-18）。

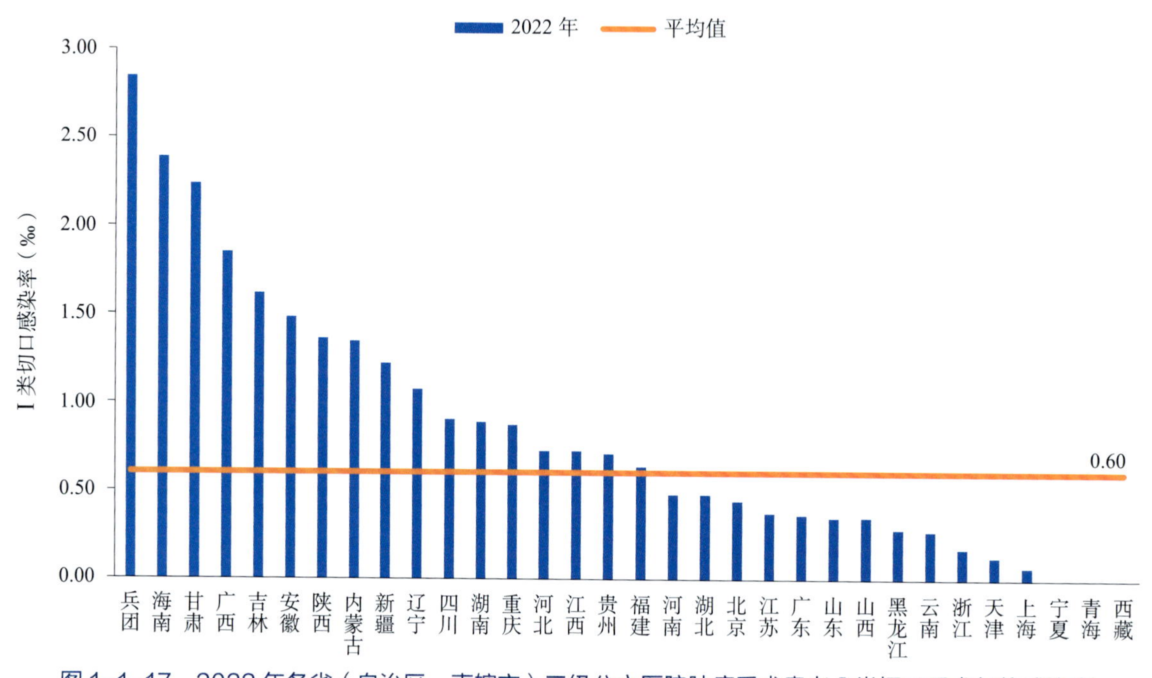

图1-1-17　2022年各省（自治区、直辖市）三级公立医院肿瘤手术患者Ⅰ类切口手术部位感染率

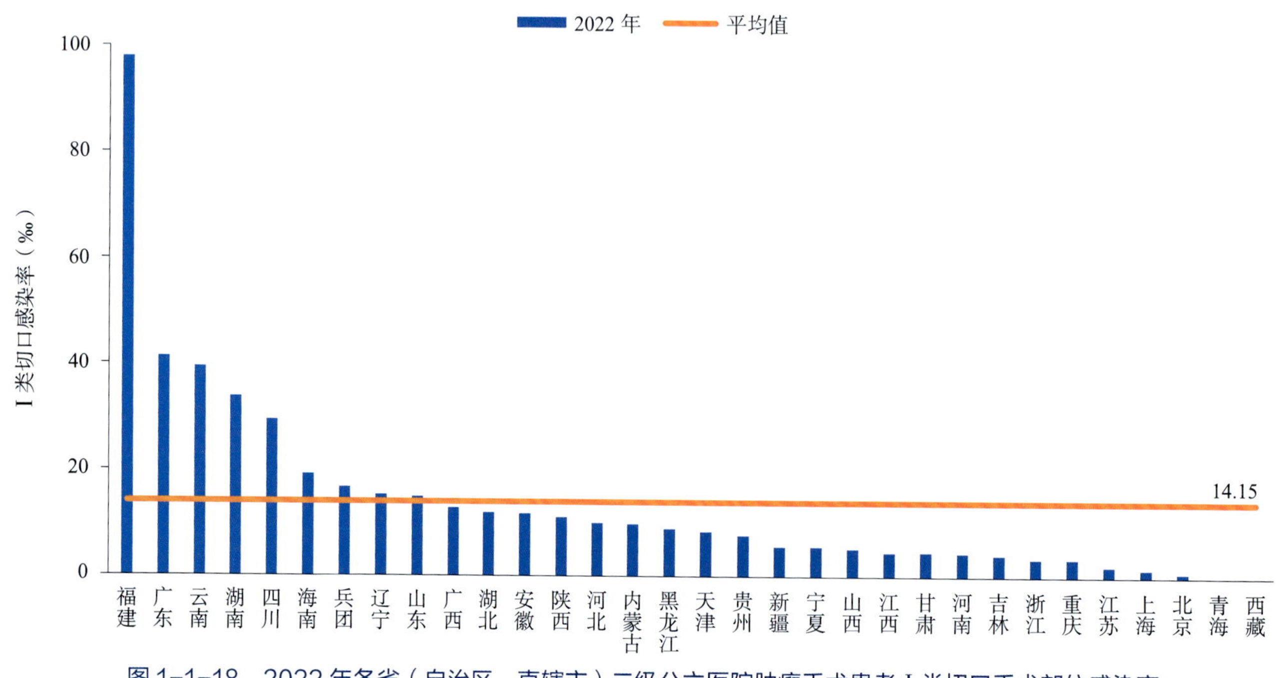

图1-1-18　2022年各省（自治区、直辖市）二级公立医院肿瘤手术患者Ⅰ类切口手术部位感染率

（四）肿瘤手术患者住院死亡率

2022 年纳入分析的三级公立医院肿瘤手术患者住院死亡率为 0.24%，其中综合医院为 0.27%，肿瘤专科医院为 0.10%，其他专科医院为 0.15%；从省级维度比较，兵团相对较高，湖南相对较低（图 1-1-19）。二级公立医院肿瘤手术患者住院死亡率为 0.37%，其中综合医院为 0.38%，肿瘤专科医院为 0.40%，其他专科医院为 0.10%；从省级维度比较，黑龙江相对较高，宁夏、青海和西藏均为 0（图 1-1-20）。

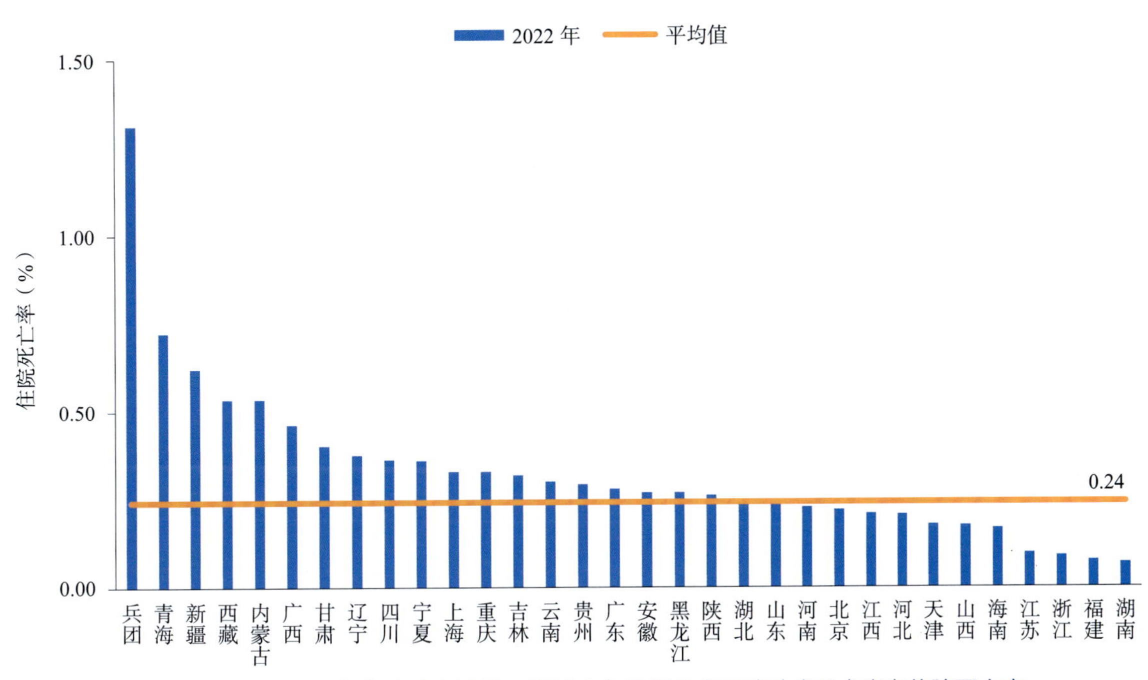

图 1-1-19　2022 年各省（自治区、直辖市）三级公立医院肿瘤手术患者住院死亡率

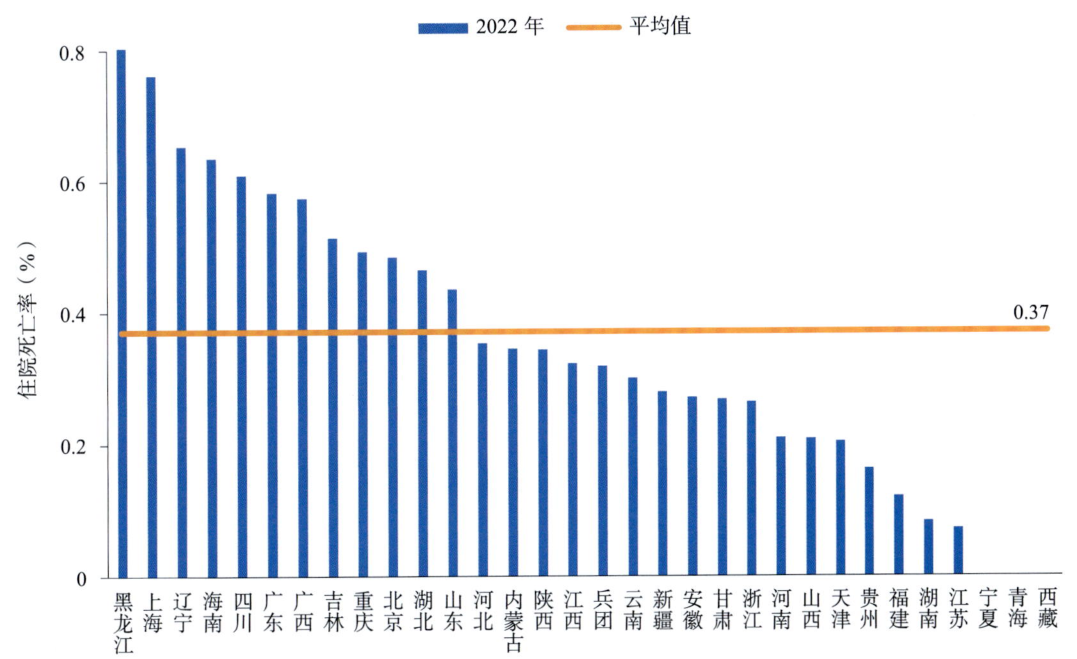

图 1-1-20　2022 年各省（自治区、直辖市）二级公立医院肿瘤手术患者住院死亡率

三、卫生经济学情况

2022 年纳入分析的三级公立医院肿瘤手术患者次均费用为 43 903.5 元，其中综合医院为 43 081.5 元，肿瘤专科医院为 47 766.7 元，其他专科医院为 46 334.1 元；从省级维度比较，北京相对较高，兵团相对较低（图 1-1-21）。二级公立医院肿瘤手术患者次均费用为 26 947.1 元，其中综合医院为 27 163.0 元，肿瘤专科医院为 30 607.2 元，其他专科医院为 19 866.3 元；从省级维度比较，上海相对较高，宁夏相对较低（图 1-1-22）。

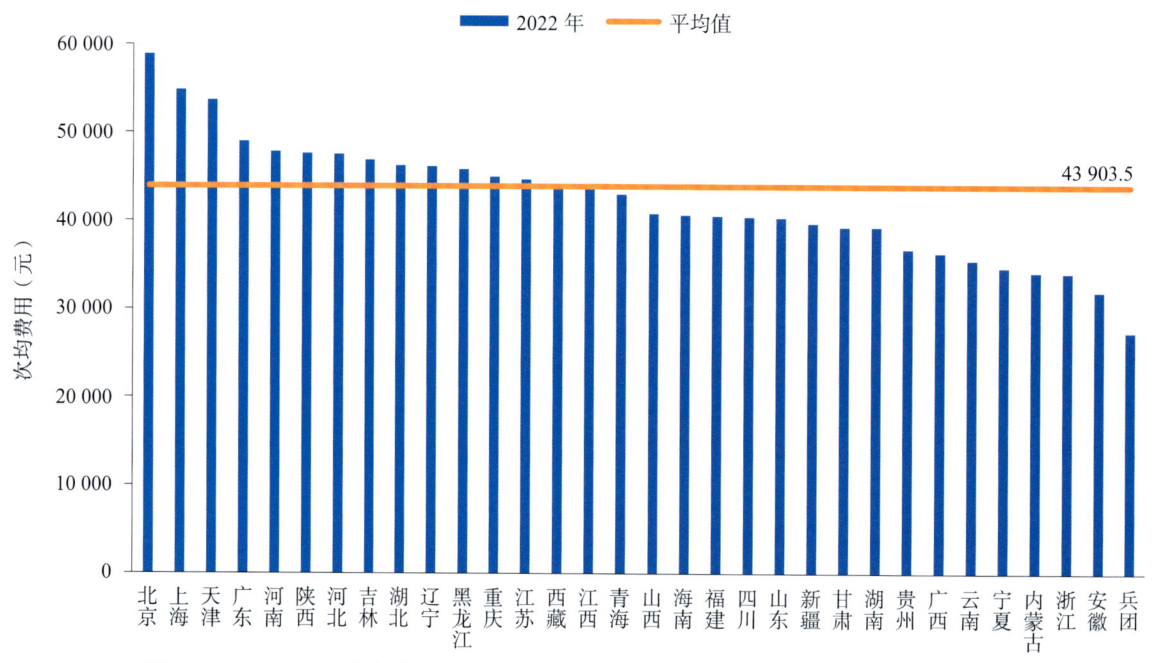

图 1-1-21　2022 年各省（自治区、直辖市）三级公立医院肿瘤手术患者次均费用

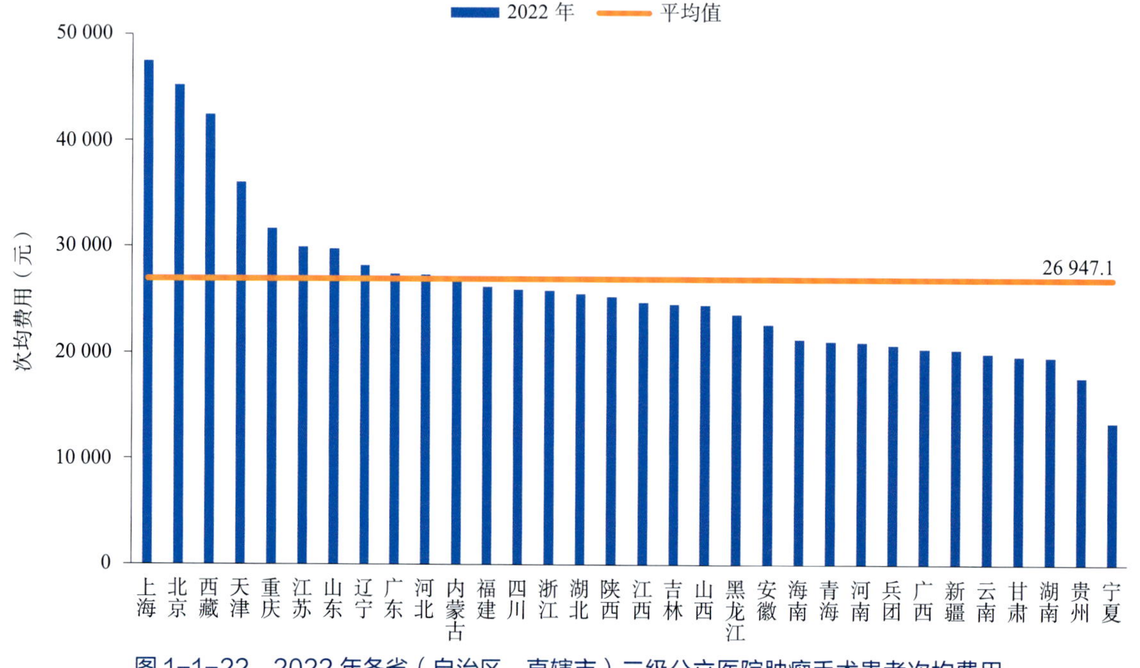

图 1-1-22　2022 年各省（自治区、直辖市）二级公立医院肿瘤手术患者次均费用

第三节　2022 年肿瘤化疗患者医疗服务与质量安全情况

一、服务能力

2022 年纳入分析的三级公立医院肿瘤化疗患者共 6 606 718 人次，其中综合医院 5 265 520 人次，肿瘤专科医院 1 053 108 人次，其他专科医院 288 090 人次；从省级维度比较，江苏相对较多，西藏相对较少（图 1-1-23）。二级公立医院肿瘤化疗患者共 658 225 人次，其中综合医院 618 992 人次，肿瘤专科医院 28 994 人次，其他专科医院 10 239 人次；从省级维度比较，山东相对较多，青海相对较少（图 1-1-24）。

700 000
600 000
500 000
400 000
300 000
200 000
100 000
0
化疗患者（人次）
江苏
山东
广东
浙江
河南
四川
湖北
湖南
安徽
辽宁
北京
河北
上海
福建
广西
山西
江西
黑龙江
天津
陕西
云南
重庆
吉林
内蒙古
甘肃
贵州
新疆
海南
宁夏
青海
兵团
西藏

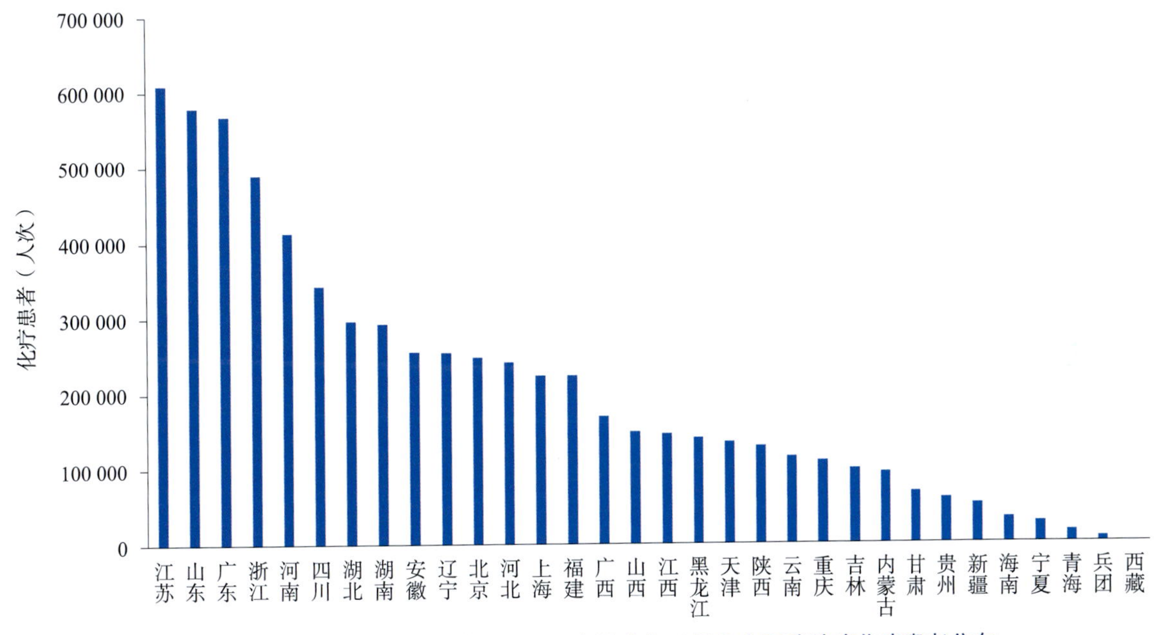

图 1-1-23　2022 年各省（自治区、直辖市）三级公立医院肿瘤化疗患者分布

160 000
140 000
120 000
100 000
80 000
60 000
40 000
20 000
0
化疗患者（人次）
山东
河南
河北
浙江
山西
湖北
安徽
江苏
上海
陕西
江西
重庆
吉林
福建
广东
广西
辽宁
湖南
四川
黑龙江
云南
内蒙古
北京
新疆
贵州
天津
甘肃
兵团
宁夏
海南
青海

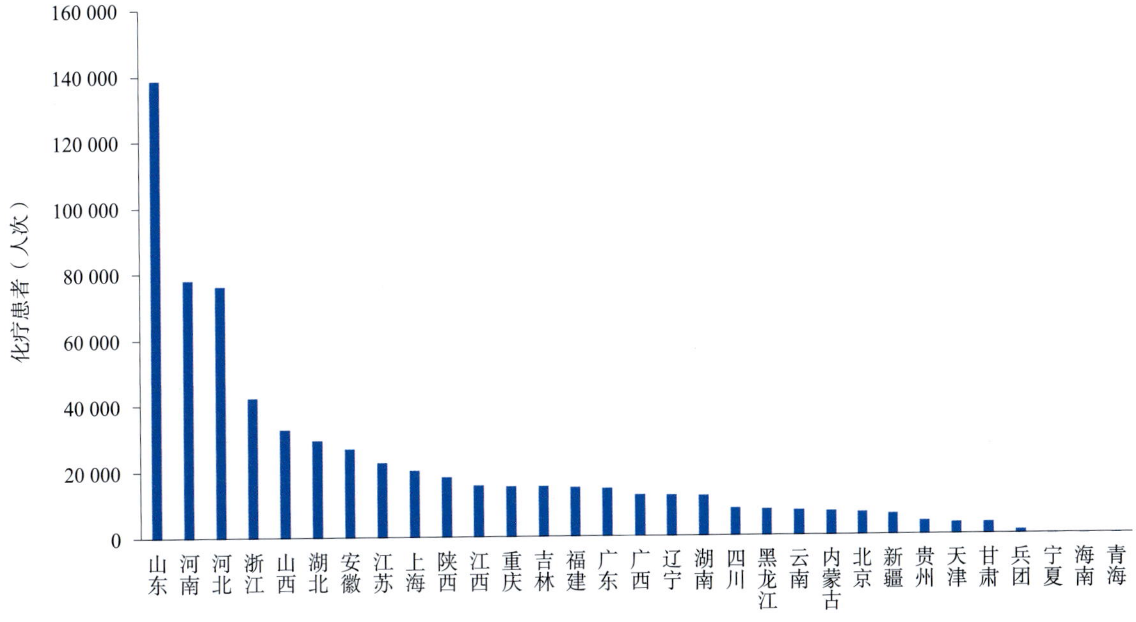

图 1-1-24　2022 年各省（自治区、直辖市）二级公立医院肿瘤化疗患者分布

二、医疗过程分析及结局评价

（一）肿瘤化疗患者平均住院日

2022年纳入分析的三级公立医院肿瘤化疗患者平均住院日为4.9天，其中综合医院为4.9天，肿瘤专科医院为4.6天，其他专科医院为4.9天；从省级维度比较，青海相对较长，上海相对较短（图1-1-25）。二级公立医院肿瘤化疗患者平均住院日为5.7天，其中综合医院为5.6天，肿瘤专科医院为7.7天，其他专科医院为6.6天；从省级维度比较，陕西相对较长，宁夏相对较短（图1-1-26）。

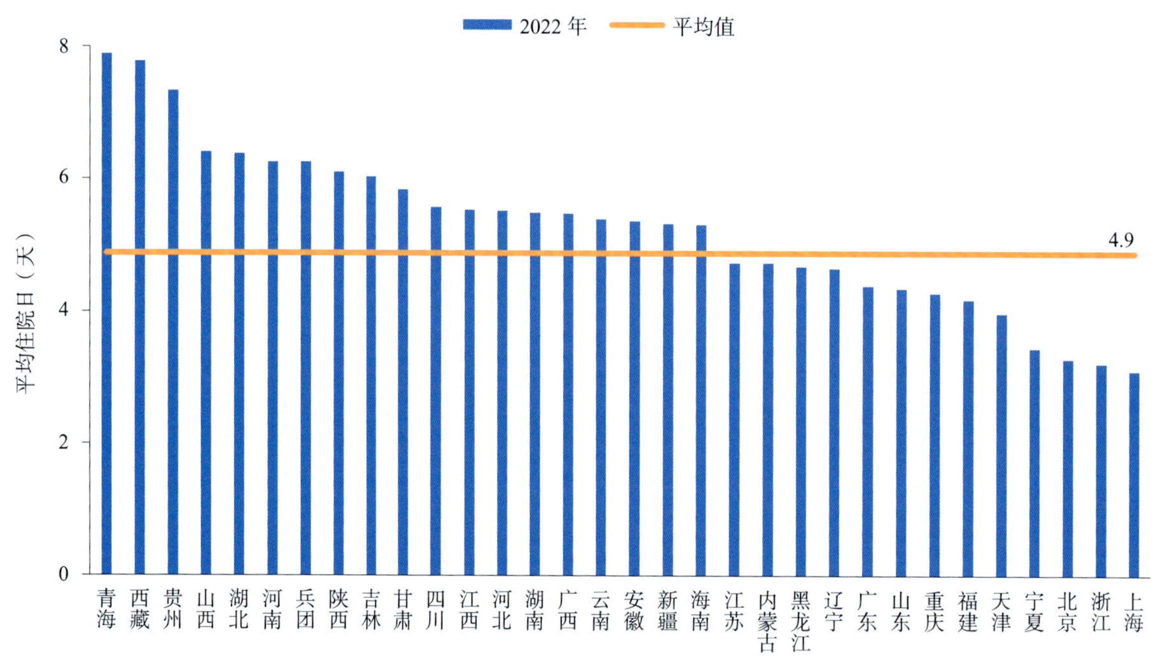

图1-1-25　2022年各省（自治区、直辖市）三级公立医院肿瘤化疗患者平均住院日

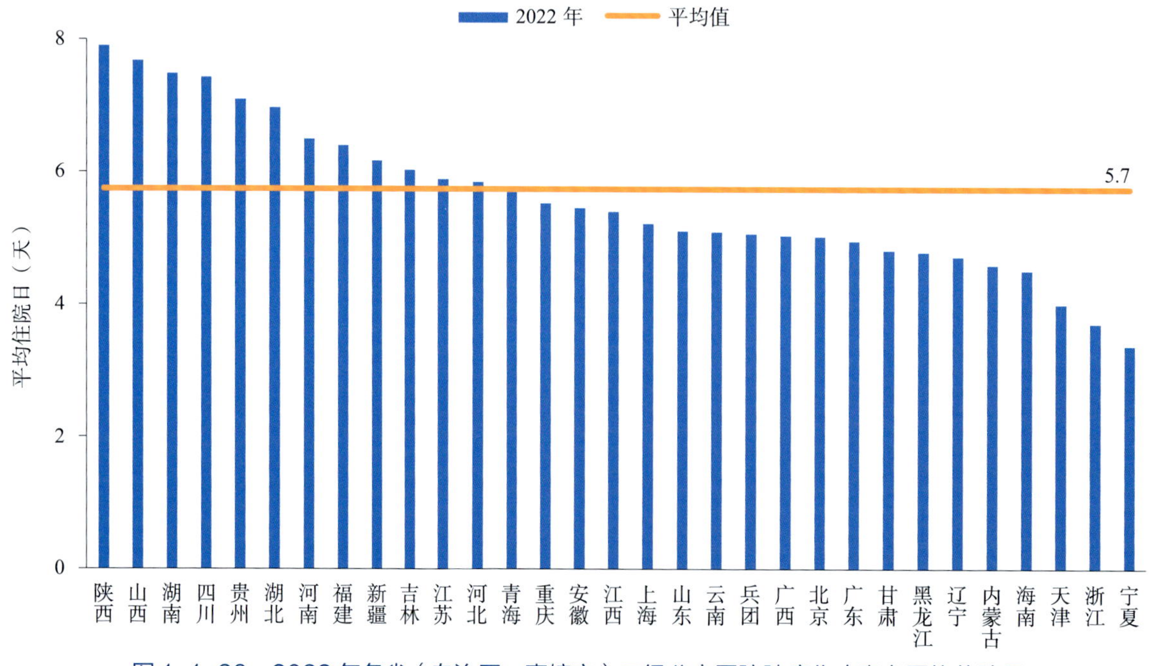

图1-1-26　2022年各省（自治区、直辖市）二级公立医院肿瘤化疗患者平均住院日

（二）肿瘤化疗患者住院死亡率

2022 年纳入分析的三级公立医院肿瘤化疗患者住院死亡率为 0.010%，其中综合医院为 0.011%，肿瘤专科医院为 0.008%，其他专科医院为 0.011%；从省级维度比较，青海相对较高，四川和西藏均为 0（图 1-1-27）。二级公立医院肿瘤化疗患者住院死亡率为 0.037%，其中综合医院为 0.037%，肿瘤专科医院为 0.038%，其他专科医院为 0.017%；从省级维度比较，江西相对较高，新疆相对较低（图 1-1-28）。

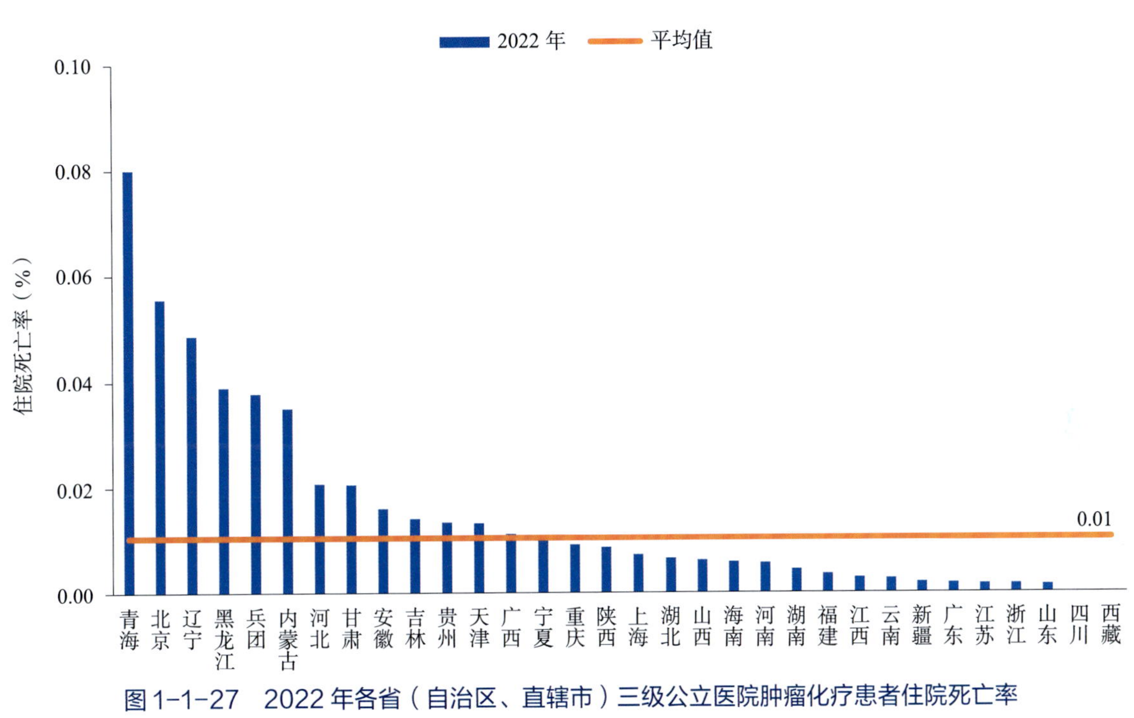

图 1-1-27　2022 年各省（自治区、直辖市）三级公立医院肿瘤化疗患者住院死亡率

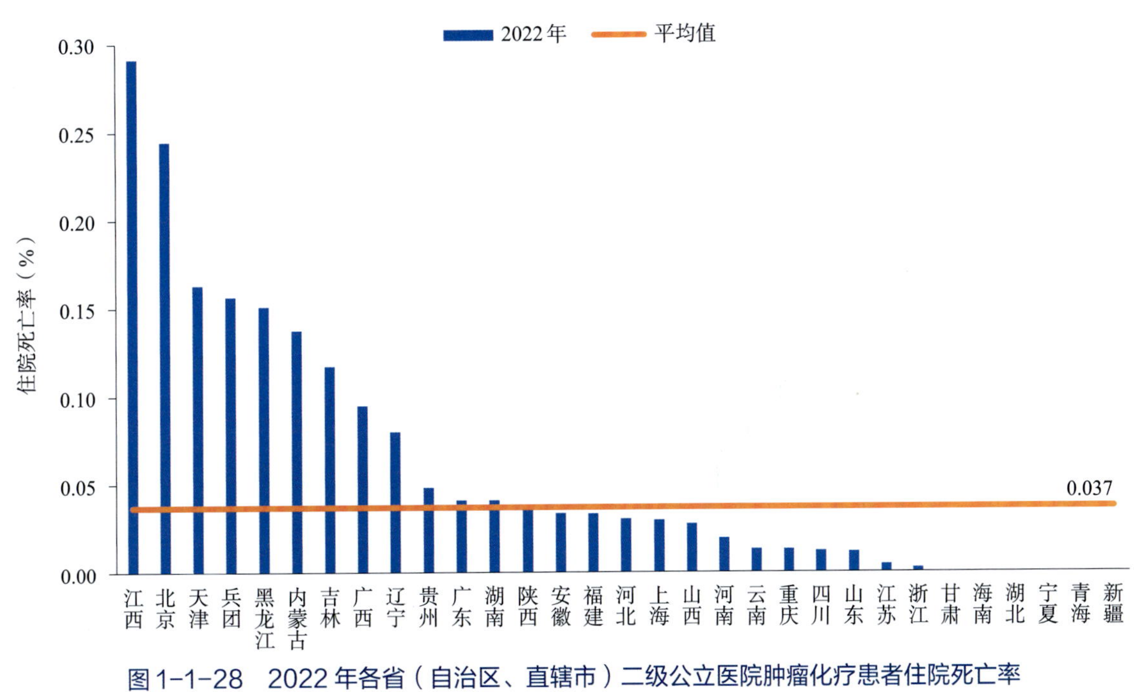

图 1-1-28　2022 年各省（自治区、直辖市）二级公立医院肿瘤化疗患者住院死亡率

三、卫生经济学情况

2022 年纳入分析的三级公立医院肿瘤化疗患者次均费用为 8 741.9 元，其中综合医院为 8 449.7 元，肿瘤专科医院为 9 962.8 元，其他专科医院为 9 618.1 元；从省级维度比较，天津相对较高，宁夏相对较低（图 1-1-29）。二级公立医院肿瘤化疗患者次均费用为 6 428.1 元，其中综合医院为 6 302.7 元，肿瘤专科医院为 8 648.7元，其他专科医院为 7 718.2元；从省级维度比较，天津相对较高，青海相对较低（图 1-1-30）。

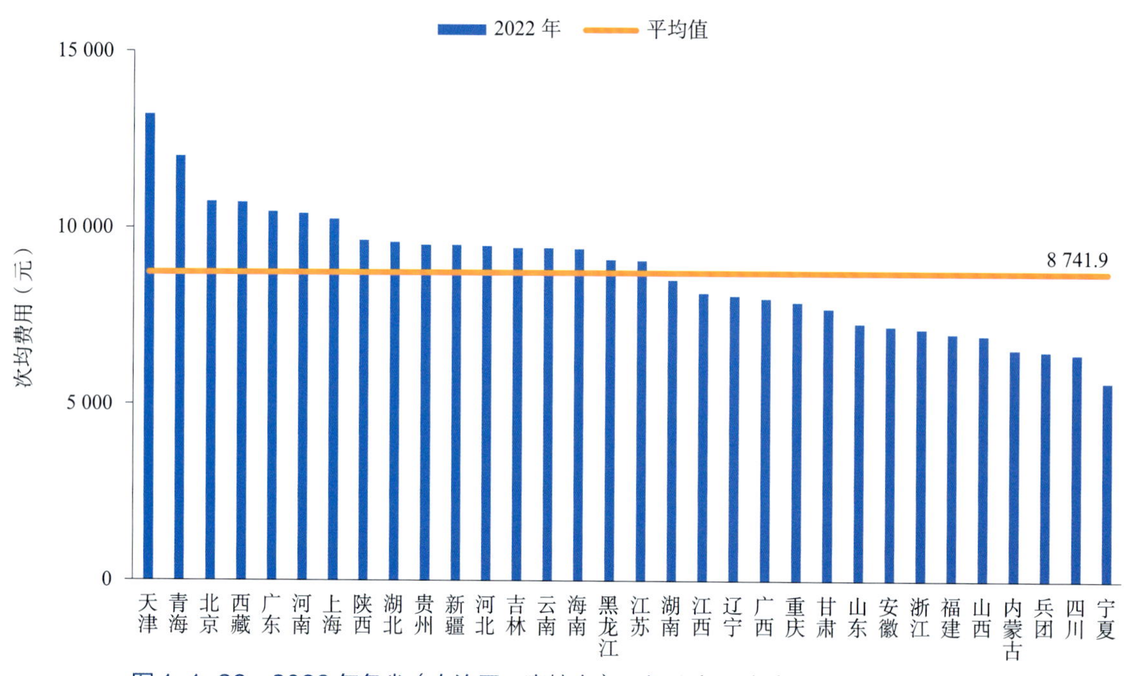

图 1-1-29　2022 年各省（自治区、直辖市）三级公立医院肿瘤化疗患者次均费用

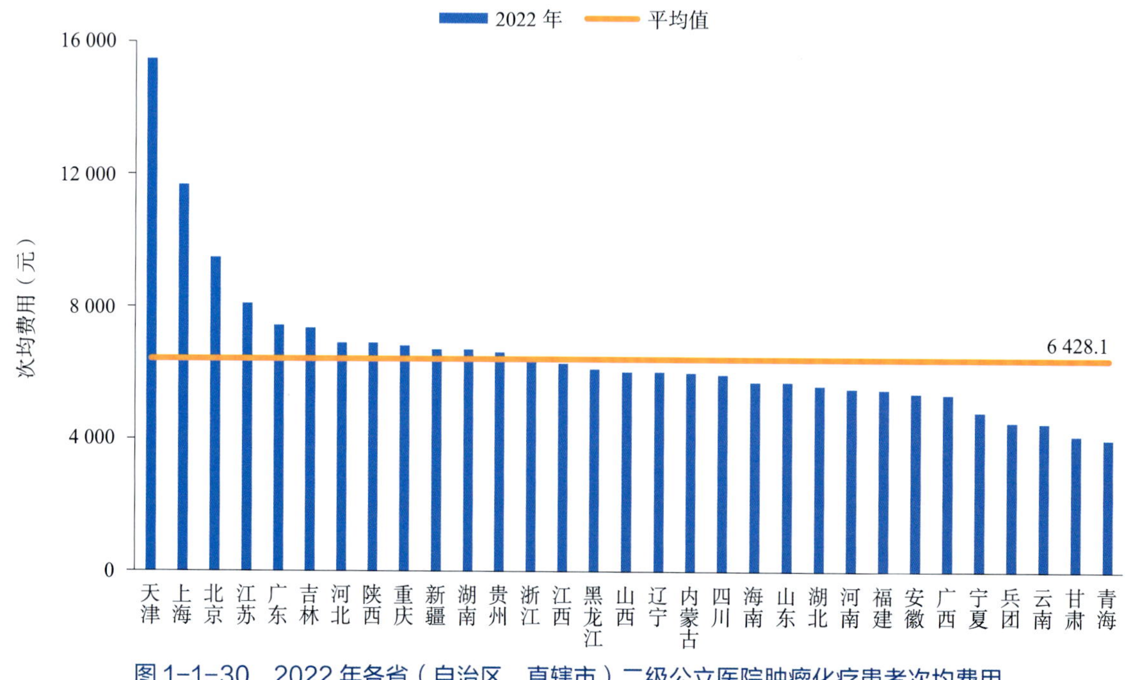

图 1-1-30　2022 年各省（自治区、直辖市）二级公立医院肿瘤化疗患者次均费用

第四节　2022 年肿瘤放疗患者医疗服务与质量安全情况

一、服务能力

2022 年纳入分析的三级公立医院肿瘤放疗患者共 699 049 人次，其中综合医院 541 410 人次，肿瘤专科医院 140 732 人次，其他专科医院 16 907 人次；从省级维度比较，山东相对较多，西藏相对较少（西藏纳入分析的数量较少，分析结果仅供参考）（图 1-1-31）。二级公立医院肿瘤放疗患者共 52 590 人次，其中综合医院 45 522 人次，肿瘤专科医院 6 618 人次，其他专科医院 450 人次；从省级维度比较，山东相对较多，海南相对较少（云南和海南纳入分析的数量较少，分析结果仅供参考）（图 1-1-32）。

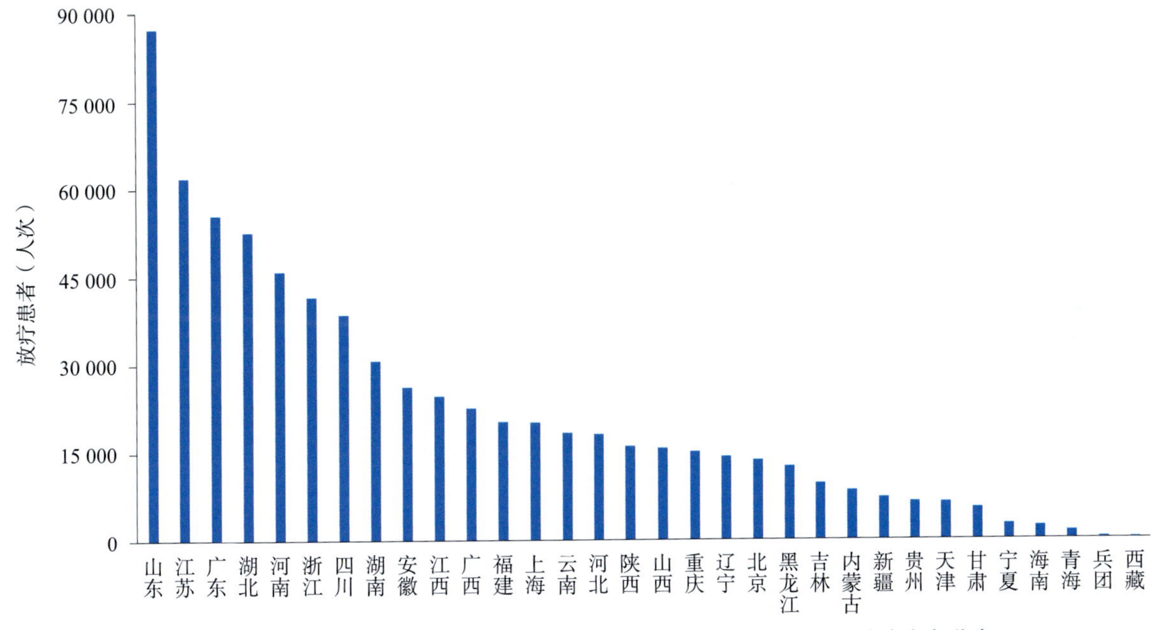

图 1-1-31　2022 年各省（自治区、直辖市）三级公立医院肿瘤放疗患者分布

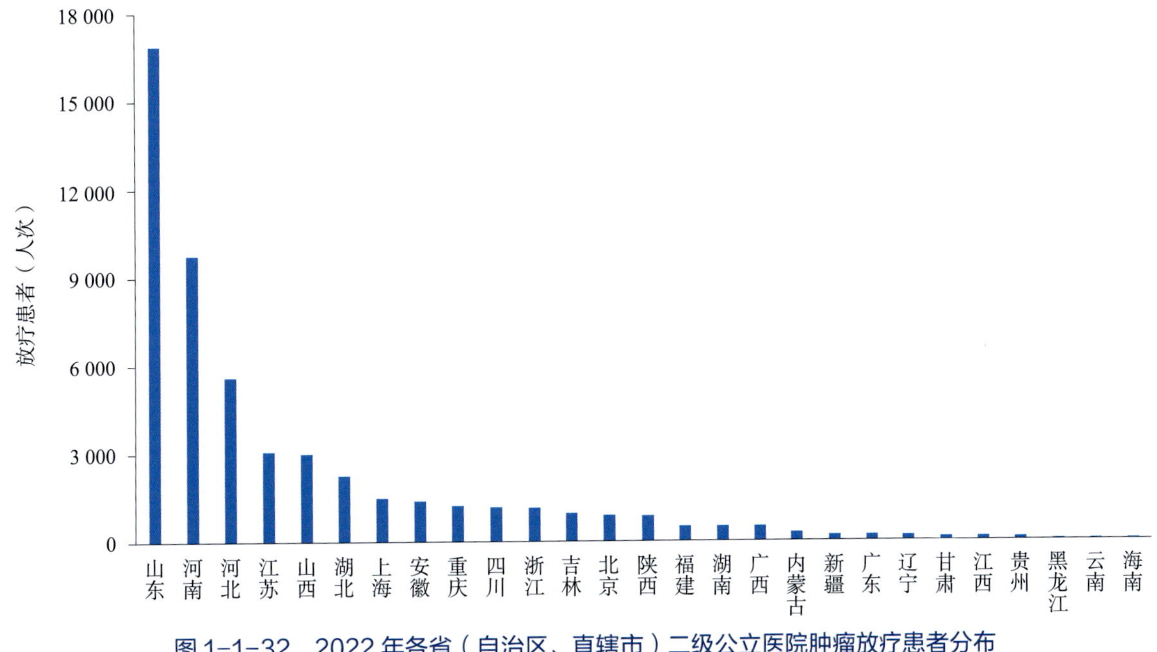

图 1-1-32　2022 年各省（自治区、直辖市）二级公立医院肿瘤放疗患者分布

二、医疗过程分析及结局评价

（一）肿瘤放疗患者平均住院日

2022 年纳入分析的三级公立医院肿瘤放疗患者平均住院日为 21.4 天，其中综合医院为 20.5 天，肿瘤专科医院为 25.3 天，其他专科医院为 18.3 天；从省级维度比较，贵州相对较长，西藏相对较短（西藏纳入分析的数量较少，分析结果仅供参考）（图 1-1-33）。二级公立医院肿瘤放疗患者平均住院日为 26.9 天，其中综合医院为 26.2 天，肿瘤专科医院为 31.1 天，其他专科医院为 29.9 天；从省级维度比较，四川相对较长，海南和云南相对较短（海南和云南纳入分析的数量较少，分析结果仅供参考）（图 1-1-34）。

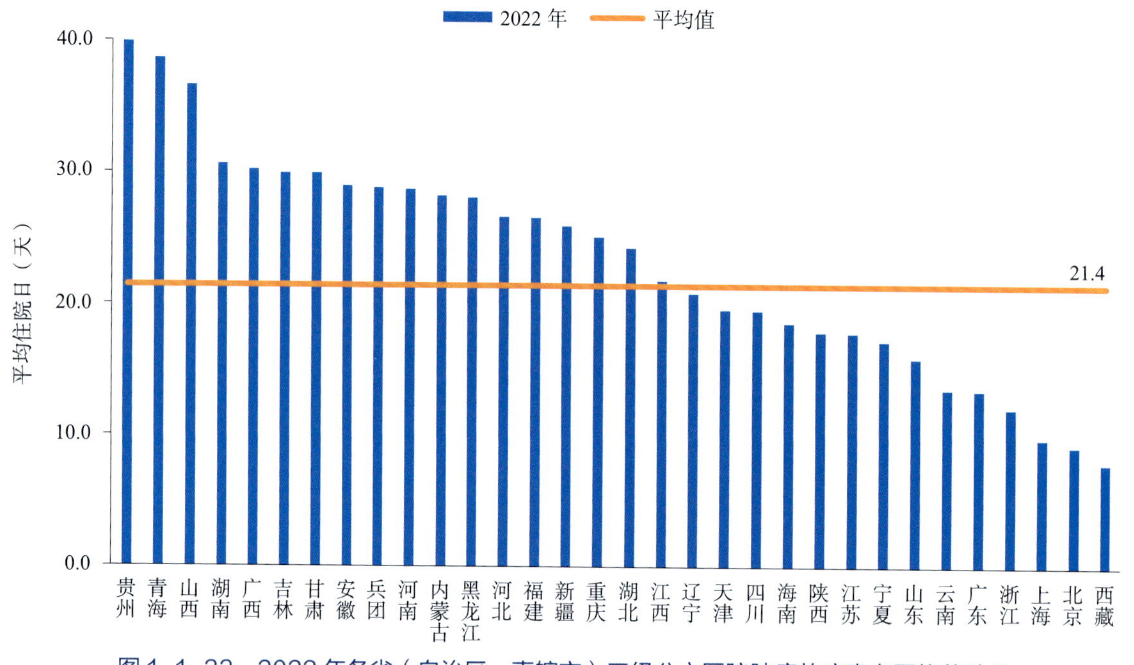

图 1-1-33　2022 年各省（自治区、直辖市）三级公立医院肿瘤放疗患者平均住院日

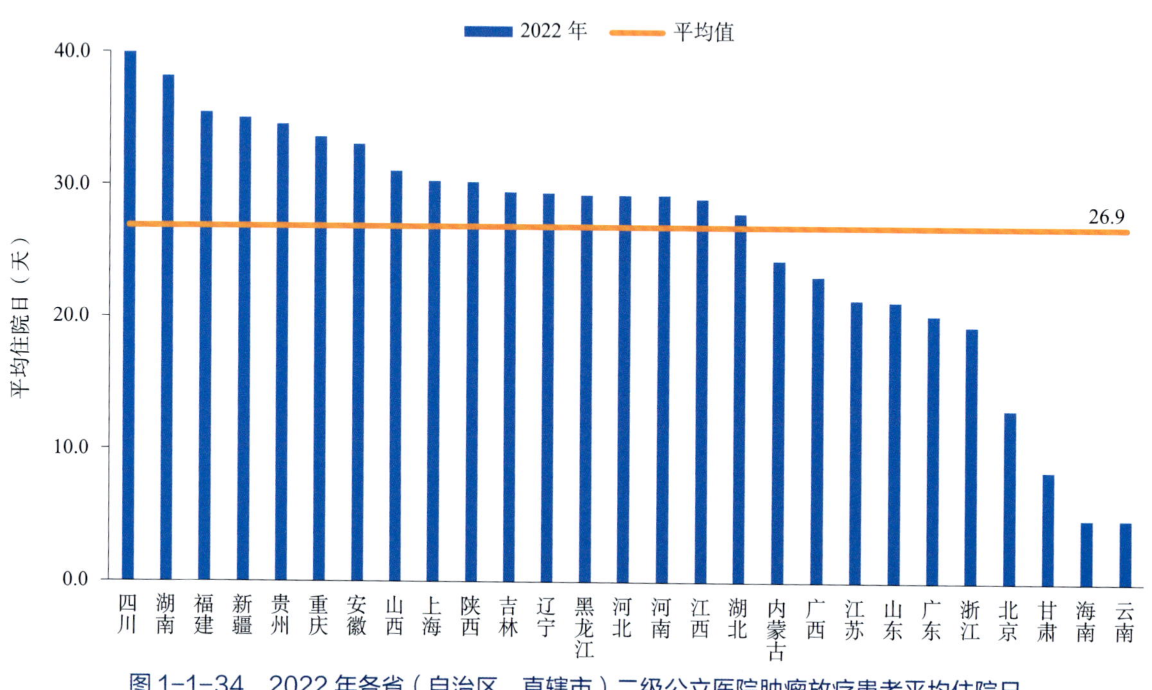

图 1-1-34　2022 年各省（自治区、直辖市）二级公立医院肿瘤放疗患者平均住院日

（二）肿瘤放疗患者住院死亡率

2022 年纳入分析的三级公立医院肿瘤放疗患者住院死亡率为 0.045%，其中综合医院为 0.047%，肿瘤专科医院为 0.033%，其他专科医院为 0.077%；从省级维度比较，黑龙江相对较高，兵团、广东、海南等均为 0（图 1-1-35）。二级公立医院肿瘤放疗患者住院死亡率为 0.156%，其中综合医院为 0.174%，肿瘤专科医院为 0.030%，其他专科医院为 0.222%；从省级维度比较，吉林相对较高，山西、湖北、四川等均为 0（图 1-1-36）。

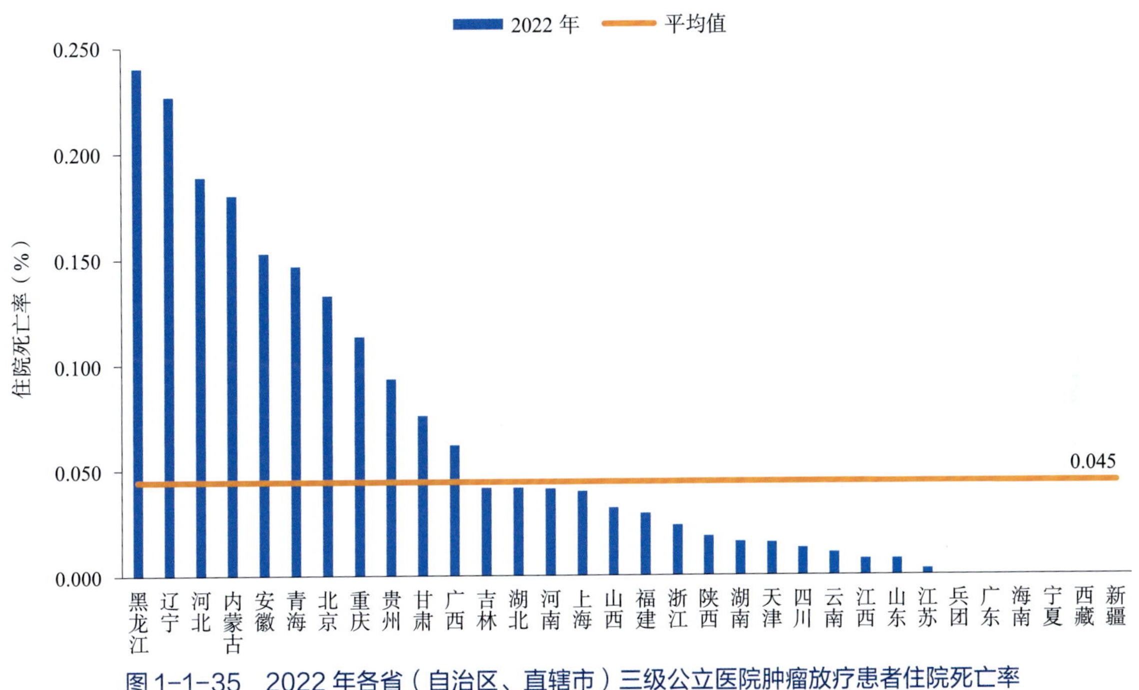

图 1-1-35　2022 年各省（自治区、直辖市）三级公立医院肿瘤放疗患者住院死亡率

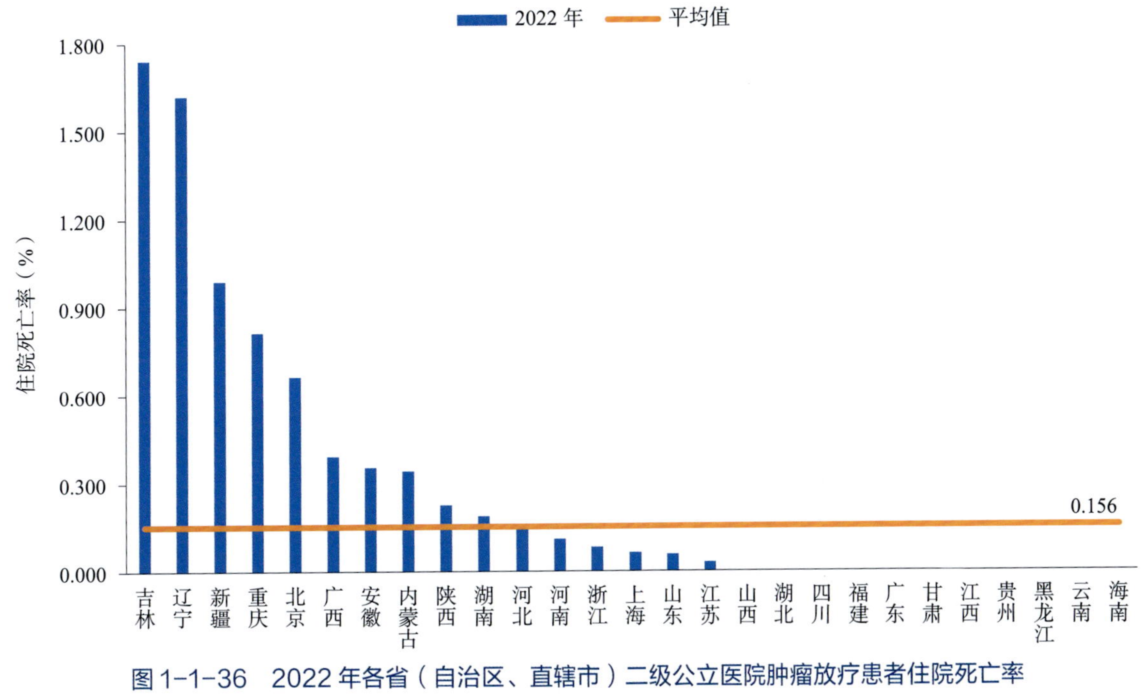

图 1-1-36　2022 年各省（自治区、直辖市）二级公立医院肿瘤放疗患者住院死亡率

三、卫生经济学情况

2022年纳入分析的三级公立医院肿瘤放疗患者次均费用为37 965.1元，其中综合医院为35 468.6元，肿瘤专科医院为47 573.7元，其他专科医院为37 931.3元；从省级维度比较，甘肃相对较高，西藏相对较低（西藏纳入分析的数量较少，分析结果仅供参考）（图1-1-37）。二级公立医院肿瘤放疗患者次均费用为30 209.3元，其中综合医院为29 414.8元，肿瘤专科医院为36 184.4元，其他专科医院为22 706.3元；从省级维度比较，上海相对较高，海南相对较低（云南和海南纳入分析的数量较少，分析结果仅供参考）（图1-1-38）。

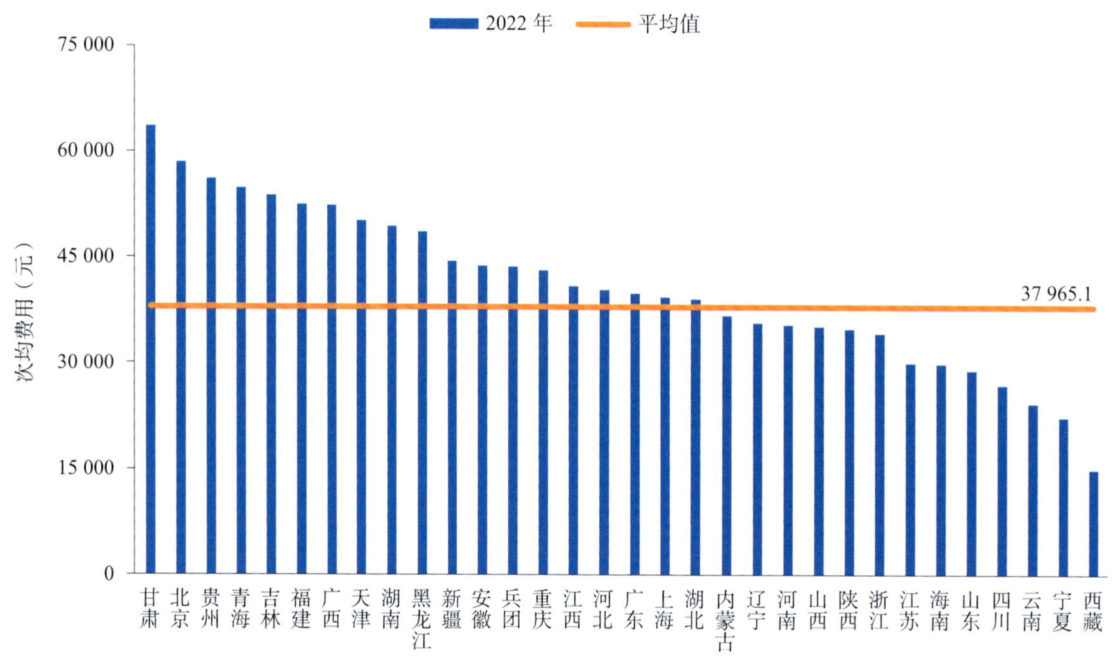

图1-1-37　2022年各省（自治区、直辖市）三级公立医院肿瘤放疗患者次均费用

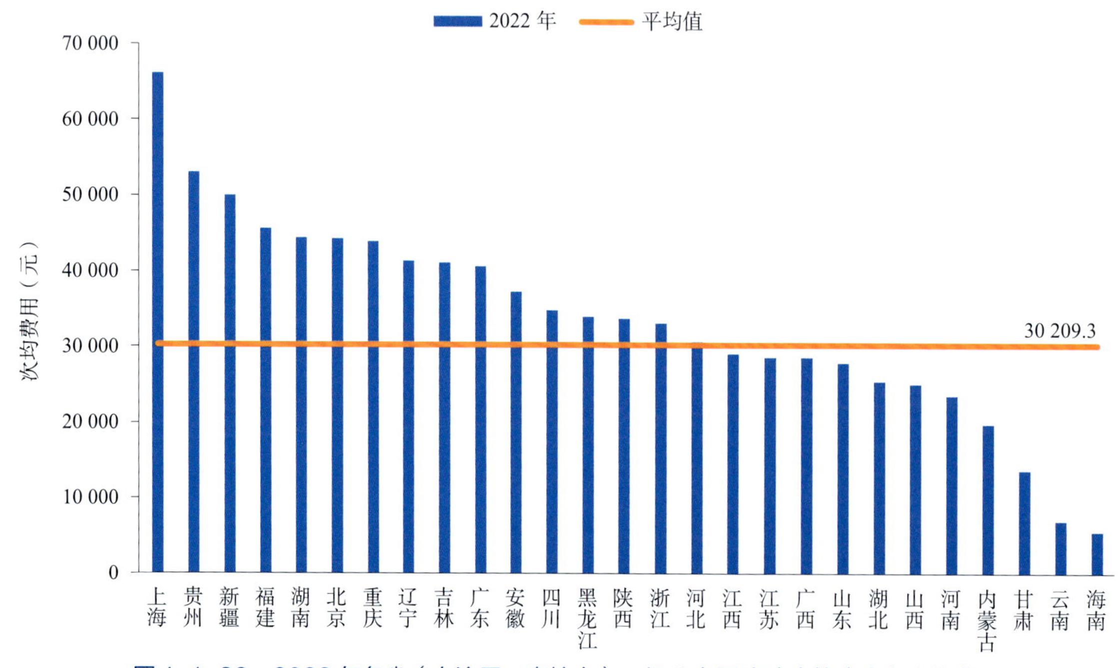

图1-1-38　2022年各省（自治区、直辖市）二级公立医院肿瘤放疗患者次均费用

第二章

肺癌、乳腺癌、结直肠癌、胃癌及肝癌医疗质量分析

第一节　2022 年肺癌患者医疗服务与质量安全情况

一、肺癌患者医疗服务与质量安全总体情况

（一）肺癌患者收治情况

2022 年纳入分析的三级公立医院肺癌患者共 3 472 287 人次，其中综合医院 2 716 344 人次，肿瘤专科医院 554 124 人次，其他专科医院 201 819 人次；从省级维度比较，山东相对较多，西藏相对较少（图 1-2-1）。二级公立医院肺癌患者共 482 409 人次，其中综合医院 459 820 人次，肿瘤专科医院 19 101 人次，其他专科医院 3 488 人次；从省级维度比较，山东相对较多，西藏相对较少（图 1-2-2）。

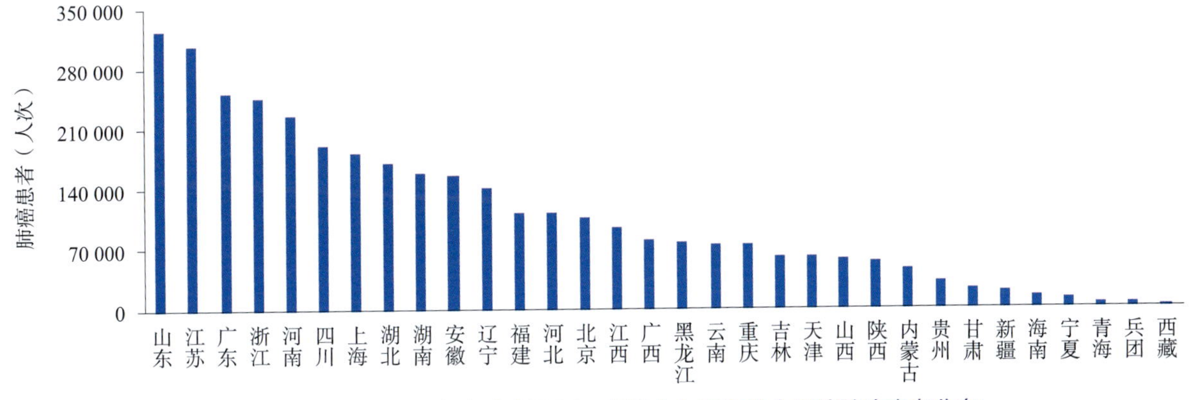

图 1-2-1　2022 年各省（自治区、直辖市）三级公立医院肺癌患者分布

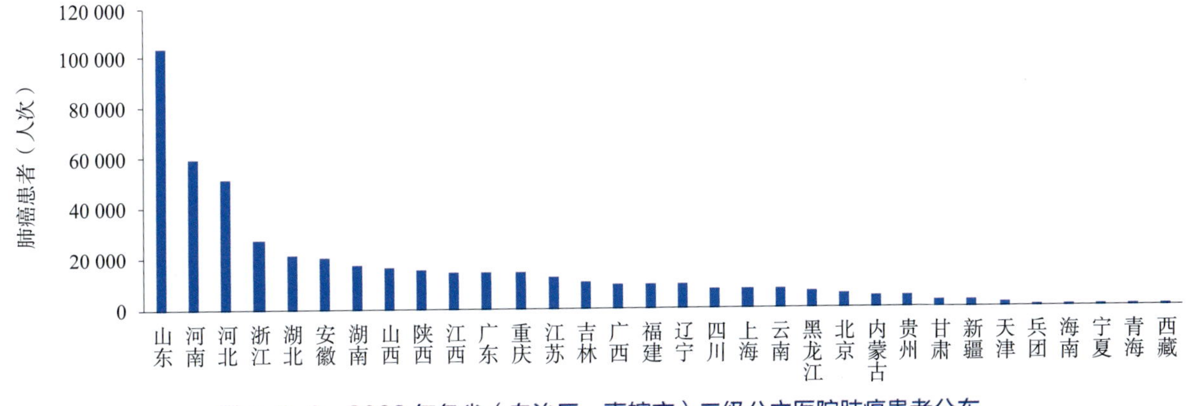

图 1-2-2　2022 年各省（自治区、直辖市）二级公立医院肺癌患者分布

（二）肺癌患者平均住院日

2022 年纳入分析的三级公立医院肺癌患者平均住院日为 7.2 天，其中综合医院为 7.3 天，肿瘤专科医院为 6.9 天，其他专科医院为 6.1 天；从省级维度比较，贵州相对较长，上海相对较短（图 1-2-3）。二级公立医院肺癌患者平均住院日为 8.5 天，其中综合医院为 8.4 天，肿瘤专科医院为 10.0 天，其他专科医院为 11.6 天；从省级维度比较，西藏相对较长，北京相对较短（图 1-2-4）。

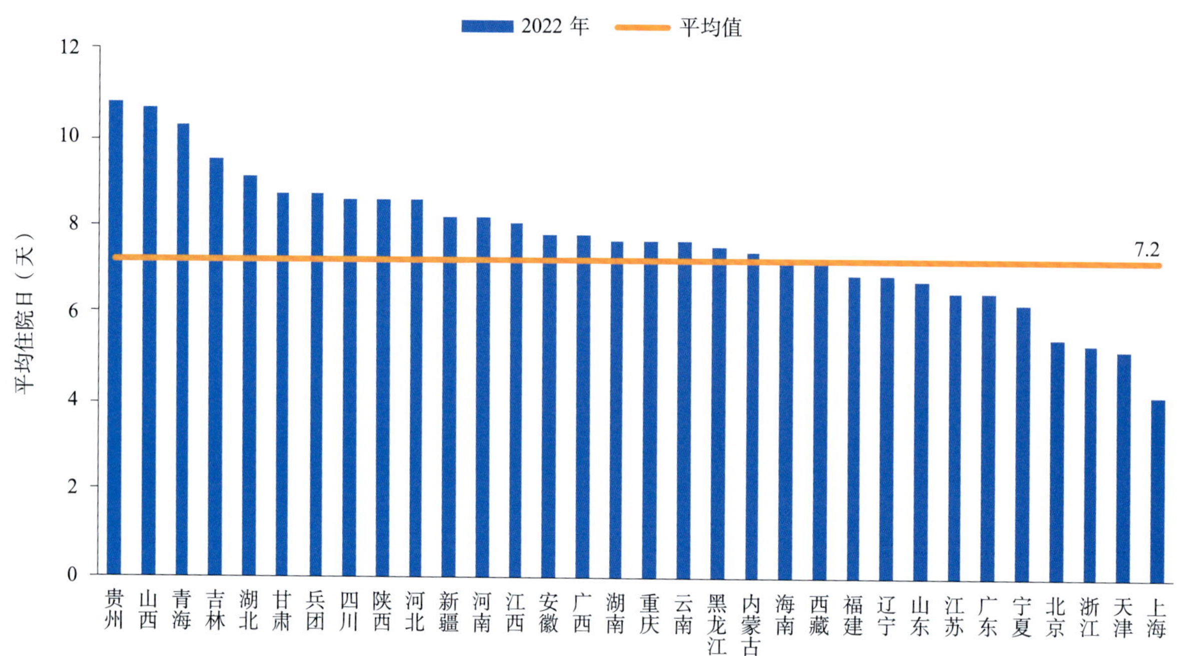

图 1-2-3　2022 年各省（自治区、直辖市）三级公立医院肺癌患者平均住院日

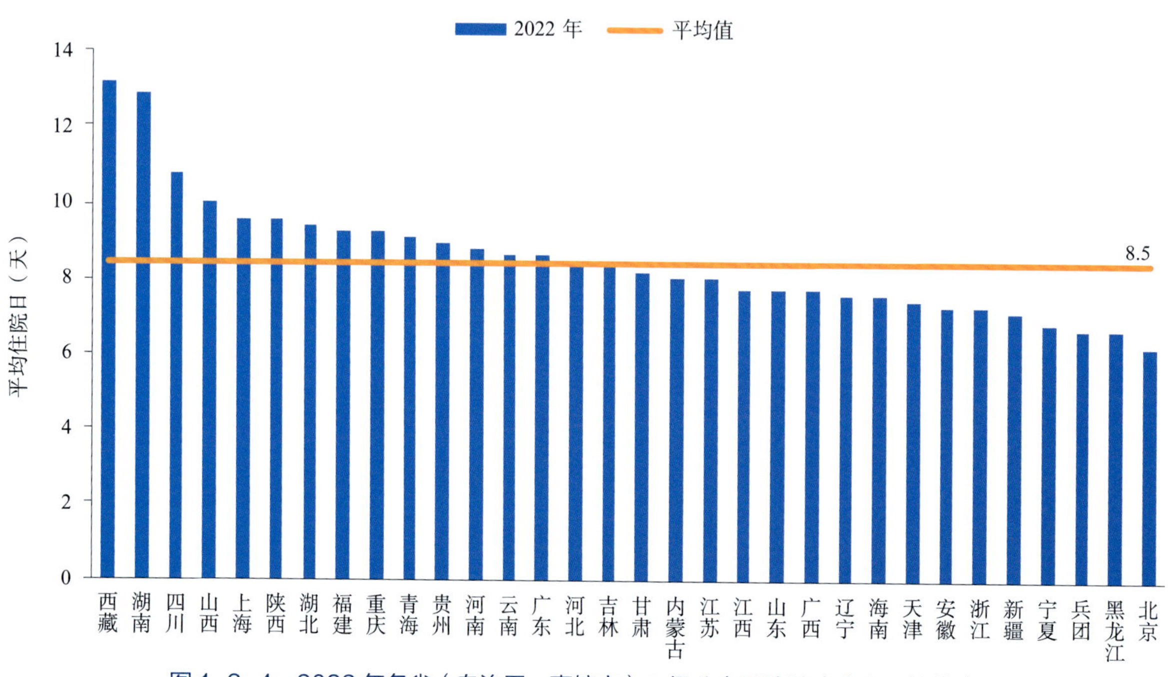

图 1-2-4　2022 年各省（自治区、直辖市）二级公立医院肺癌患者平均住院日

（三）肺癌患者住院死亡率

2022 年纳入分析的三级公立医院肺癌患者住院死亡率为 0.81%，其中综合医院为 0.94%，肿瘤专科医院为 0.26%，其他专科医院为 0.67%；从省级维度比较，兵团相对较高，江苏相对较低（图 1-2-5）。二级公立医院肺癌患者住院死亡率为 2.38%，其中综合医院为 2.39%，肿瘤专科医院为 1.15%，其他专科医院为 8.49%；从省级维度比较，西藏相对较高，江苏相对较低（图 1-2-6）。

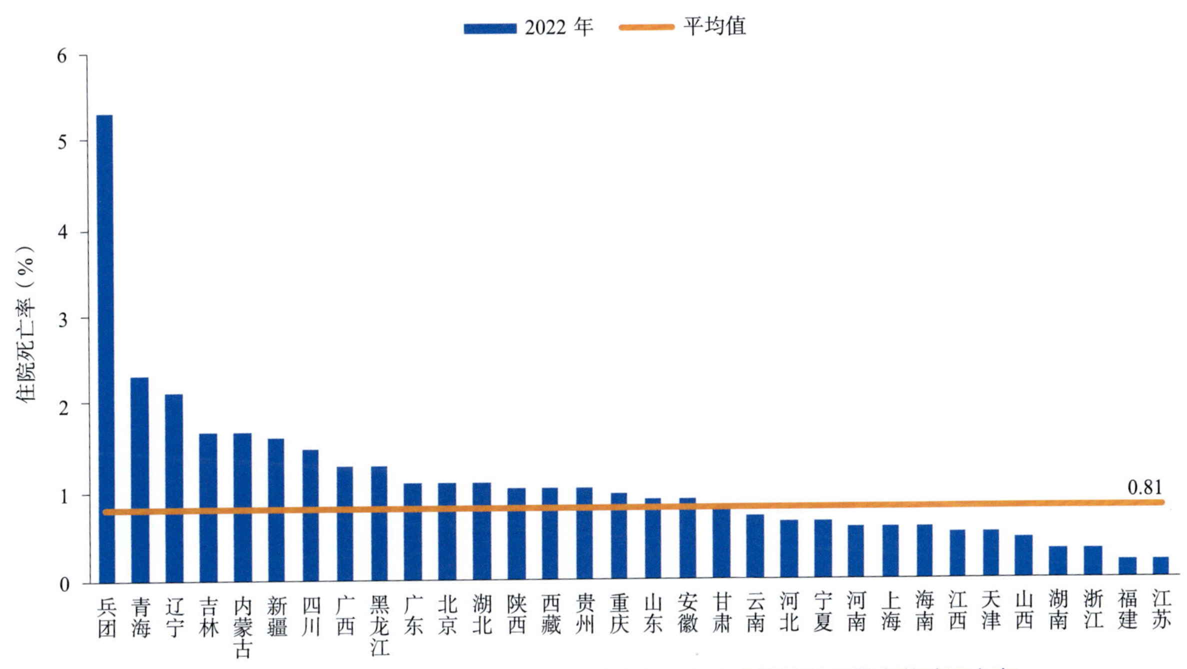

图 1-2-5　2022 年各省（自治区、直辖市）三级公立医院肺癌患者住院死亡率

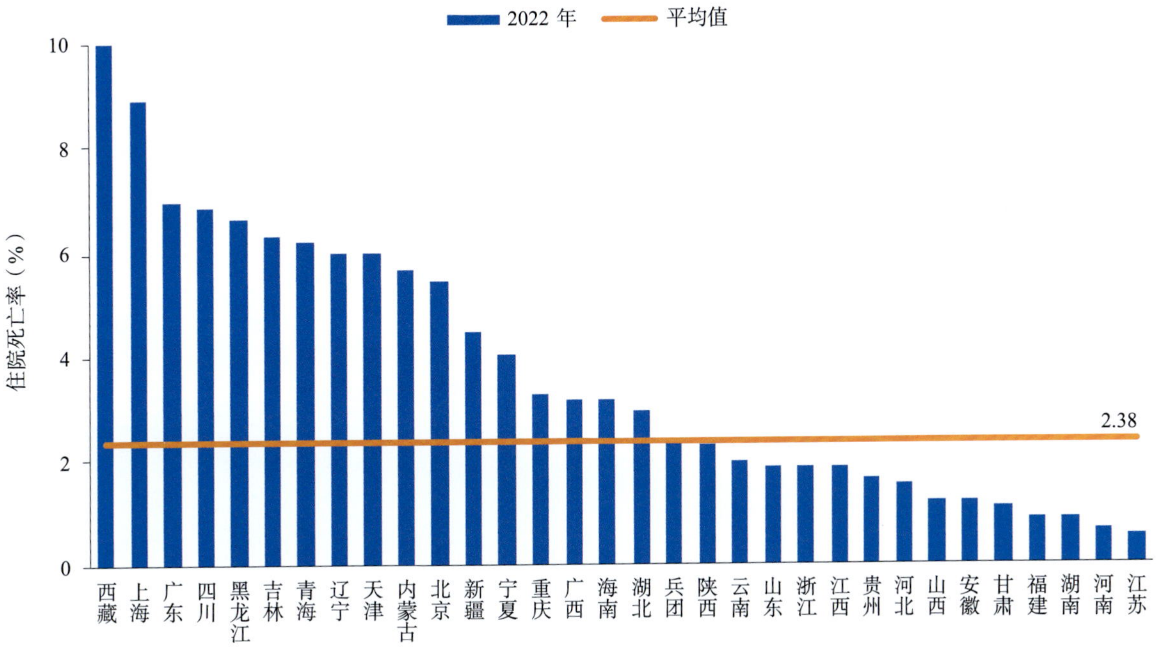

图 1-2-6　2022 年各省（自治区、直辖市）二级公立医院肺癌患者住院死亡率

（四）肺癌患者次均费用

2022 年纳入分析的三级公立医院肺癌患者次均费用为 17 258.2 元，其中综合医院为 16 674.4 元，肿瘤专科医院为 18 537.1 元，其他专科医院为 21 603.4 元；从省级维度比较，北京相对较高，内蒙古相对较低（图 1-2-7）。二级公立医院肺癌患者次均费用为 9 645.2 元，其中综合医院为 9 505.5 元，肿瘤专科医院为 12 830.7元，其他专科医院为 10 611.7元；从省级维度比较，上海相对较高，宁夏相对较低（图 1-2-8）。

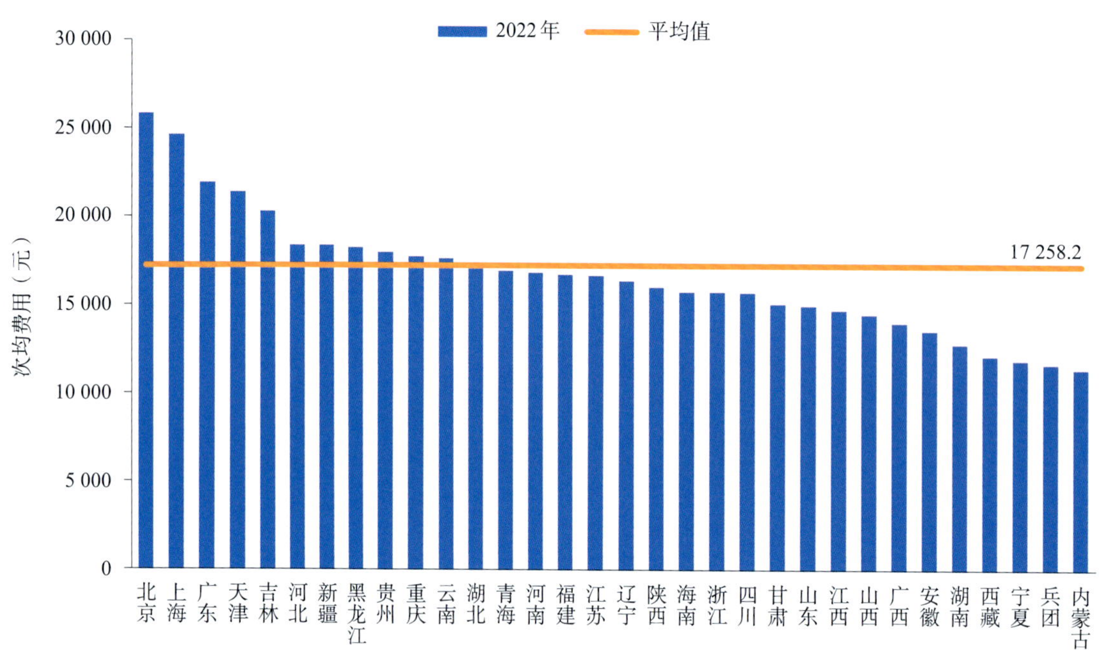

图 1-2-7　2022 年各省（自治区、直辖市）三级公立医院肺癌患者次均费用

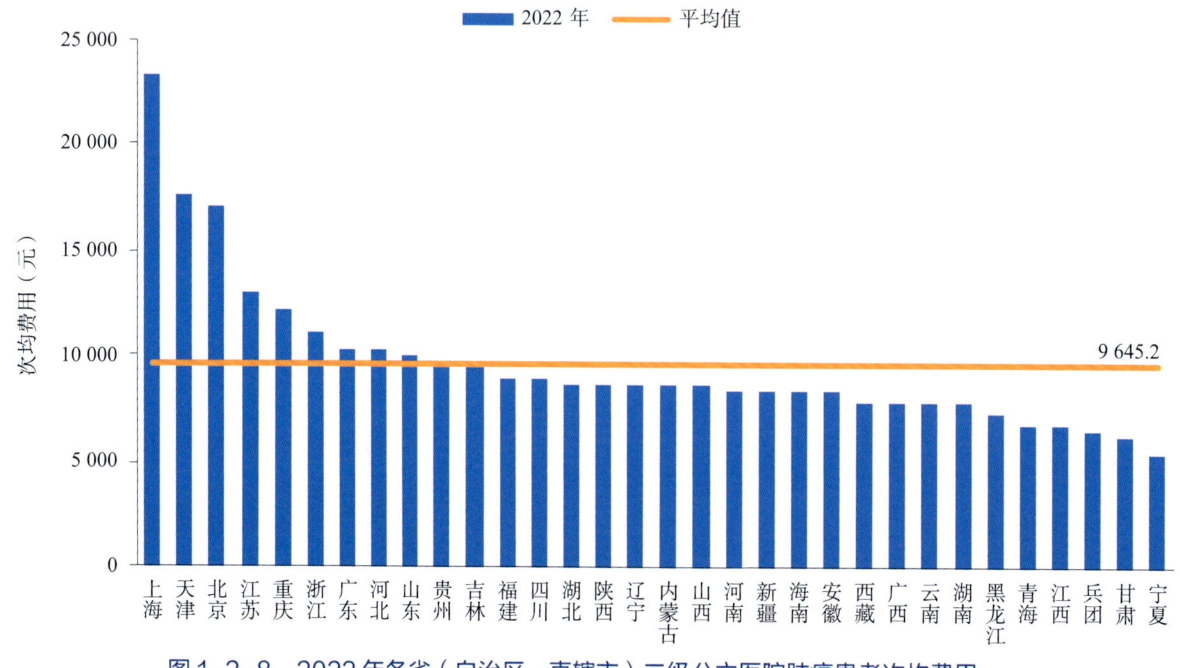

图 1-2-8　2022 年各省（自治区、直辖市）二级公立医院肺癌患者次均费用

二、肺癌手术患者医疗服务与质量安全情况

（一）肺癌手术患者收治情况

2022 年纳入分析的三级公立医院肺癌手术患者为 417 951 人次，其中综合医院为 329 374 人次，肿瘤专科医院为 56 008 人次，其他专科医院为 32 569 人次；从省级维度比较，浙江相对较多，西藏相对较少（图 1-2-9）。二级公立医院肺癌手术患者为 16 316 人次，其中综合医院为 15 971 人次，肿瘤专科医院为 270 人次，其他专科医院为 75 人次；从省级维度比较，山东相对较多，宁夏相对较少（图 1-2-10）。

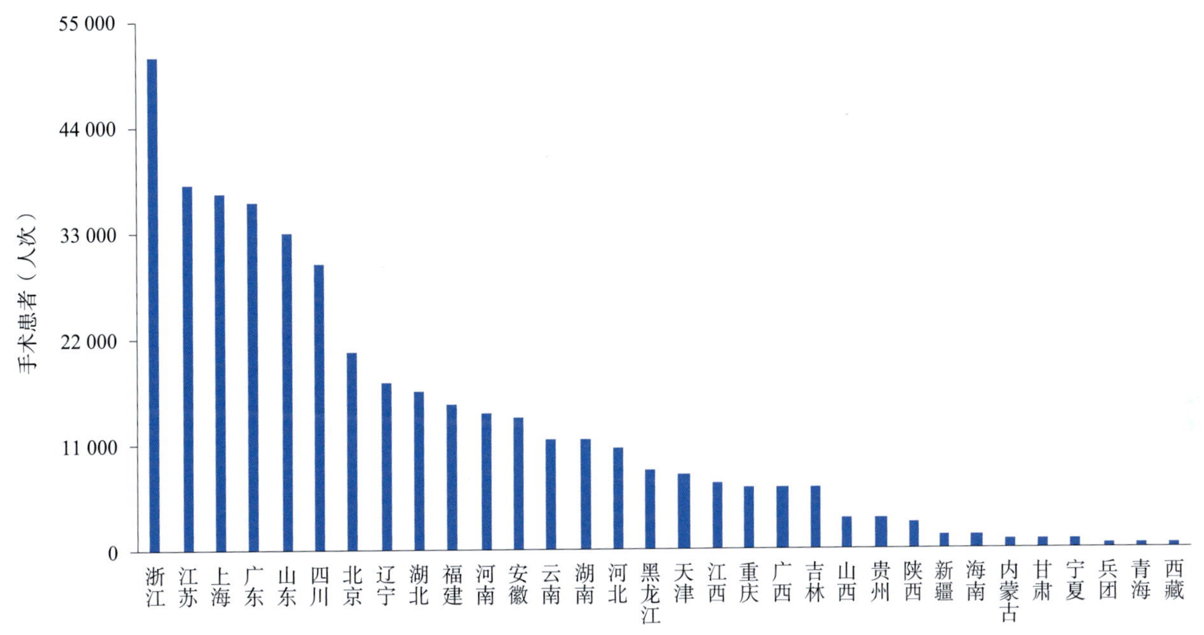

图 1-2-9 2022 年各省（自治区、直辖市）三级公立医院肺癌手术患者分布

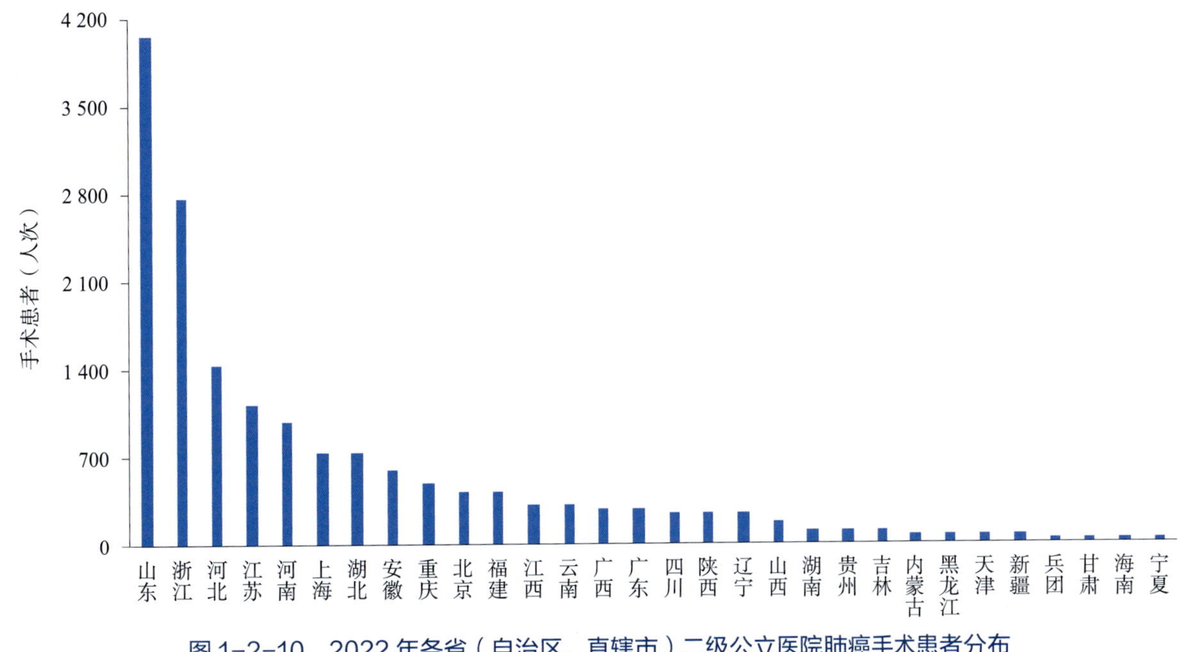

图 1-2-10 2022 年各省（自治区、直辖市）二级公立医院肺癌手术患者分布

（二）肺癌手术患者平均住院日

2022年纳入分析的三级公立医院肺癌手术患者平均住院日为10.9天，其中综合医院为11.1天，肿瘤专科医院为10.9天，其他专科医院为9.3天；从省级维度比较，青海相对较长，上海相对较短（图1-2-11）。二级公立医院肺癌手术患者平均住院日为14.7天，其中综合医院为14.7天，肿瘤专科医院为17.8天，其他专科医院为15.5天；从省级维度比较，湖南相对较长，北京相对较短（图1-2-12）。

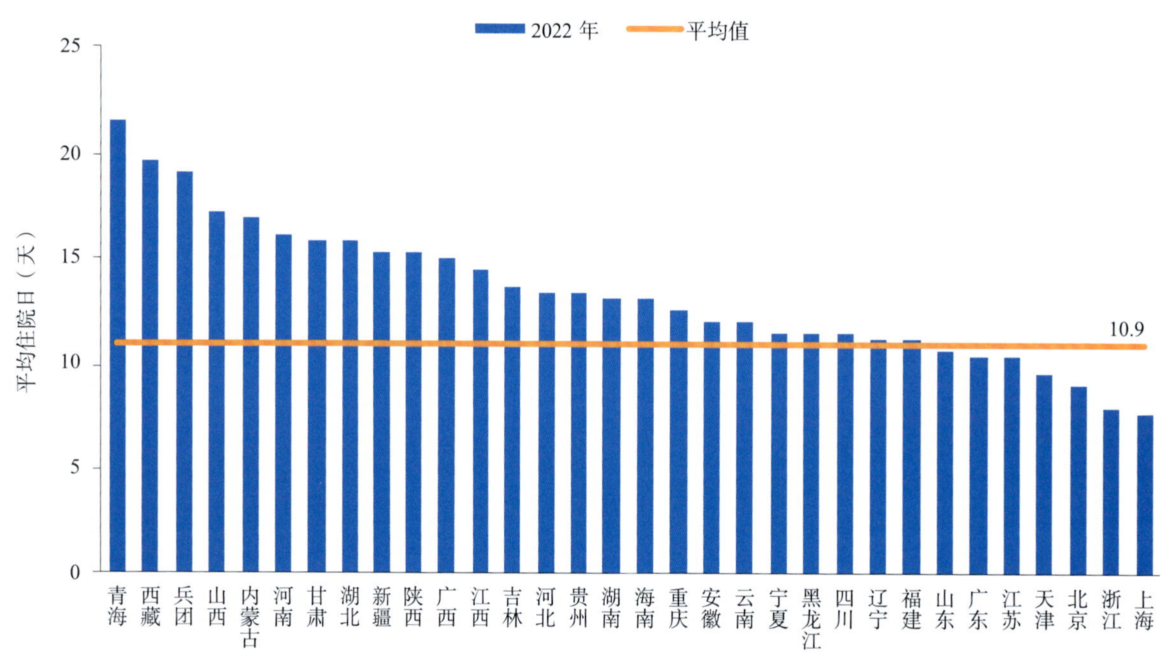

图1-2-11　2022年各省（自治区、直辖市）三级公立医院肺癌手术患者平均住院日

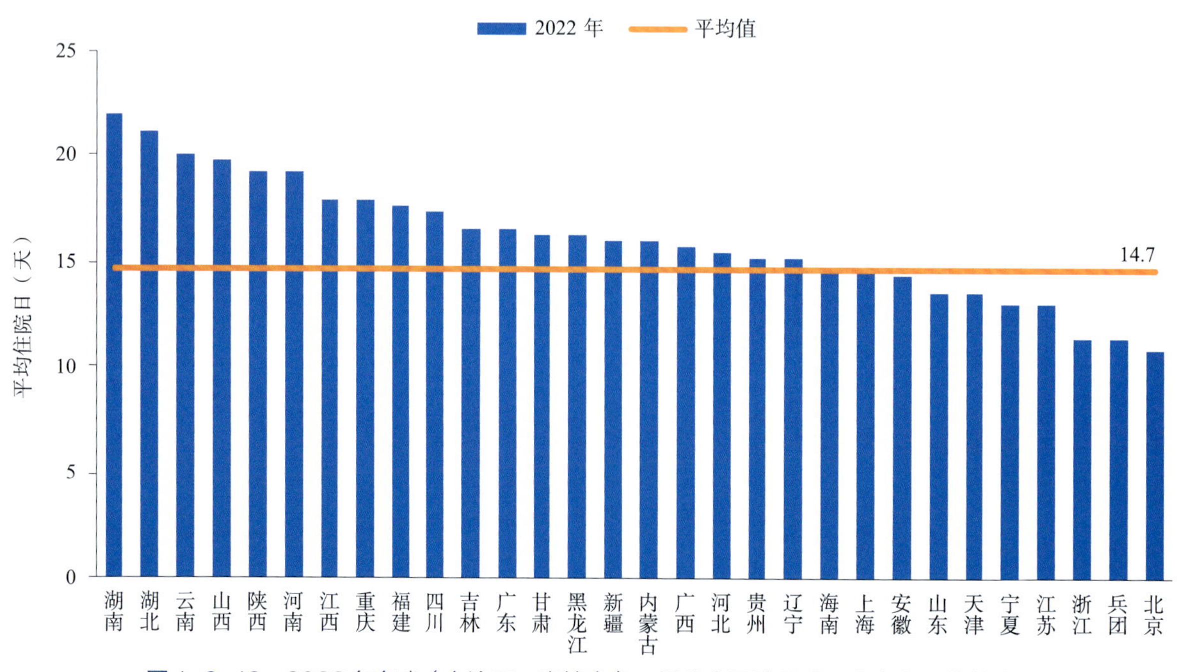

图1-2-12　2022年各省（自治区、直辖市）二级公立医院肺癌手术患者平均住院日

（三）肺癌手术患者四级手术比例

2022 年纳入分析的三级公立医院肺癌手术患者四级手术比例为 79.5%，其中综合医院为 82.7%，肿瘤专科医院为 85.5%，其他专科医院为 37.0%；从省级维度比较，天津相对较高，浙江相对较低（图 1-2-13）。二级公立医院肺癌手术患者四级手术比例为 70.4%，其中综合医院为 70.9%，肿瘤专科医院为 53.0%，其他专科医院为 34.7%；从省级维度比较，江苏相对较高，贵州相对较低（图 1-2-14）。

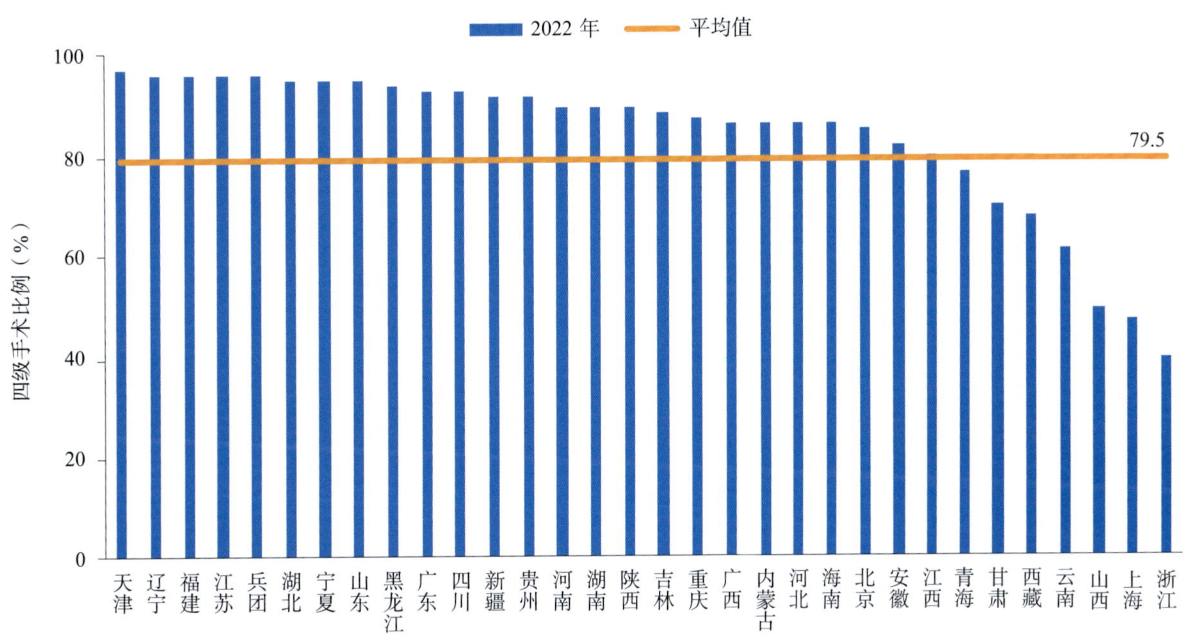

图 1-2-13　2022 年各省（自治区、直辖市）三级公立医院肺癌手术患者四级手术比例

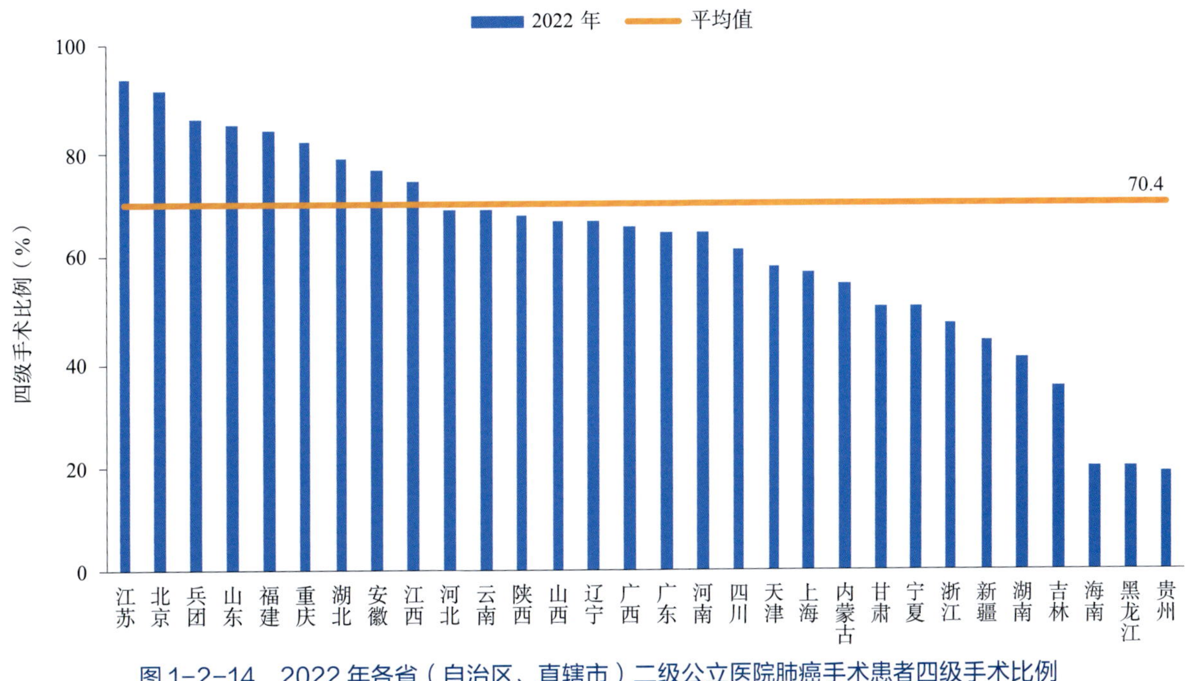

图 1-2-14　2022 年各省（自治区、直辖市）二级公立医院肺癌手术患者四级手术比例

（四）肺癌手术患者Ⅰ类切口手术部位感染率

2022年纳入分析的三级公立医院肺癌手术患者Ⅰ类切口手术部位感染率总体为0.42‰，其中综合医院为0.32‰，肿瘤专科医院为1.01‰，其他专科医院为2.29‰；从省级维度比较，海南相对较高，安徽等均为0（图1-2-15）。二级公立医院肺癌手术患者Ⅰ类切口手术部位感染率总体为1.56%，其中综合医院为1.62%，肿瘤专科医院为0，其他专科医院为0；从省级维度比较，福建相对较高，北京等均为0（图1-2-16）。

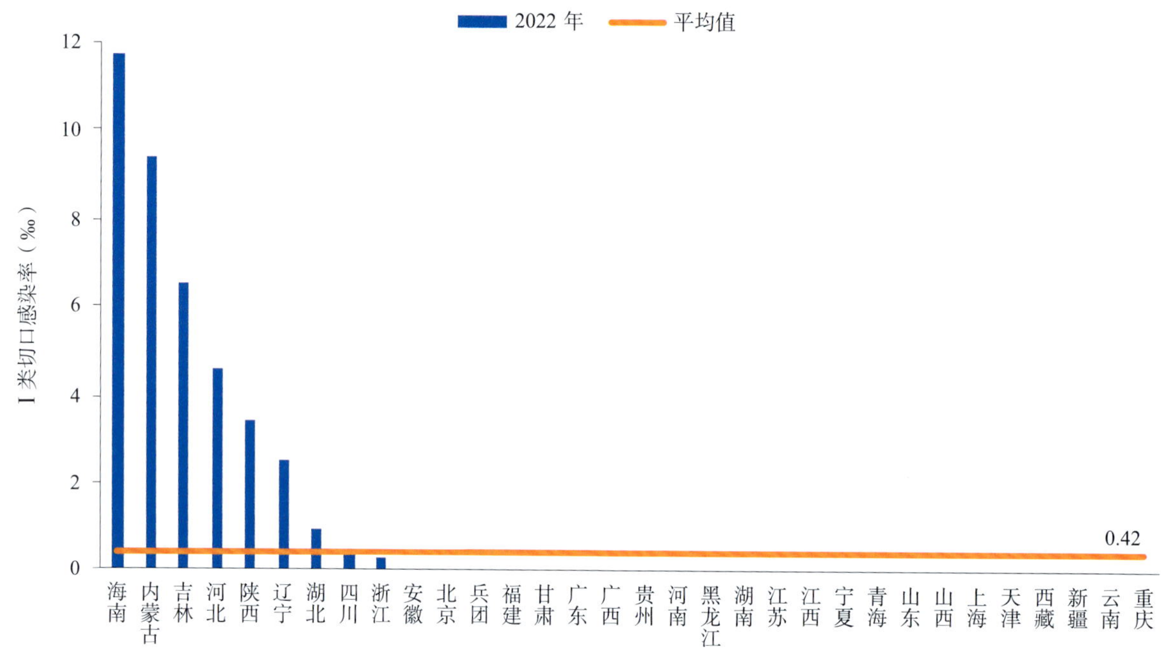

图1-2-15　2022年各省（自治区、直辖市）三级公立医院肺癌手术患者Ⅰ类切口手术部位感染率

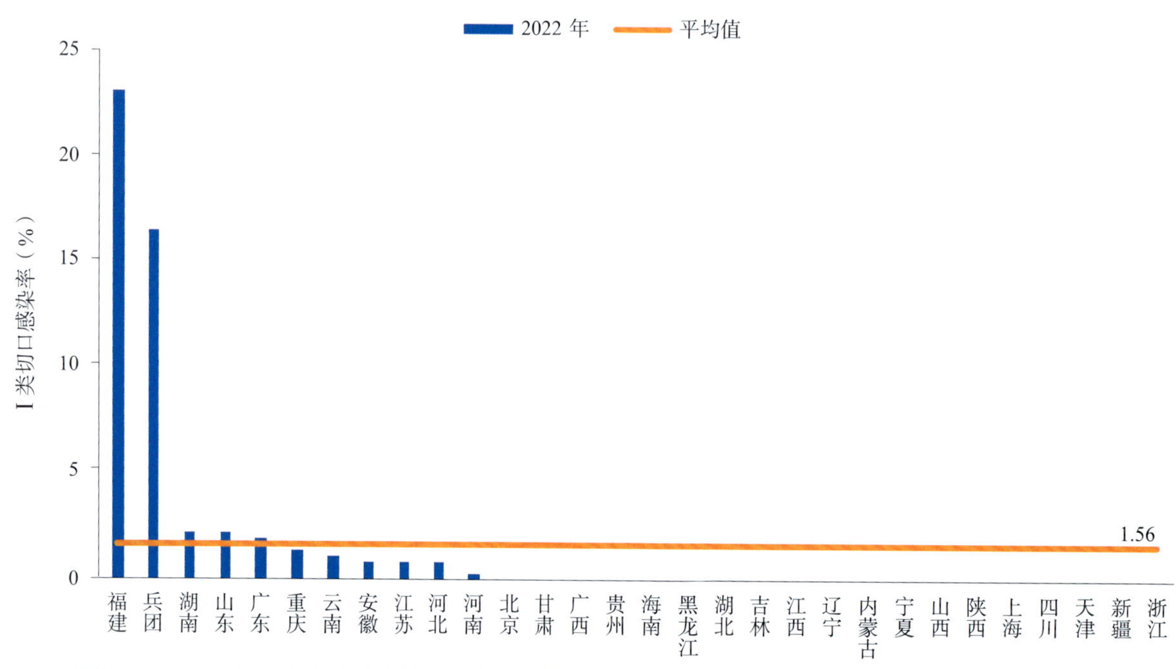

图1-2-16　2022年各省（自治区、直辖市）二级公立医院肺癌手术患者Ⅰ类切口手术部位感染率

（五）肺癌手术患者住院死亡率

2022 年纳入分析的三级公立医院肺癌手术患者住院死亡率为 0.16%，其中综合医院为 0.18%，肿瘤专科医院为 0.12%，其他专科医院为 0.09%；从省级维度比较，甘肃相对较高，西藏为 0（图 1-2-17）。二级公立医院肺癌手术患者住院死亡率为 0.63%，其中综合医院为 0.63%，肿瘤专科医院为 0.37%，其他专科医院为 1.33%；从省级维度比较，广东相对较高，安徽等为 0（图 1-2-18）。

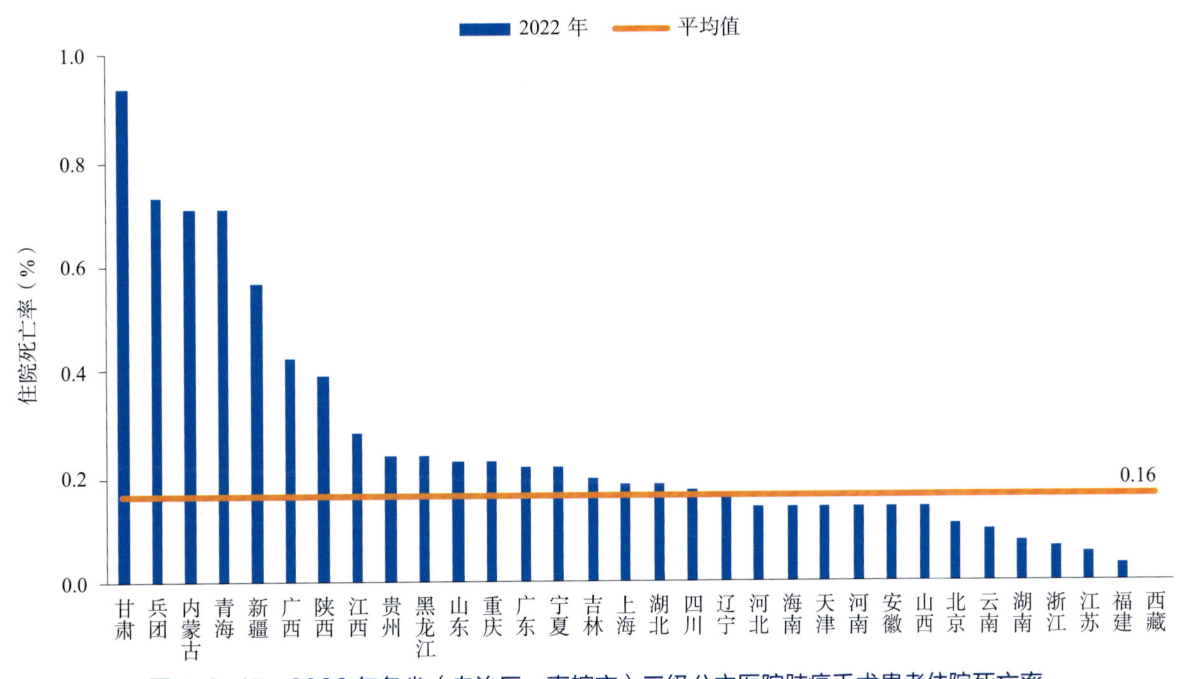

图 1-2-17　2022 年各省（自治区、直辖市）三级公立医院肺癌手术患者住院死亡率

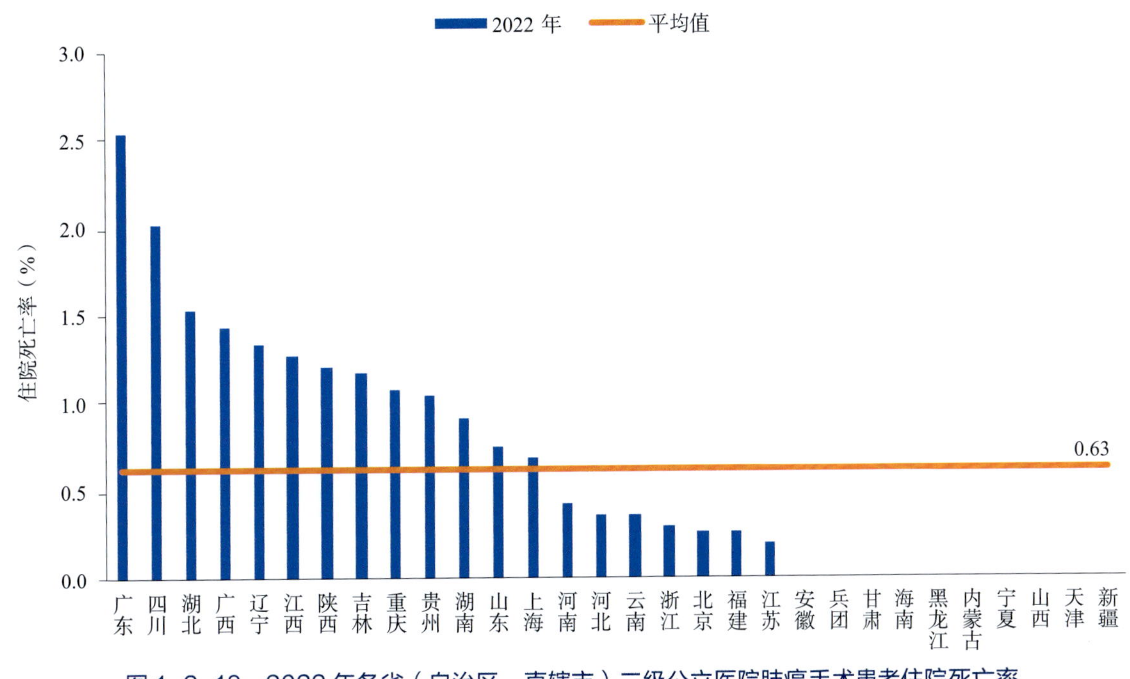

图 1-2-18　2022 年各省（自治区、直辖市）二级公立医院肺癌手术患者住院死亡率

（六）肺癌手术患者次均费用

2022年纳入分析的三级公立医院肺癌手术患者次均费用为56 308.6元，其中综合医院为54 187.3元，肿瘤专科医院为62 380.3元，其他专科医院为67 320.2元；从省级维度比较，北京相对较高，浙江相对较低（图1-2-19）。二级公立医院肺癌手术患者次均费用为41 556.4元，其中综合医院为41 683.3元，肿瘤专科医院为38 311.3元，其他专科医院为26 226.9元；从省级维度比较，北京相对较高，宁夏相对较低（图1-2-20）。

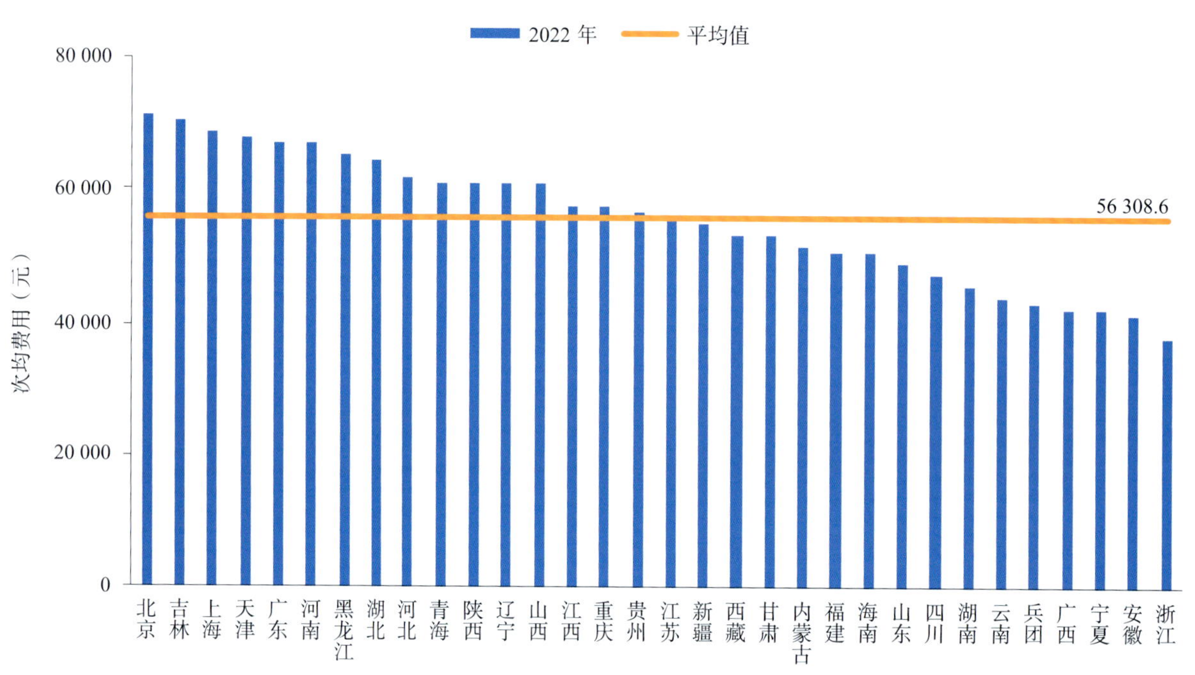

图1-2-19　2022年各省（自治区、直辖市）三级公立医院肺癌手术患者次均费用

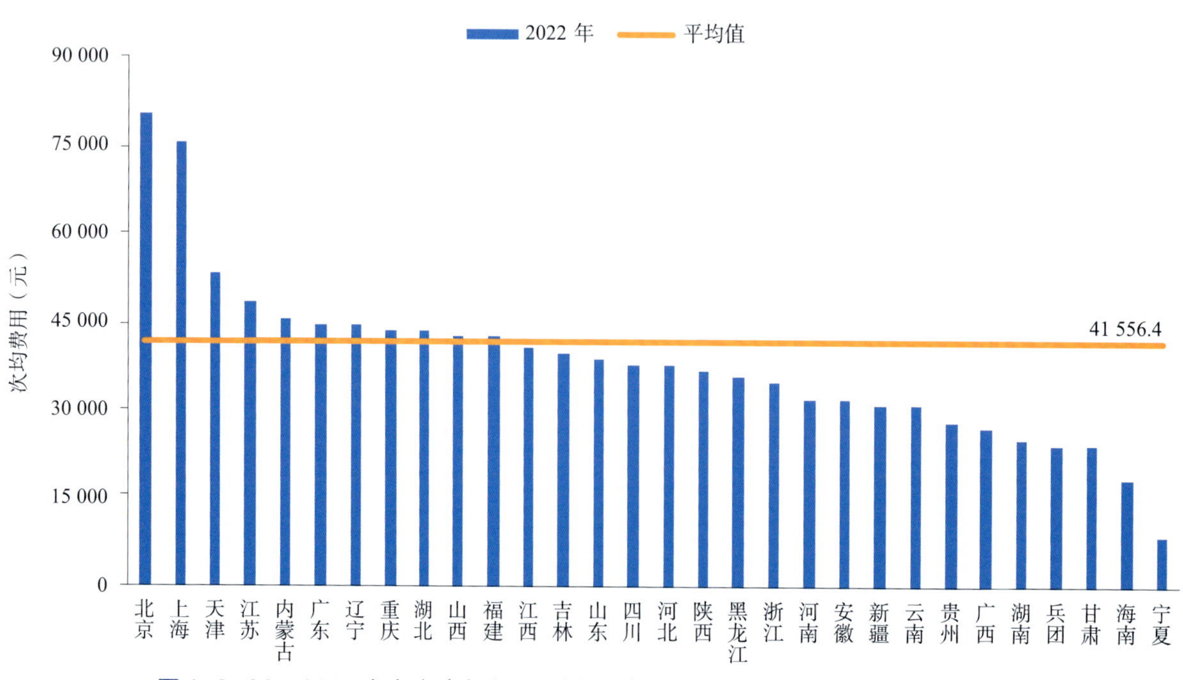

图1-2-20　2022年各省（自治区、直辖市）二级公立医院肺癌手术患者次均费用

三、肺癌化疗患者医疗服务与质量安全情况

（一）肺癌化疗患者收治情况

2022 年纳入分析的三级公立医院肺癌化疗患者共 1 190 191 人次，其中综合医院为 919 809 人次，肿瘤专科医院为 203 048 人次，其他专科医院为 67 334 人次；从省级维度比较，山东相对较多，西藏相对较少（图 1-2-21）。二级公立医院肺癌化疗患者共 137 986 人次，其中综合医院为 132 242 人次，肿瘤专科医院为 5 314 人次，其他专科医院为 430 人次；从省级维度比较，山东相对较多，青海相对较少（图 1-2-22）。

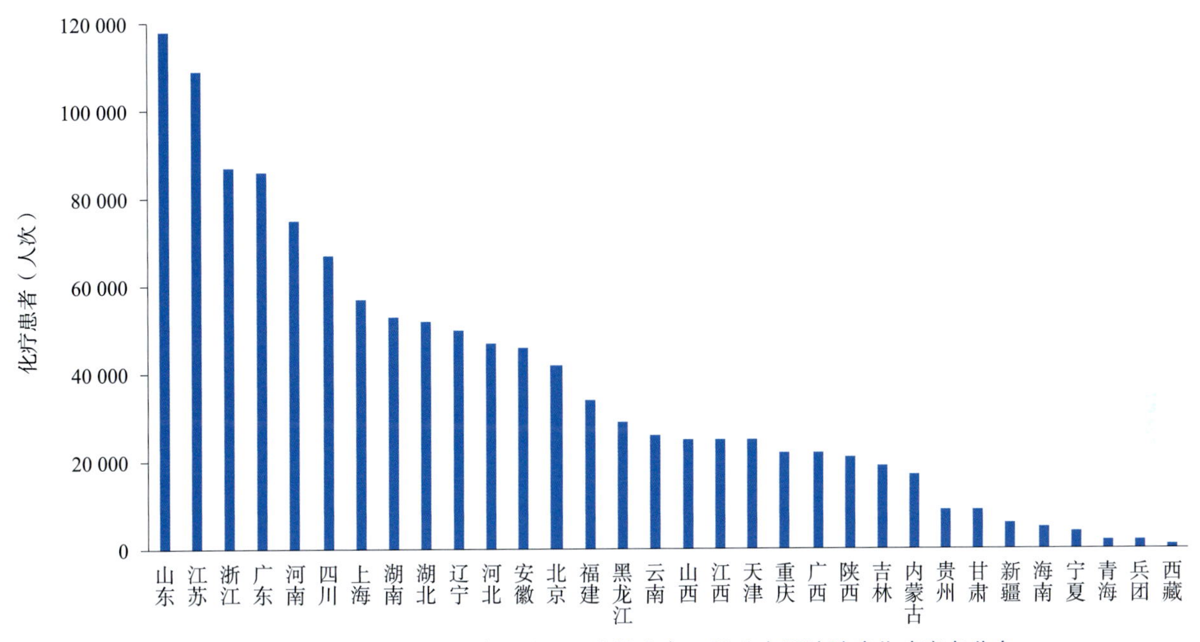

图 1-2-21　2022 年各省（自治区、直辖市）三级公立医院肺癌化疗患者分布

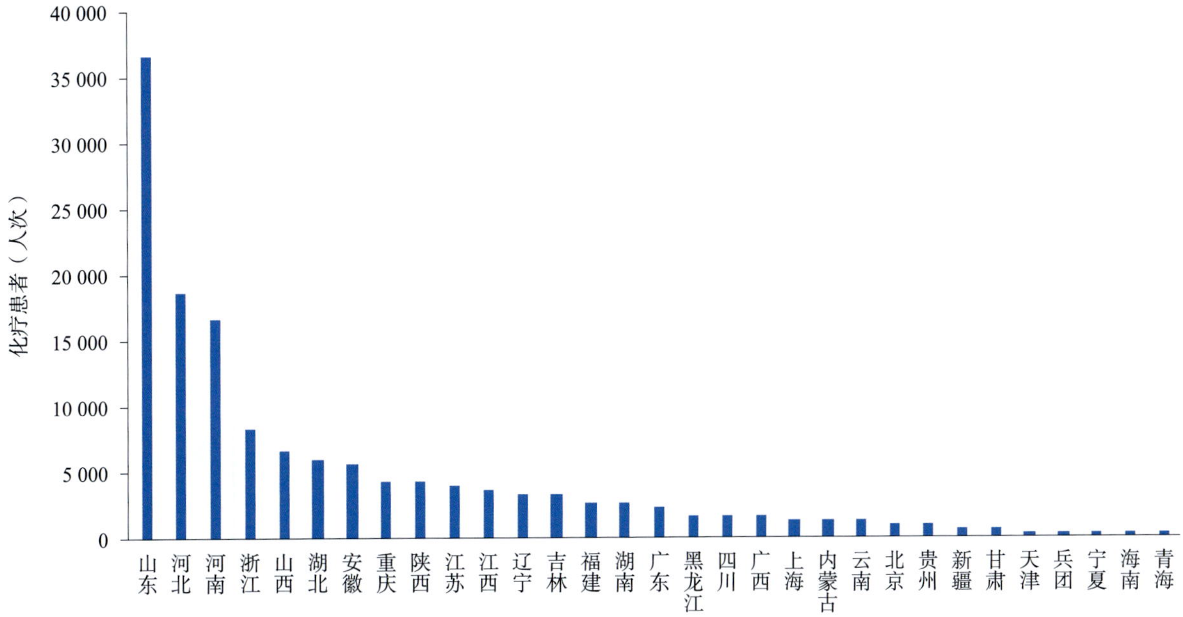

图 1-2-22　2022 年各省（自治区、直辖市）二级公立医院肺癌化疗患者分布

（二）肺癌化疗患者平均住院日

2022年纳入分析的三级公立医院肺癌化疗患者平均住院日为5.2天，其中综合医院为5.4天，肿瘤专科医院为4.9天，其他专科医院为4.2天；从省级维度比较，青海相对较长，上海相对较短（图1-2-23）。二级公立医院肺癌化疗患者平均住院日为6.5天，其中综合医院为6.5天，肿瘤专科医院为8.2天，其他专科医院为8.9天；从省级维度比较，湖南相对较长，青海相对较短（图1-2-24）。

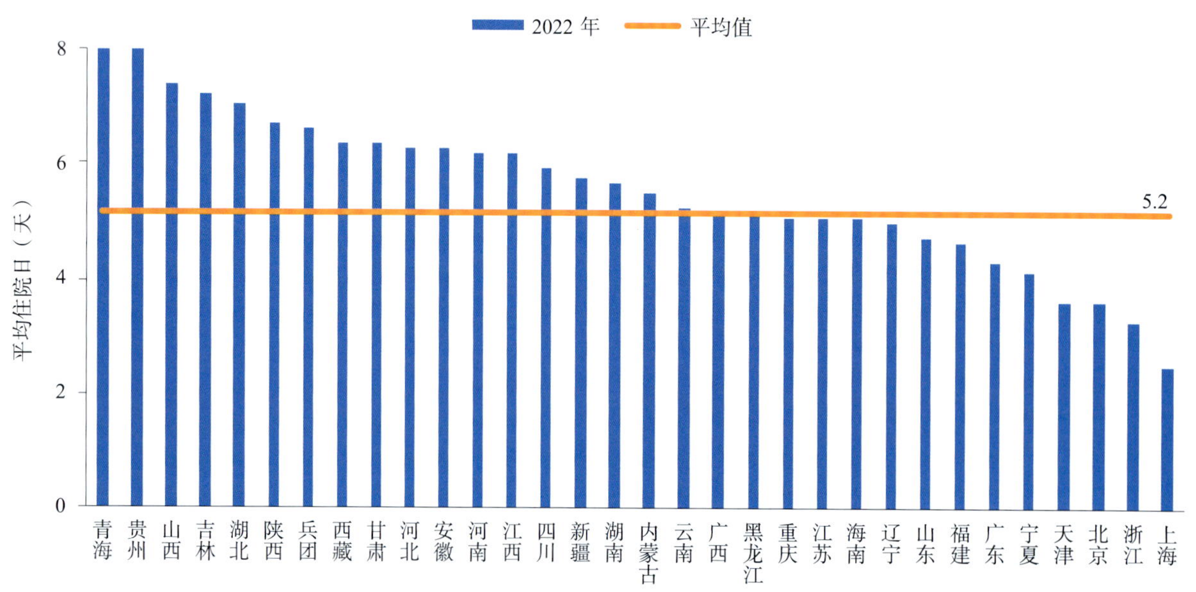

图1-2-23　2022年各省（自治区、直辖市）三级公立医院肺癌化疗患者平均住院日

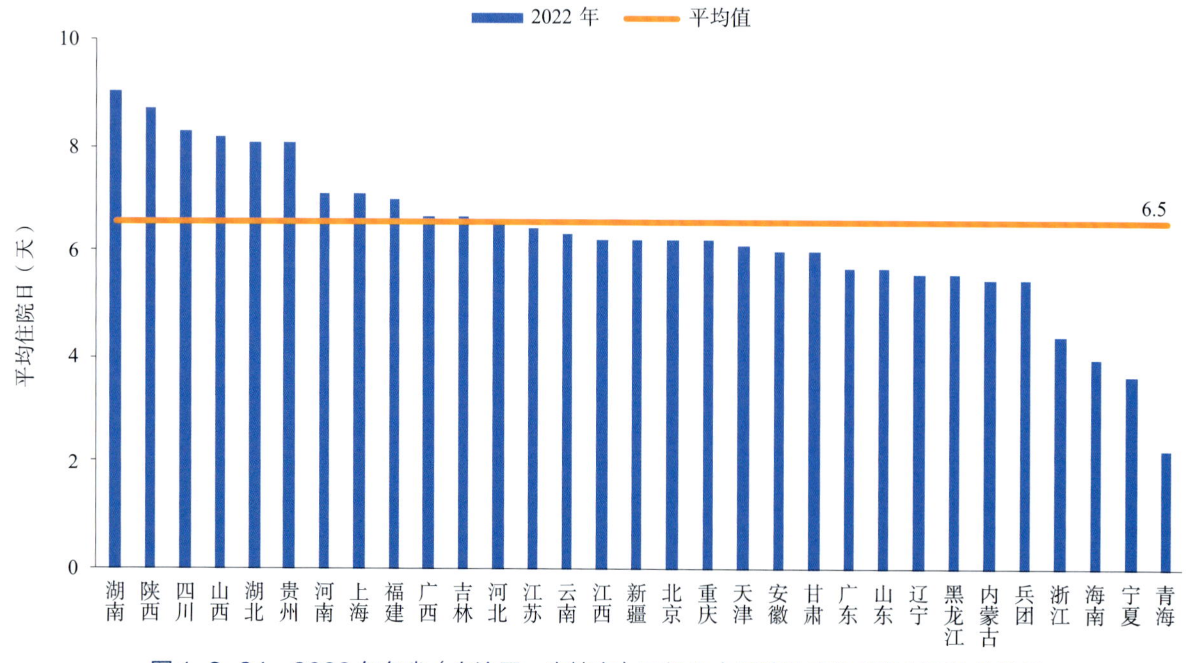

图1-2-24　2022年各省（自治区、直辖市）二级公立医院肺癌化疗患者平均住院日

（三）肺癌化疗患者住院死亡率

2022 年纳入分析的三级公立医院肺癌化疗患者住院死亡率为 0.012%，其中综合医院为 0.012%，肿瘤专科医院为 0.014%，其他专科医院为 0.012%；从省级维度比较，青海相对较高，海南等均为 0（图 1-2-25）。二级公立医院肺癌化疗患者住院死亡率为 0.051%，其中综合医院为 0.053%，肿瘤专科医院为 0.019%，其他专科医院为 0；从省级维度比较，天津相对较高，重庆相对较低（图 1-2-26）。

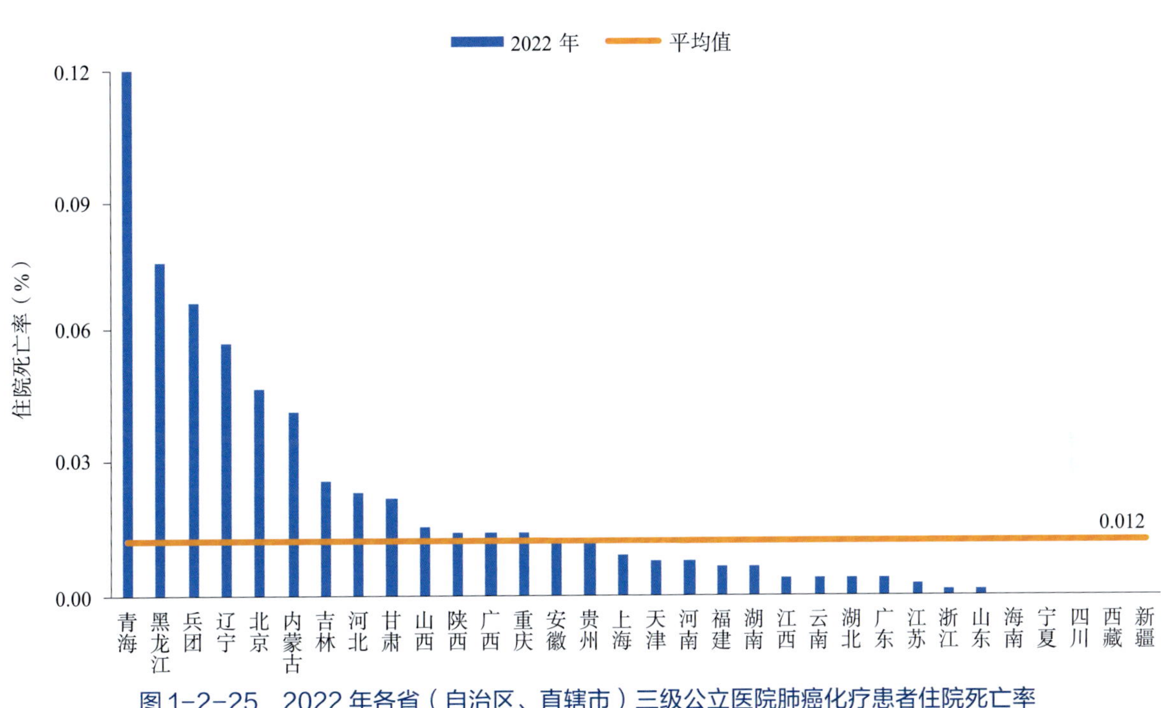

图 1-2-25　2022 年各省（自治区、直辖市）三级公立医院肺癌化疗患者住院死亡率

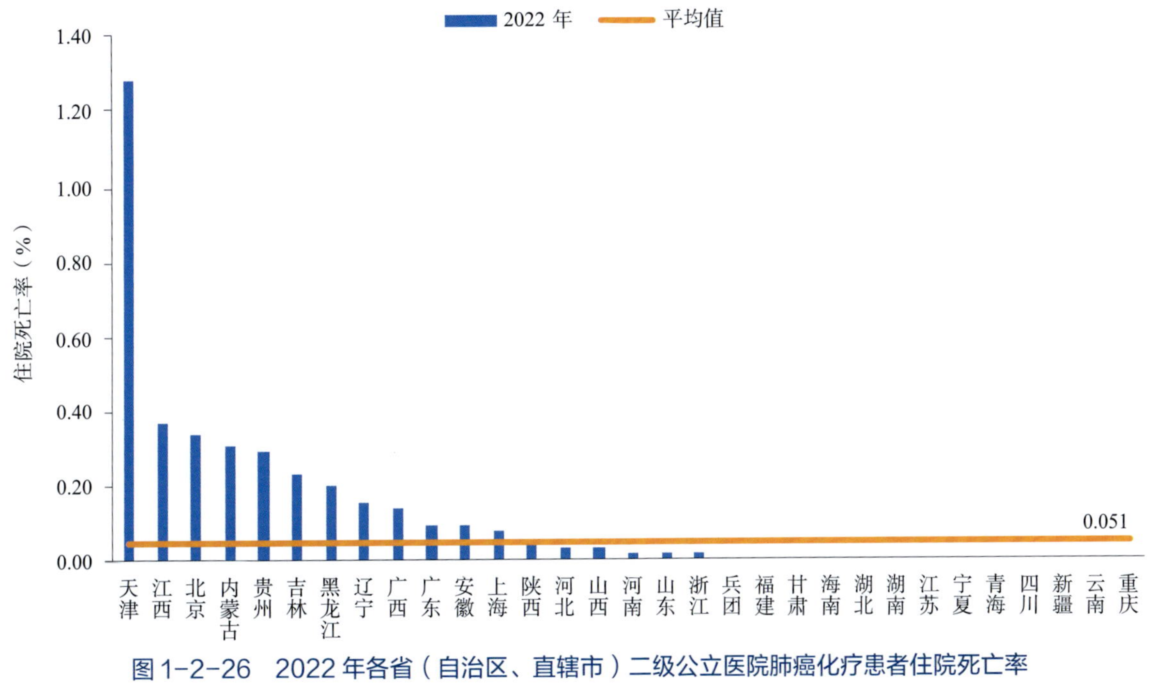

图 1-2-26　2022 年各省（自治区、直辖市）二级公立医院肺癌化疗患者住院死亡率

（四）肺癌化疗患者次均费用

2022 年纳入分析的三级公立医院肺癌化疗患者次均费用为 9 394.8 元，其中综合医院为 9 041.5 元，肿瘤专科医院为 10 509.3 元，其他专科医院为 10 859.0 元；从省级维度比较，青海相对较高，宁夏相对较低（图 1-2-27）。二级公立医院肺癌化疗患者次均费用为 7 329.5 元，其中综合医院为 7 249.5 元，肿瘤专科医院为 9 272.4 元，其他专科医院为 7 932.5 元；从省级维度比较，天津相对较高，兵团相对较低（图 1-2-28）。

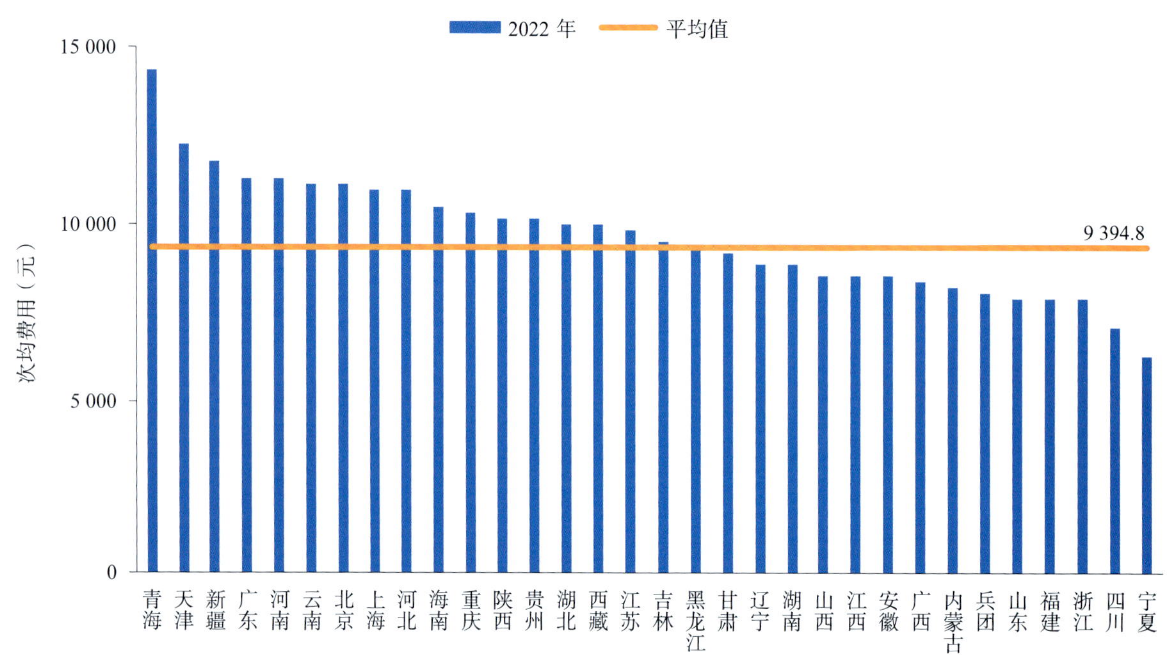

图 1-2-27　2022 年各省（自治区、直辖市）三级公立医院肺癌化疗患者次均费用

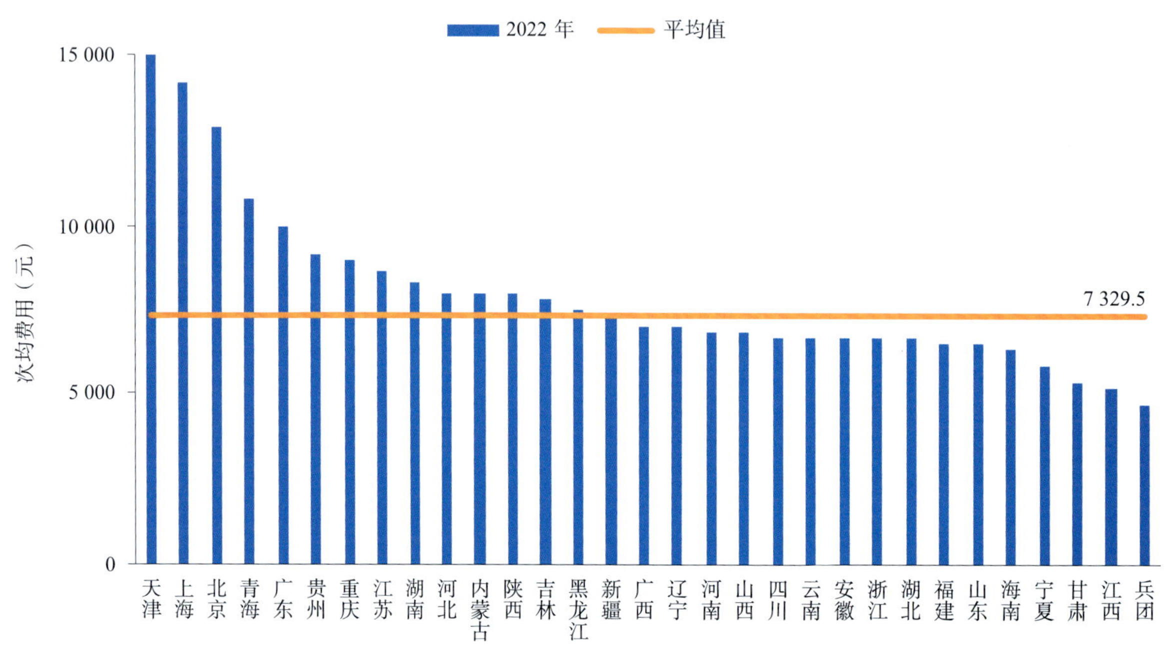

图 1-2-28　2022 年各省（自治区、直辖市）二级公立医院肺癌化疗患者次均费用

四、肺癌放疗患者医疗服务与质量安全情况

（一）肺癌放疗患者收治情况

2022 年纳入分析的三级公立医院肺癌放疗患者总体为 151 444 人次，其中综合医院为 114 215 人次，肿瘤专科医院为 30 282 人次，其他专科医院为 6 947 人次；从省级维度比较，山东相对较多，兵团相对较少（图 1-2-29）。二级公立医院肺癌放疗患者总体为 13 928 人次，其中综合医院为 12 393 人次，肿瘤专科医院为 1 453 人次，其他专科医院为 82 人次；从省级维度比较，山东相对较多，云南相对较少（图 1-2-30）。

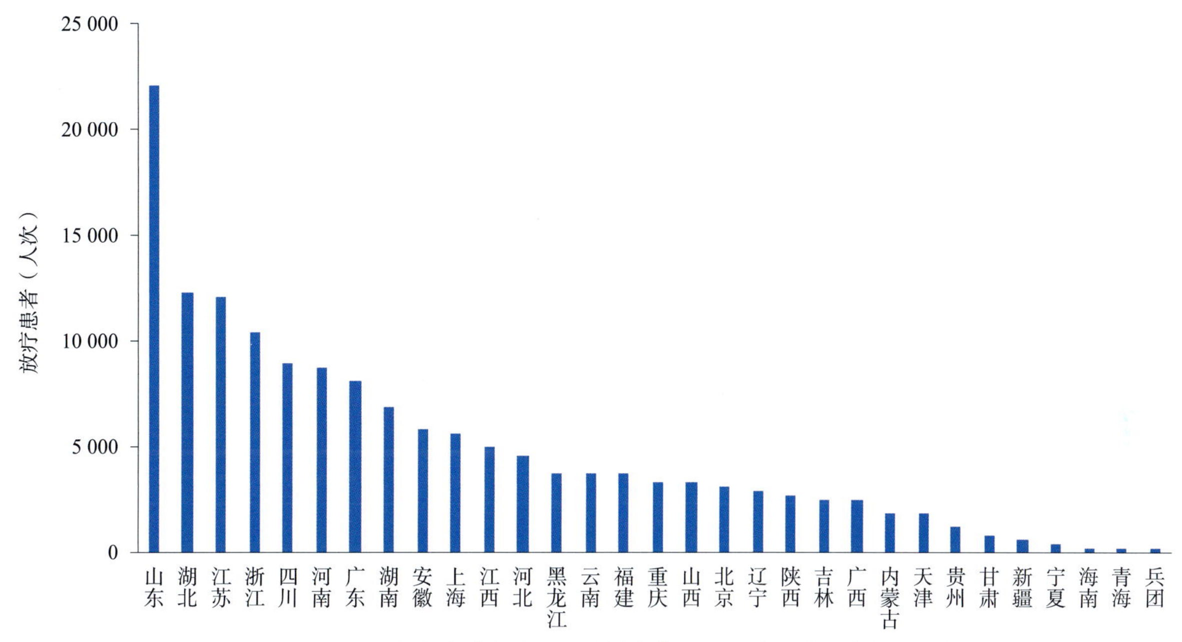

图 1-2-29　2022 年各省（自治区、直辖市）三级公立医院肺癌放疗患者分布

图 1-2-30　2022 年各省（自治区、直辖市）二级公立医院肺癌放疗患者分布

（二）肺癌放疗患者平均住院日

2022 年纳入分析的三级公立医院肺癌放疗患者平均住院日为 20.6 天，其中综合医院为 20.1 天，肿瘤专科医院为 24.4 天，其他专科医院为 13.5 天；从省级维度比较，贵州相对较长，上海相对较短（图 1-2-31）。二级公立医院肺癌放疗患者平均住院日为25.5天，其中综合医院为25.2天，肿瘤专科医院为28.4天，其他专科医院为 28.6 天；从省级维度比较，四川相对较长，云南相对较短（云南纳入分析的例数较少，分析结果仅作参考）（图 1-2-32）。

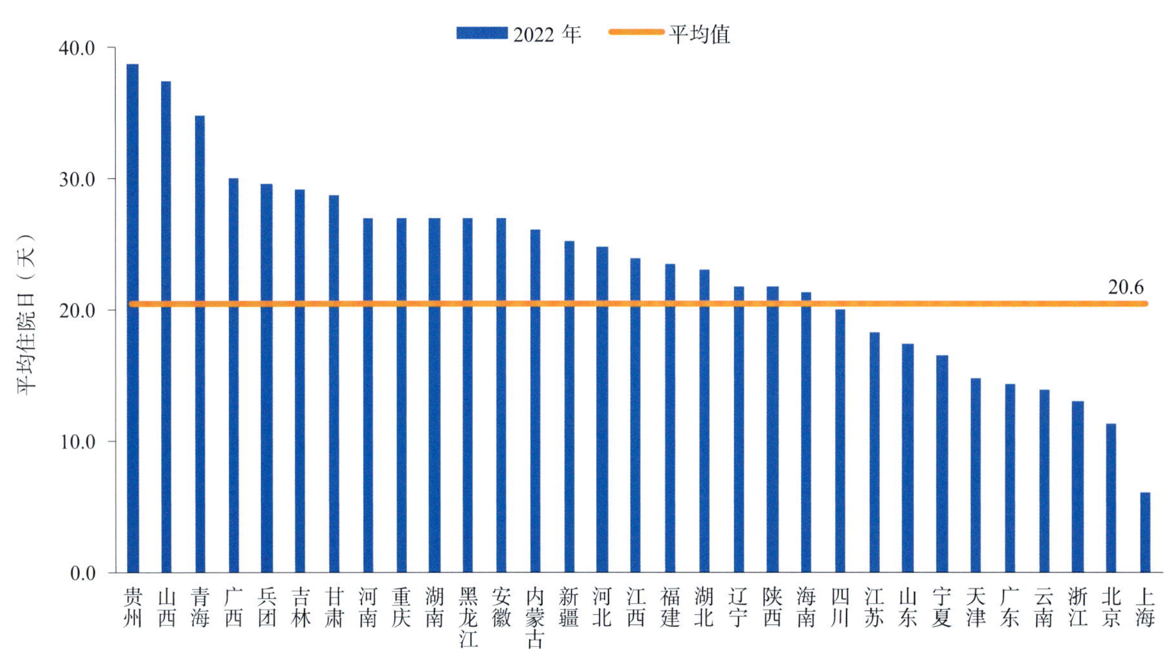

图 1-2-31　2022 年各省（自治区、直辖市）三级公立医院肺癌放疗患者平均住院日

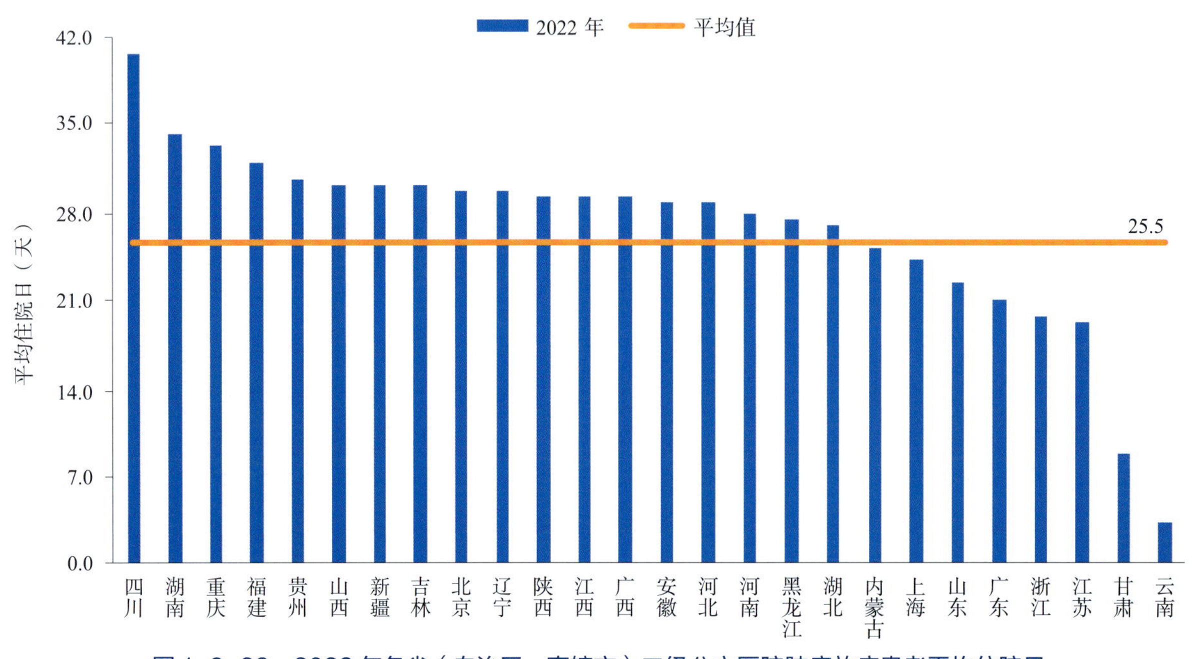

图 1-2-32　2022 年各省（自治区、直辖市）二级公立医院肺癌放疗患者平均住院日

（三）肺癌放疗患者住院死亡率

2022 年纳入分析的三级公立医院肺癌放疗患者住院死亡率为 0.081%，其中综合医院为 0.084%，肿瘤专科医院为 0.069%，其他专科医院为 0.086%；从省级维度比较，青海相对较高，兵团等均为 0（图 1-2-33）。二级公立医院肺癌放疗患者住院死亡率为 0.251%，其中综合医院为 0.274%，肿瘤专科医院为 0，其他专科医院为 1.220%；从省级维度比较，吉林相对较高，福建等均为 0（图 1-2-34）。

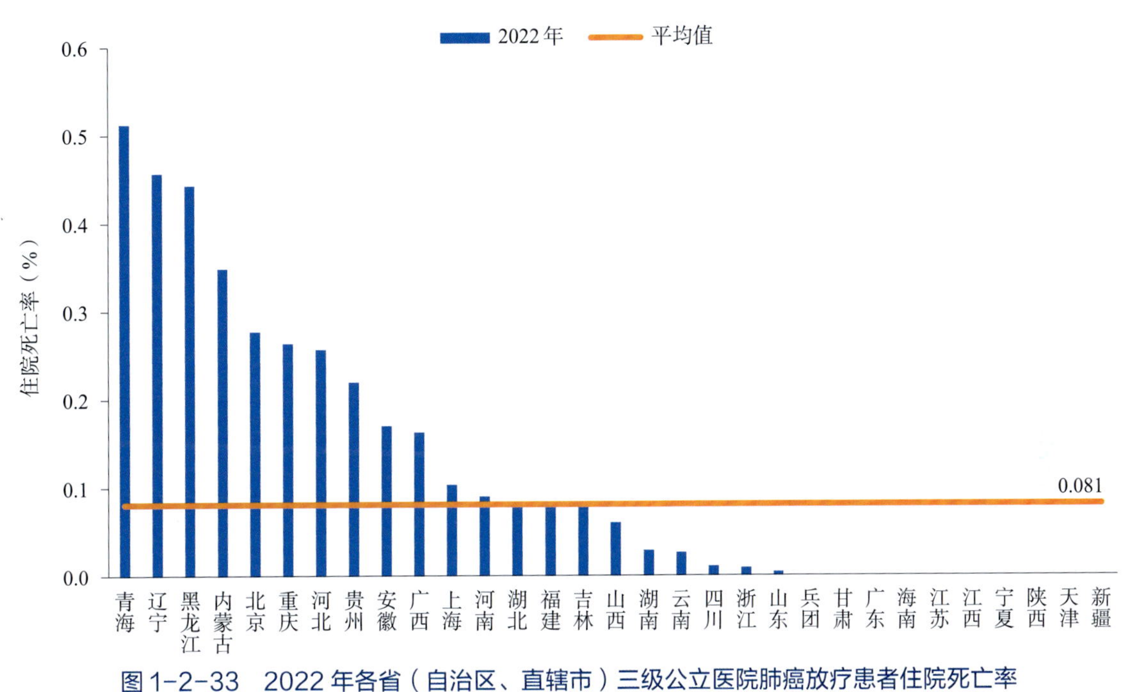

图 1-2-33　2022 年各省（自治区、直辖市）三级公立医院肺癌放疗患者住院死亡率

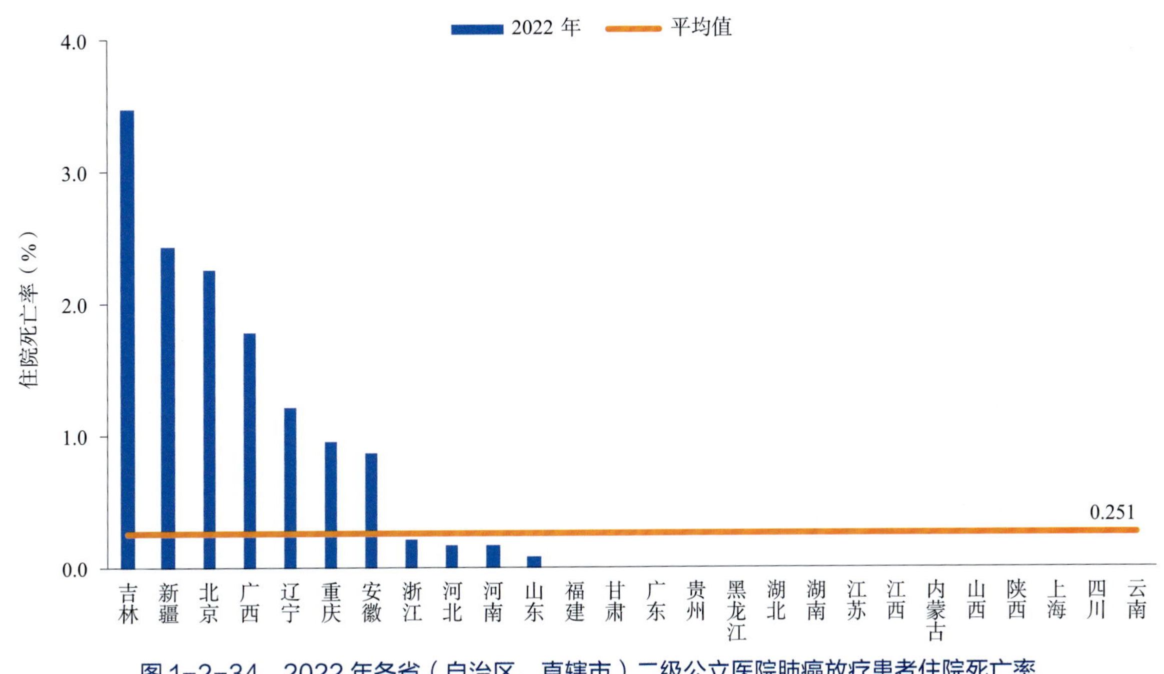

图 1-2-34　2022 年各省（自治区、直辖市）二级公立医院肺癌放疗患者住院死亡率

（四）肺癌放疗患者次均费用

2022 年纳入分析的三级公立医院肺癌放疗患者次均费用为 36 560.4 元，其中综合医院为 34 395.4 元，肿瘤专科医院为 45 953.5 元，其他专科医院为 31 212.0 元；从省级维度比较，甘肃相对较高，宁夏相对较低（图 1-2-35）。二级公立医院肺癌放疗患者次均费用为 29 684.0 元，其中综合医院为 29 022.3 元，肿瘤专科医院为 35 315.3 元，其他专科医院为 29 905.6 元；从省级维度比较，北京相对较高，云南相对较低（云南纳入分析的例数较少，分析结果仅作参考）（图 1-2-36）。

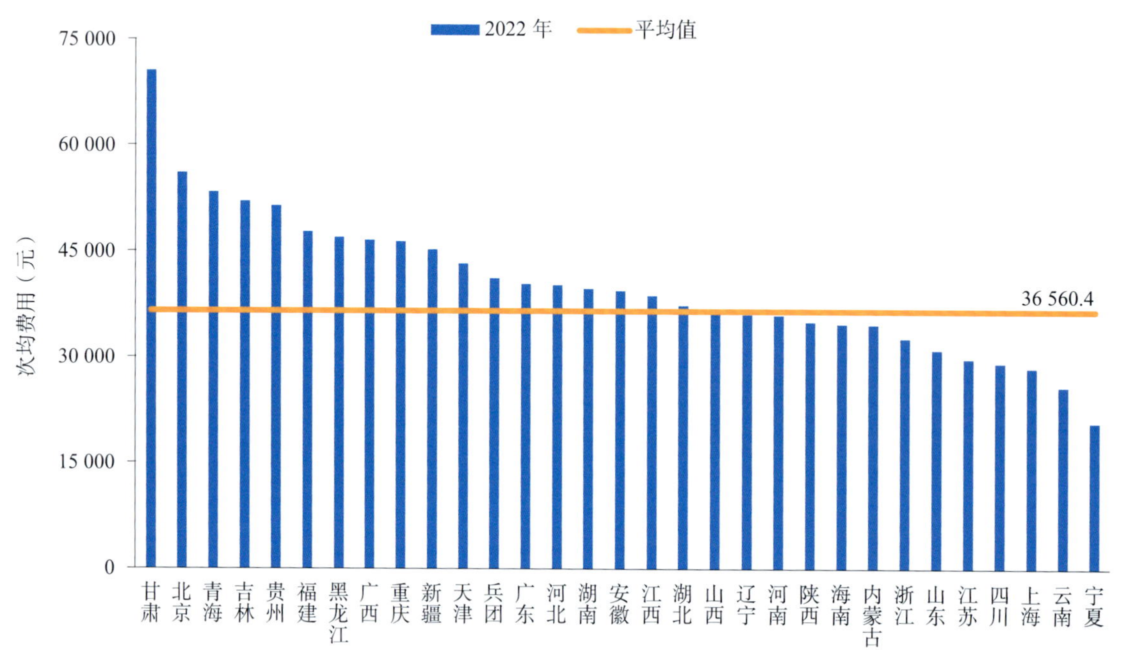

图 1-2-35　2022 年各省（自治区、直辖市）三级公立医院肺癌放疗患者次均费用

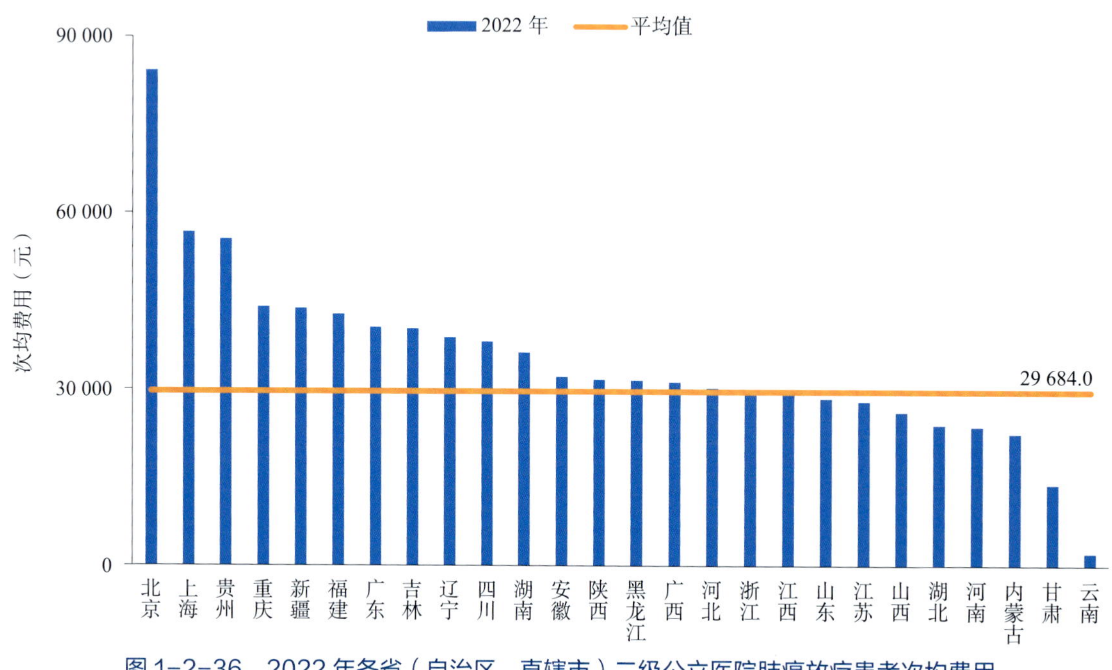

图 1-2-36　2022 年各省（自治区、直辖市）二级公立医院肺癌放疗患者次均费用

第二节　2022 年乳腺癌患者医疗服务与质量安全情况

一、乳腺癌患者医疗服务与质量安全总体情况

（一）乳腺癌患者收治情况

2022 年纳入分析的三级公立医院乳腺癌患者共 2 597 695 人次，其中综合医院 2 031 610 人次，肿瘤专科医院 463 160 人次，其他专科医院 102 925 人次；从省级维度比较，江苏相对较多，西藏相对较少（图 1-2-37）。二级公立医院乳腺癌患者共 282 882 人次，其中综合医院 259 369 人次，肿瘤专科医院 13 142 人次，其他专科医院 10 371 人次；从省级维度比较，山东相对较多，西藏相对较少（图 1-2-38）。

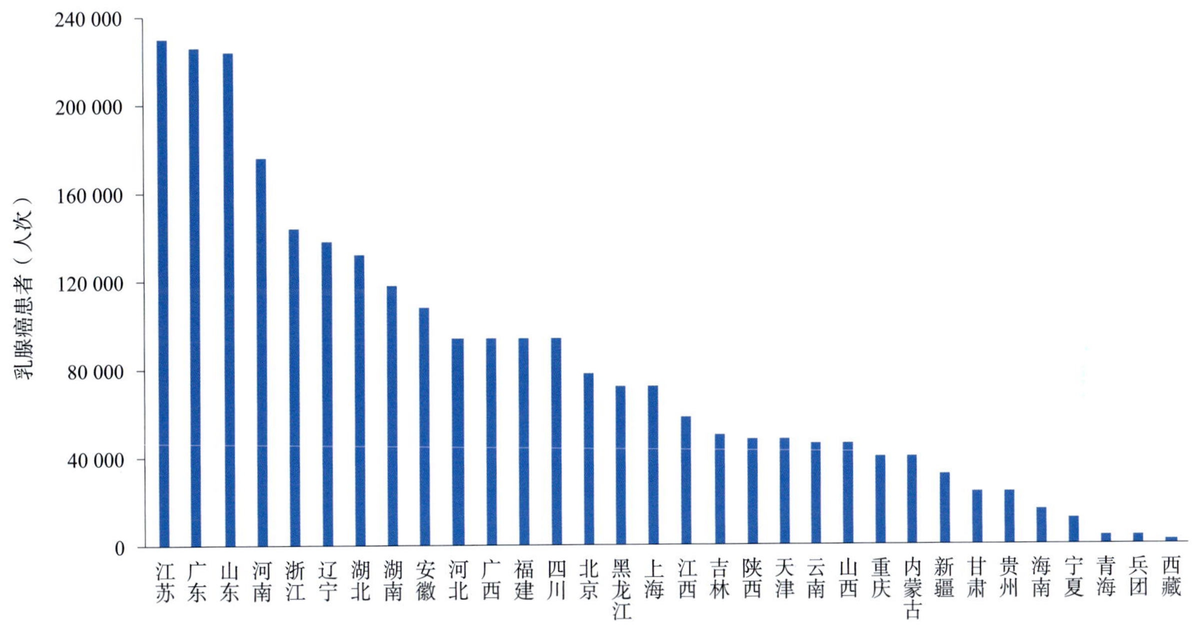

图 1-2-37　2022 年各省（自治区、直辖市）三级公立医院乳腺癌患者分布

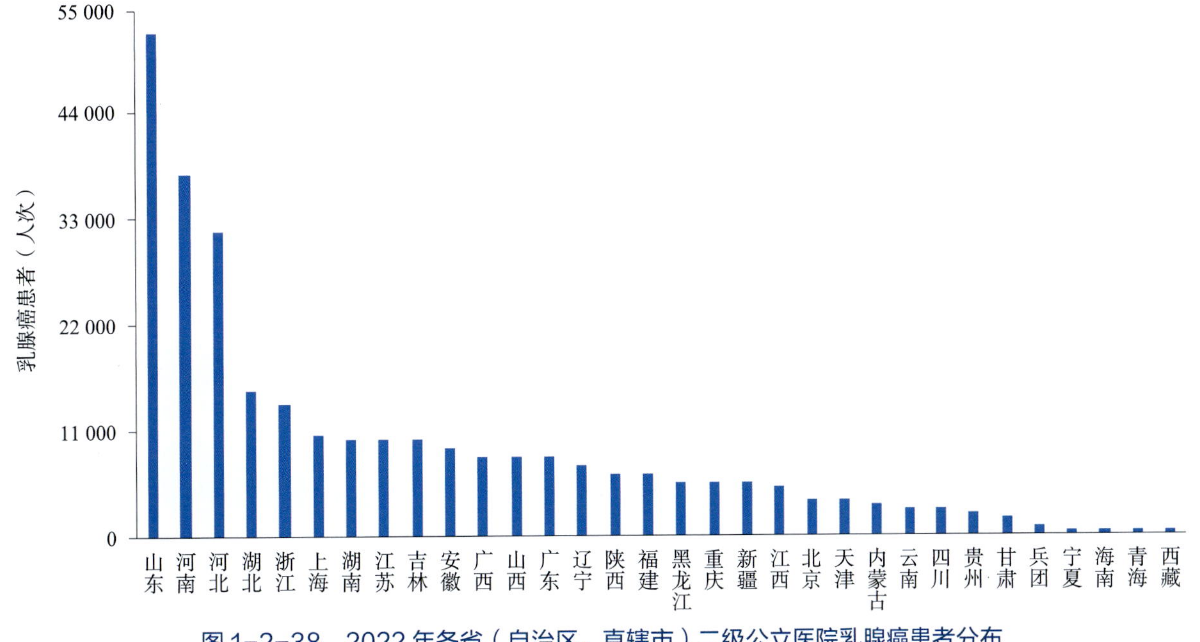

图 1-2-38　2022 年各省（自治区、直辖市）二级公立医院乳腺癌患者分布

（二）乳腺癌患者平均住院日

2022年纳入分析的三级公立医院乳腺癌患者平均住院日为4.9天，其中综合医院为4.8天，肿瘤专科医院为5.4天，其他专科医院为4.4天；从省级维度比较，青海相对较长，北京相对较短（图1-2-39）。二级公立医院乳腺癌患者平均住院日为5.7天，其中综合医院为5.6天，肿瘤专科医院为7.3天，其他专科医院为6.9天；从省级维度比较，青海相对较长，天津相对较短（西藏纳入分析的例数较少，分析结果仅作为参考）（图1-2-40）。

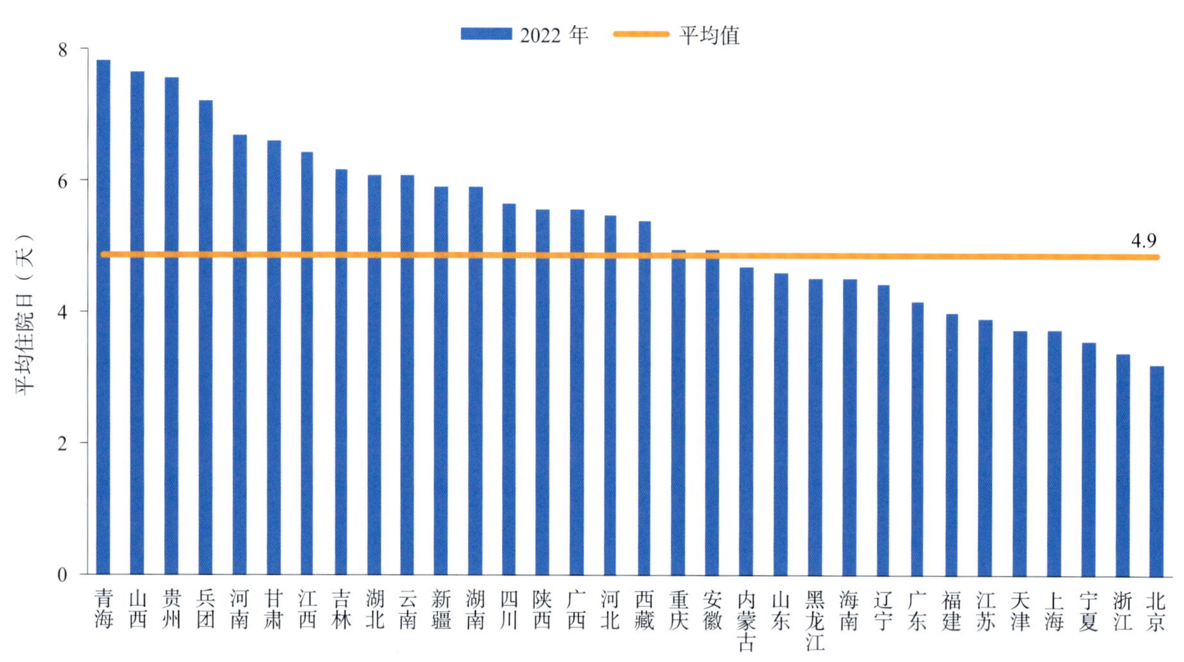

图1-2-39　2022年各省（自治区、直辖市）三级公立医院乳腺癌患者平均住院日

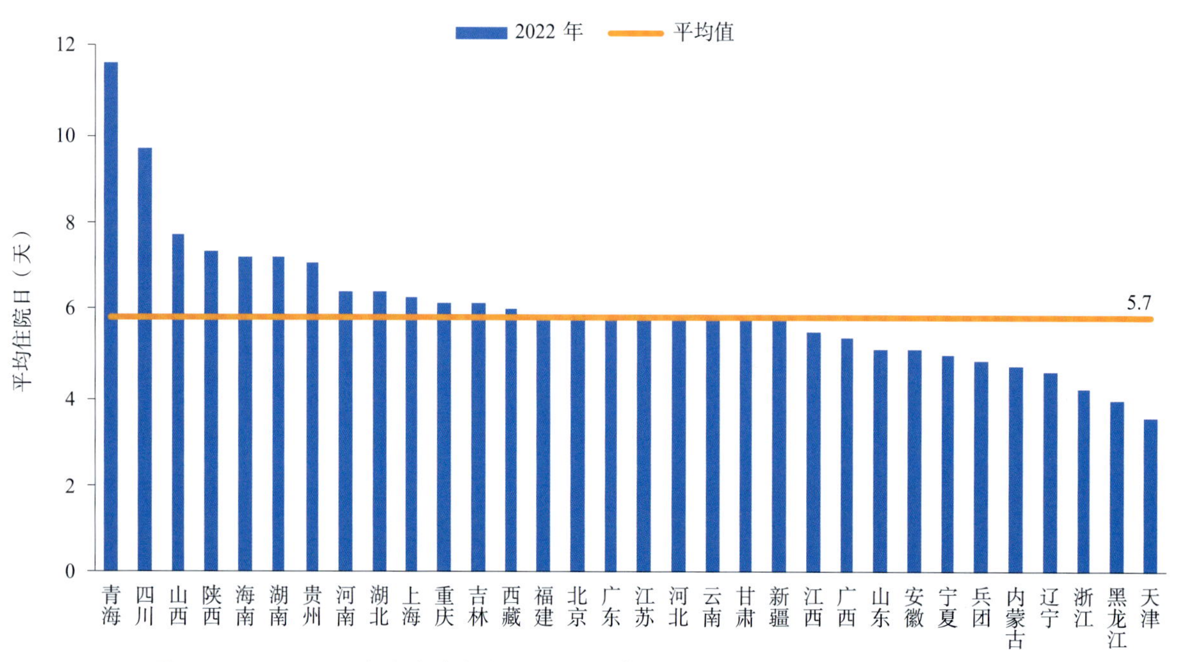

图1-2-40　2022年各省（自治区、直辖市）二级公立医院乳腺癌患者平均住院日

（三）乳腺癌患者住院死亡率

2022年纳入分析的三级公立医院乳腺癌患者住院死亡率为0.14%，其中综合医院为0.16%，肿瘤专科医院为0.05%，其他专科医院为0.15%；从省级维度比较，兵团相对较高，西藏为0（图1-2-41）。二级公立医院乳腺癌患者住院死亡率为0.45%，其中综合医院为0.46%，肿瘤专科医院为0.38%，其他专科医院为0.40%；从省级维度比较，青海相对较高，西藏相对较低（西藏纳入分析的例数较少，分析结果仅作为参考）（图1-2-42）。

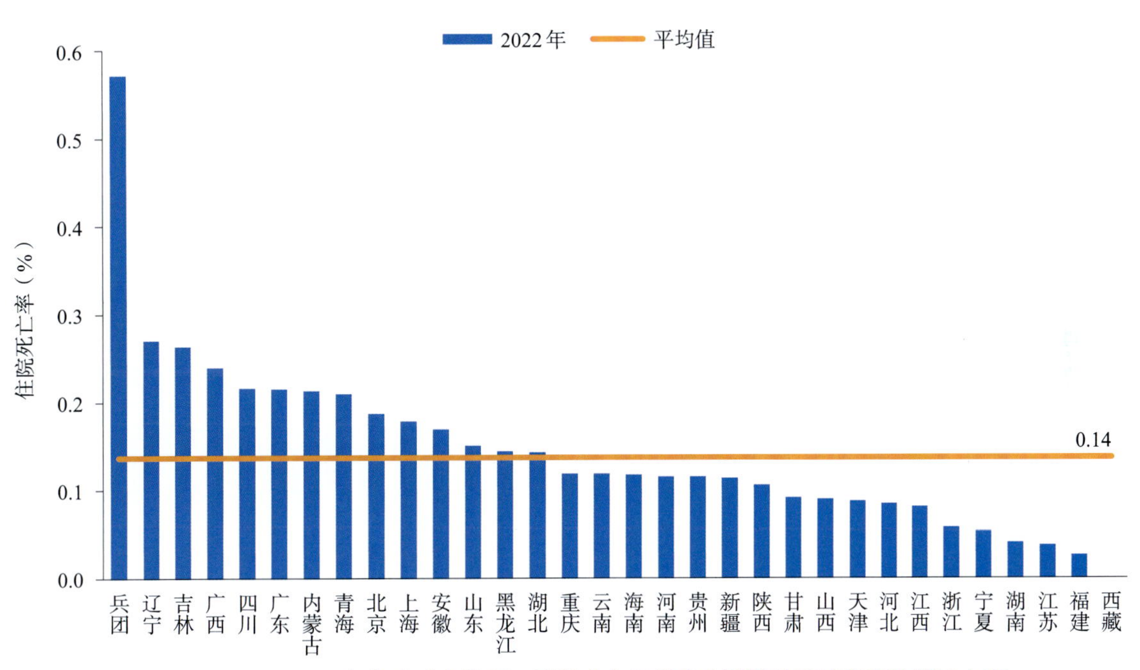

图1-2-41 2022年各省（自治区、直辖市）三级公立医院乳腺癌患者住院死亡率

图1-2-42 2022年各省（自治区、直辖市）二级公立医院乳腺癌患者住院死亡率

（四）乳腺癌患者次均费用

2022 年纳入分析的三级公立医院乳腺癌患者次均费用为 10 677.6 元，其中综合医院为 10 115.7 元，肿瘤专科医院为 13 308.8 元，其他专科医院为 9 928.0 元；从省级维度比较，天津相对较高，四川相对较低（图 1-2-43）。二级公立医院乳腺癌患者次均费用为 7 411.8 元，其中综合医院为 7 217.9 元，肿瘤专科医院为 10 611.3 元，其他专科医院为 8 204.5 元；从省级维度比较，天津相对较高，西藏相对较低（西藏纳入分析的例数较少，分析结果仅作为参考）（图 1-2-44）。

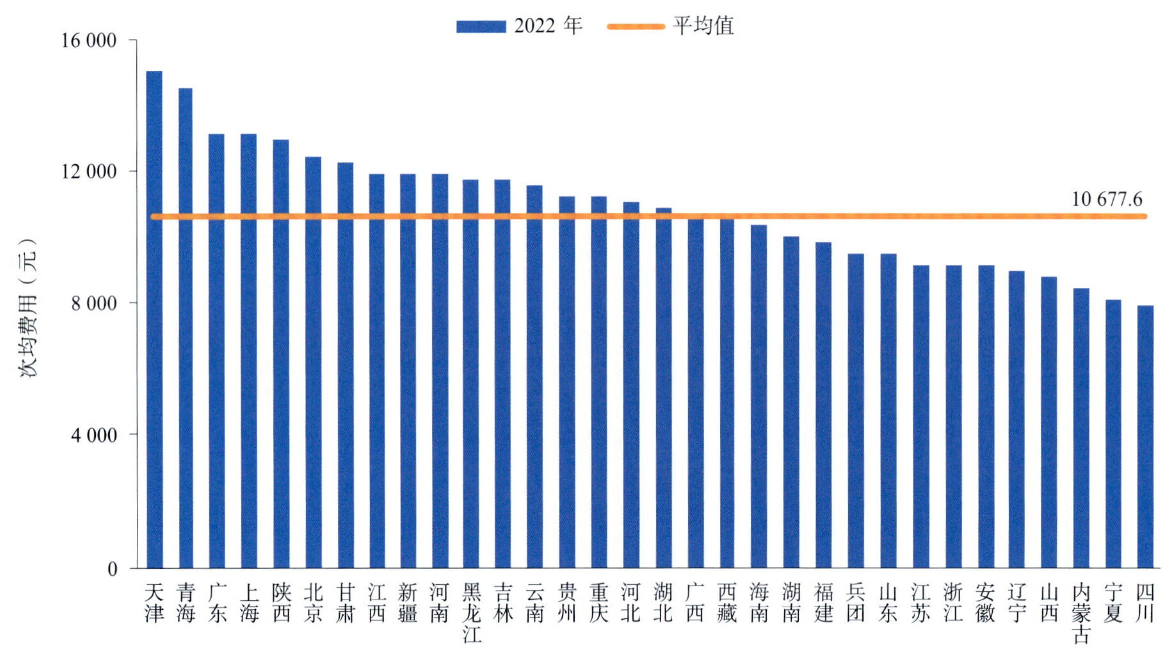

图 1-2-43　2022 年各省（自治区、直辖市）三级公立医院乳腺癌患者次均费用

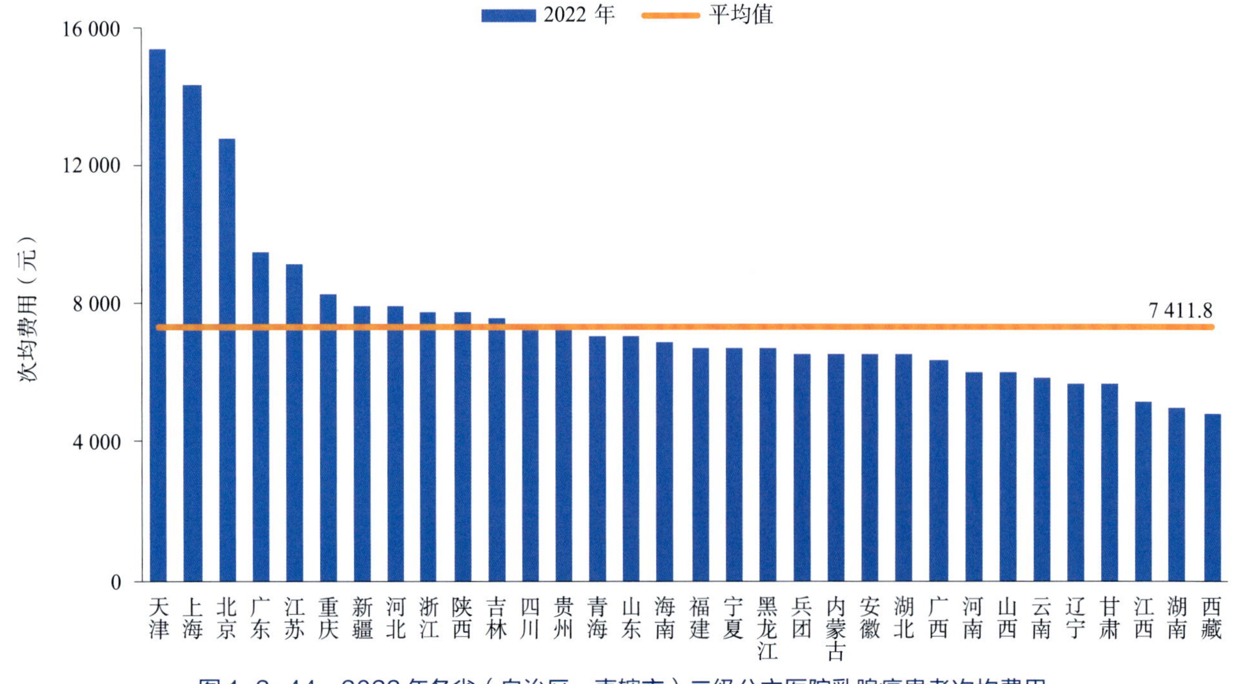

图 1-2-44　2022 年各省（自治区、直辖市）二级公立医院乳腺癌患者次均费用

二、乳腺癌手术患者医疗服务与质量安全情况

（一）乳腺癌手术患者收治情况

2022 年纳入分析的三级公立医院乳腺癌手术患者为 290 429 人次，其中综合医院为 217 315 人次，肿瘤专科医院为 57 251 人次，其他专科医院为 15 863 人次；从省级维度比较，广东相对较多，西藏相对较少（图 1-2-45）。二级公立医院乳腺癌手术患者为 25 193 人次，其中综合医院为 22 615 人次，肿瘤专科医院为 463 人次，其他专科医院为 2 115 人次；从省级维度比较，山东相对较多，青海相对较少（图 1-2-46）。

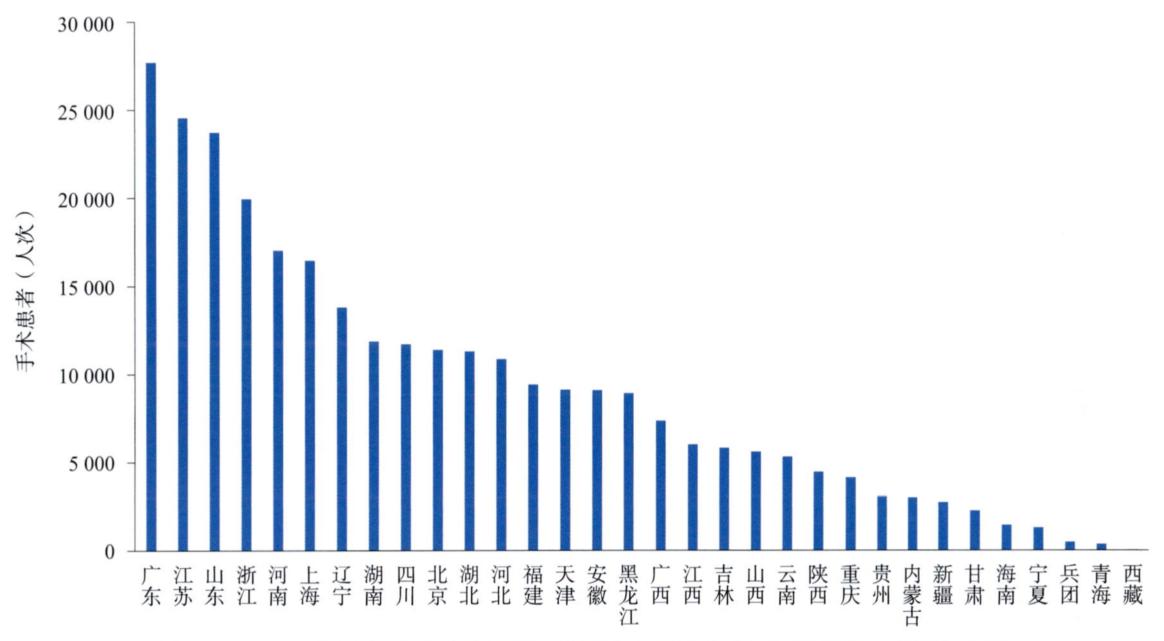

图 1-2-45　2022 年各省（自治区、直辖市）三级公立医院乳腺癌手术患者分布

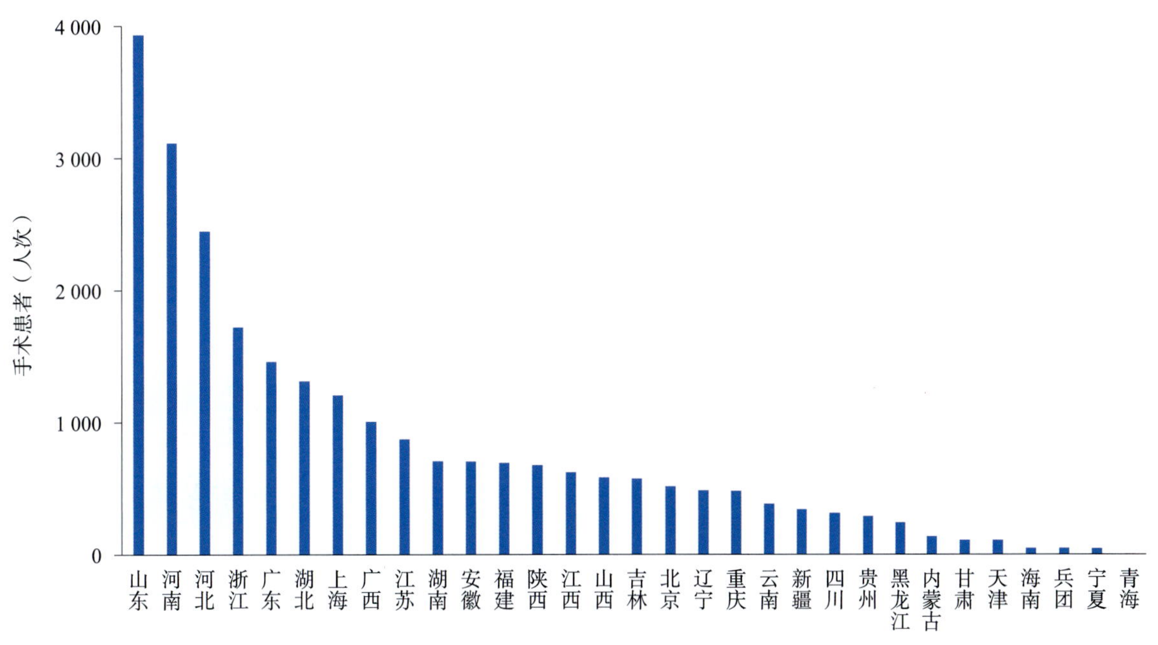

图 1-2-46　2022 年各省（自治区、直辖市）二级公立医院乳腺癌手术患者分布

（二）乳腺癌手术患者平均住院日

2022 年纳入分析的三级公立医院乳腺癌手术患者平均住院日为 11.0 天，其中综合医院为 11.1 天，肿瘤专科医院为 10.6 天，其他专科医院为 10.5 天；从省级维度比较，西藏相对较长，北京相对较短（图 1-2-47）。二级公立医院乳腺癌手术患者平均住院日为 15.0 天，其中综合医院为 14.8 天，肿瘤专科医院为 17.9 天，其他专科医院为 16.8 天；从省级维度比较，青海相对较长，浙江相对较短（青海纳入分析的例数较少，分析结果仅作为参考）（图 1-2-48）。

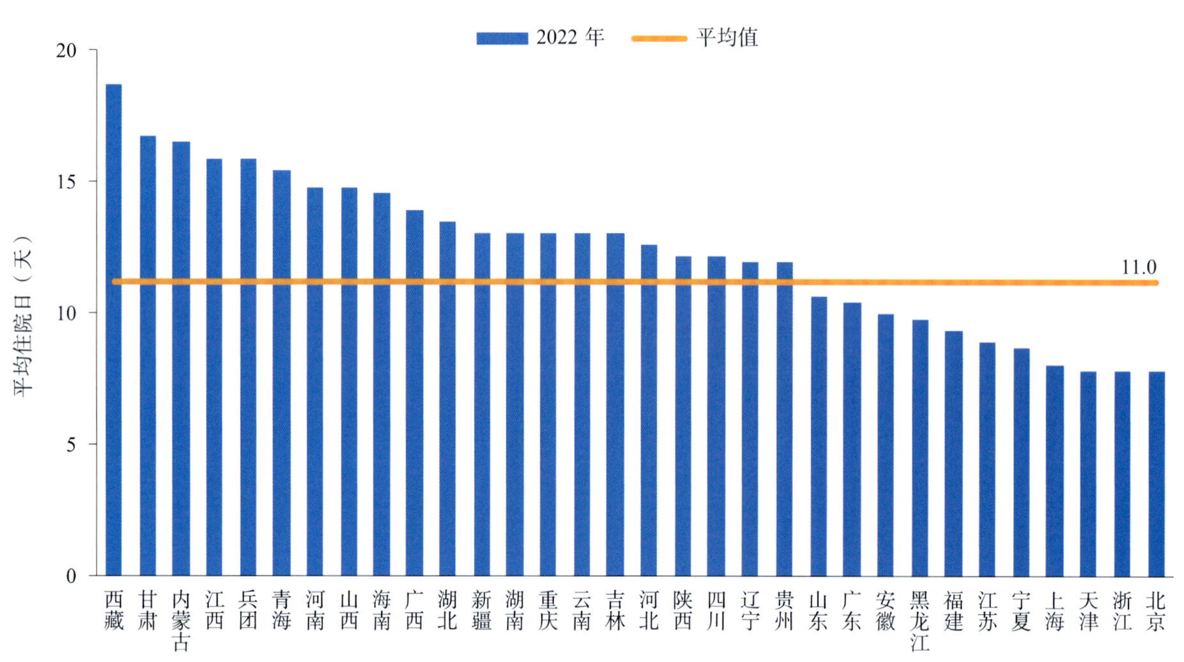

图 1-2-47　2022 年各省（自治区、直辖市）三级公立医院乳腺癌手术患者平均住院日

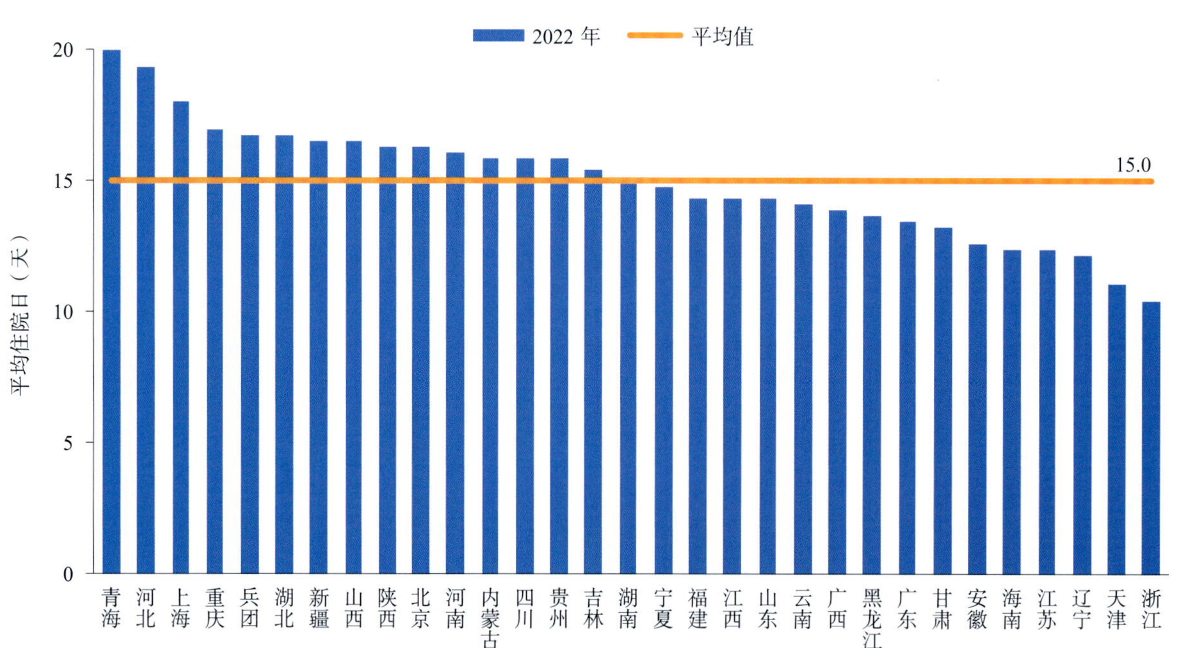

图 1-2-48　2022 年各省（自治区、直辖市）二级公立医院乳腺癌手术患者平均住院日

（三）乳腺癌手术患者四级手术比例

2022 年纳入分析的三级公立医院乳腺癌手术患者四级手术比例为 33.1%，其中综合医院为 35.0%，肿瘤专科医院为 25.5%，其他专科医院为 34.0%；从省级维度比较，新疆相对较高，天津相对较低（图 1-2-49）。二级公立医院乳腺癌手术患者四级手术比例为 17.2%，其中综合医院为 17.2%，肿瘤专科医院为 24.4%，其他专科医院为 16.0%；从省级维度比较，内蒙古相对较高，青海相对较低（青海纳入分析的例数较少，分析结果仅作为参考）（图 1-2-50）。

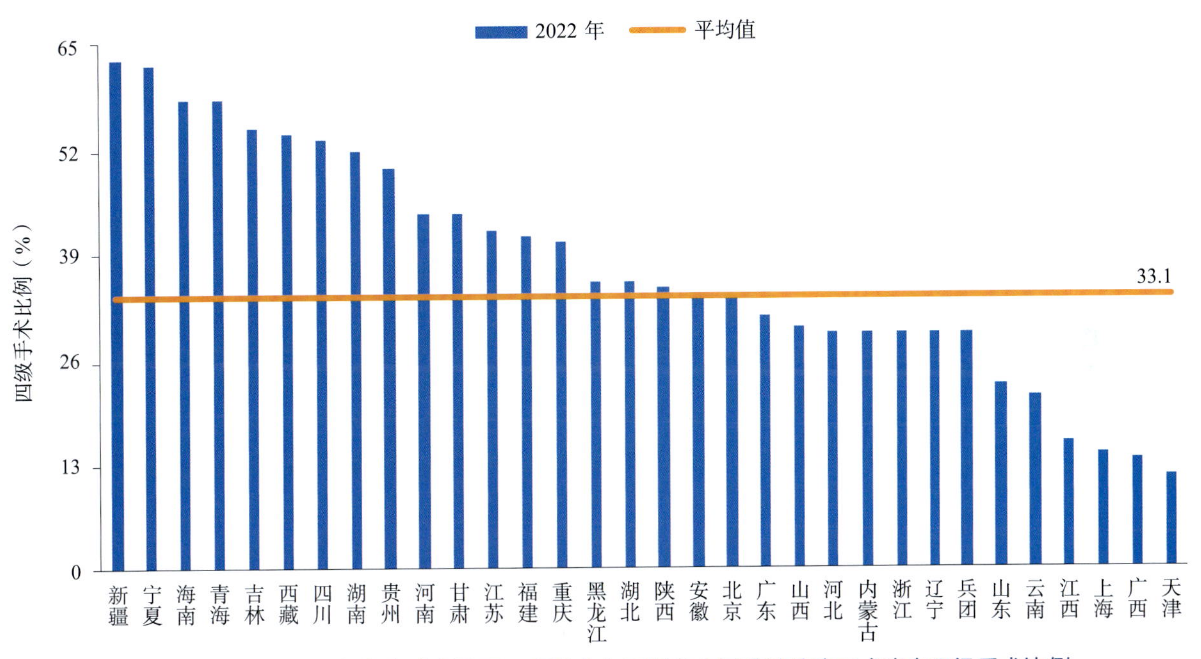

图 1-2-49　2022 年各省（自治区、直辖市）三级公立医院乳腺癌手术患者四级手术比例

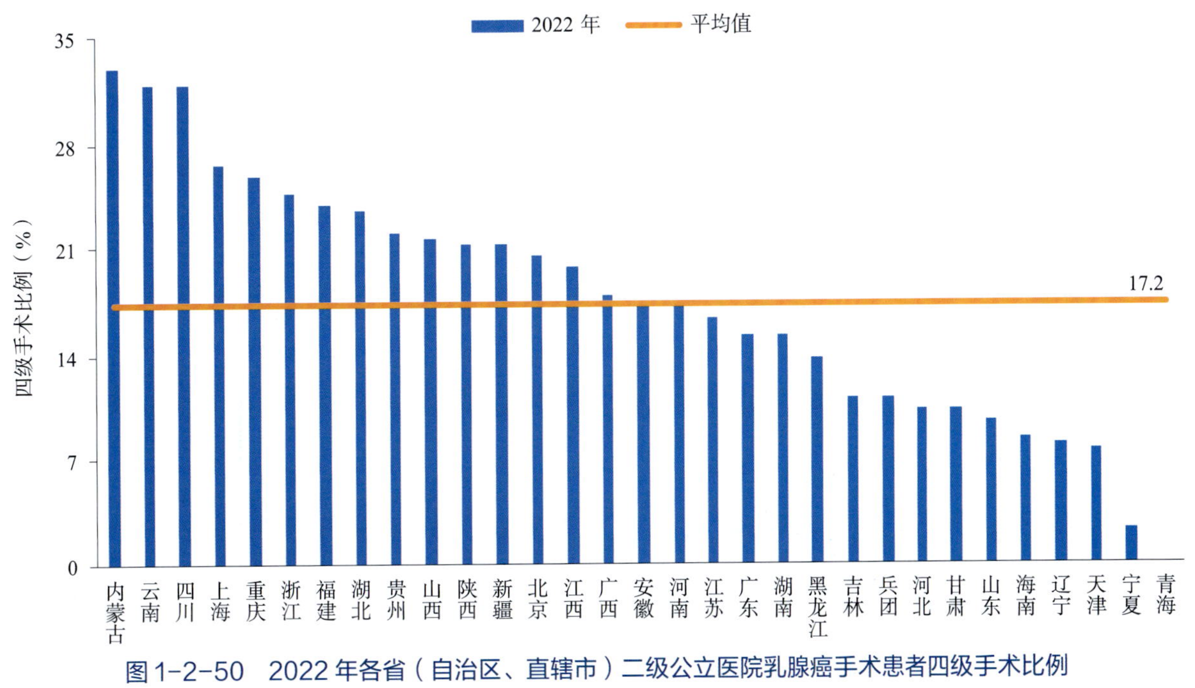

图 1-2-50　2022 年各省（自治区、直辖市）二级公立医院乳腺癌手术患者四级手术比例

（四）乳腺癌手术患者Ⅰ类切口手术部位感染率

2022 年纳入分析的三级公立医院乳腺癌手术患者Ⅰ类切口手术部位感染率总体为 0.06%，其中综合医院为 0.06%，肿瘤专科医院为 0.03%，其他专科医院为 0.08%；从省级维度比较，海南相对较高，兵团等均为 0（图 1-2-51）。二级公立医院乳腺癌手术患者Ⅰ类切口手术部位感染率总体为 0.51%，其中综合医院为 0.51%，肿瘤专科医院为 0，其他专科医院为 0.68%；从省级维度比较，四川相对较高，兵团等为 0（青海纳入分析的例数较少，分析结果仅作为参考）（图 1-2-52）。

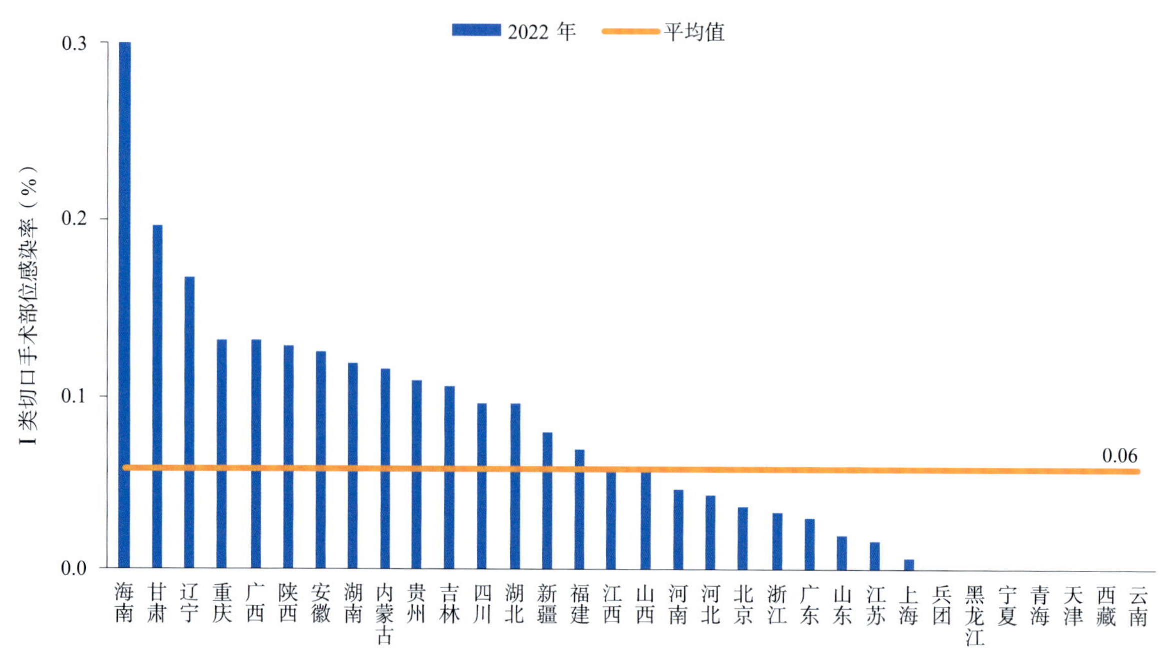

图 1-2-51　2022 年各省（自治区、直辖市）三级公立医院乳腺癌手术患者Ⅰ类切口手术部位感染率

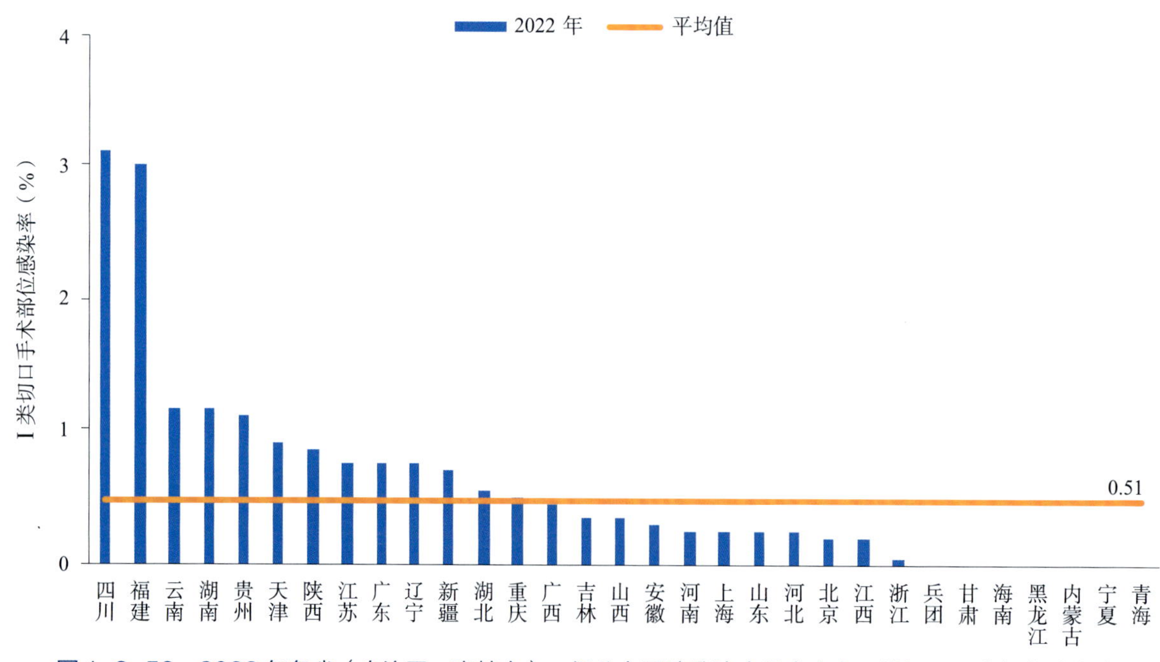

图 1-2-52　2022 年各省（自治区、直辖市）二级公立医院乳腺癌手术患者Ⅰ类切口手术部位感染率

（五）乳腺癌手术患者住院死亡率

2022 年纳入分析的三级公立医院乳腺癌手术患者住院死亡率为 0.23‰，其中综合医院为 0.29‰，肿瘤专科医院为 0.03‰，其他专科医院为 0.13‰；从省级维度比较，青海相对较高，兵团等为 0（图 1-2-53）。二级公立医院乳腺癌手术患者住院死亡率为0.04%，其中综合医院为0.04%，肿瘤专科医院为0.22%，其他专科医院为 0；从省级维度比较，上海相对较高，安徽等为 0（青海纳入分析的例数较少，分析结果仅作为参考）（图 1-2-54）。

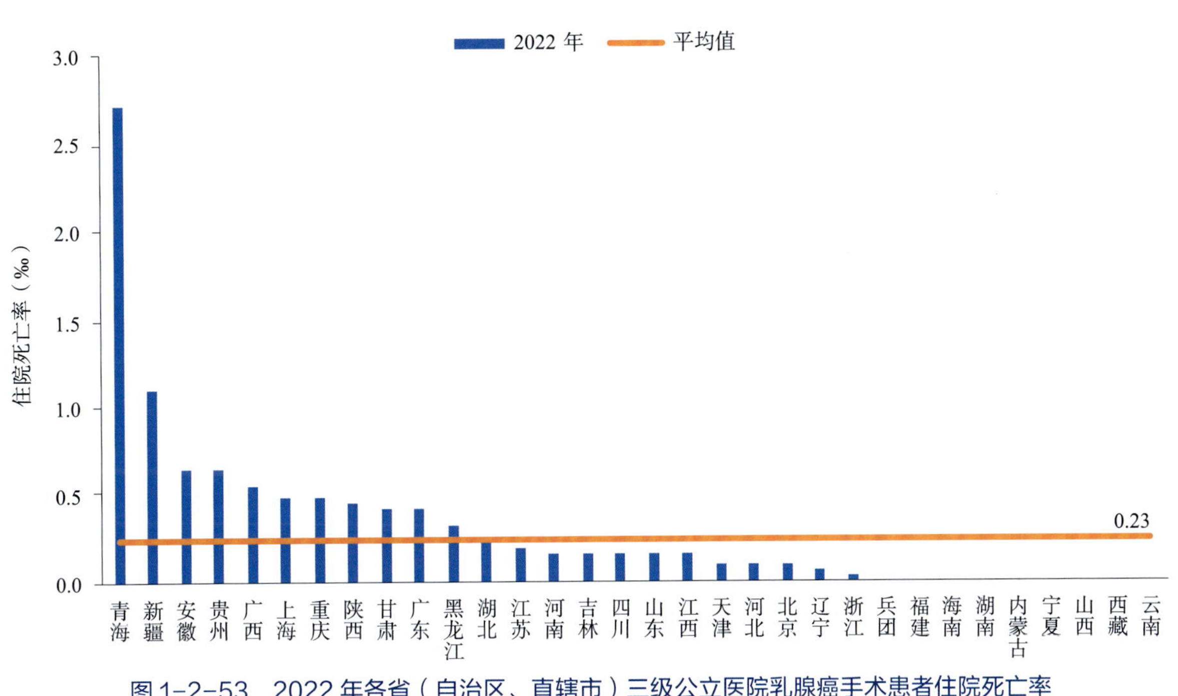

图 1-2-53　2022 年各省（自治区、直辖市）三级公立医院乳腺癌手术患者住院死亡率

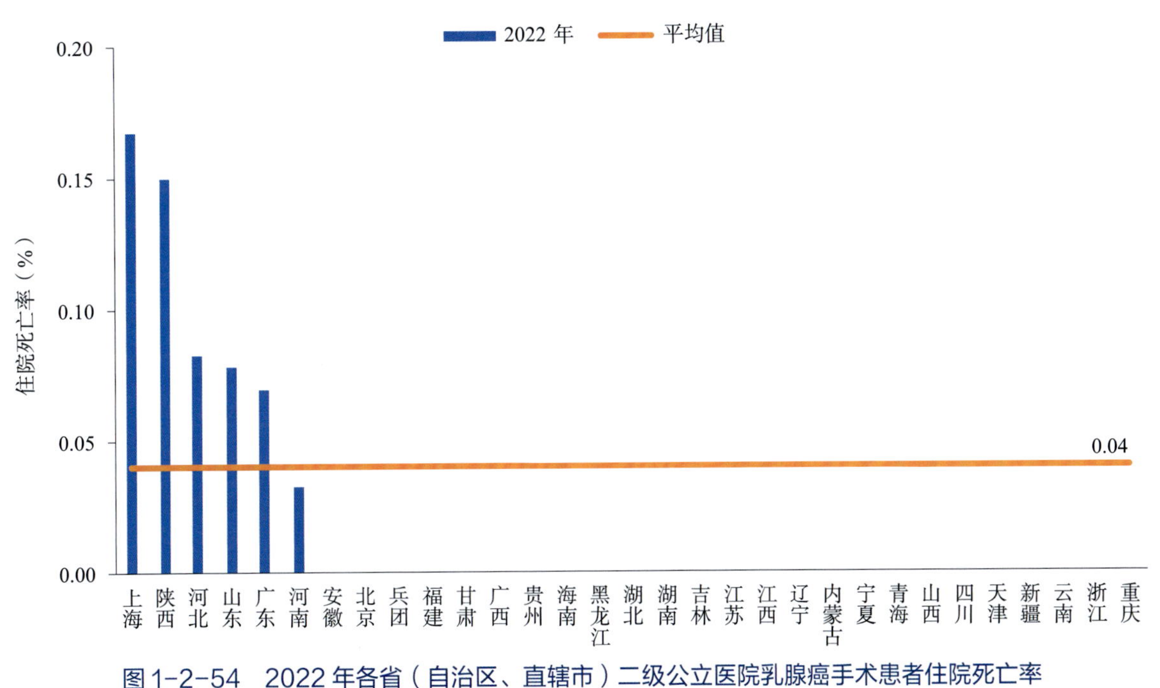

图 1-2-54　2022 年各省（自治区、直辖市）二级公立医院乳腺癌手术患者住院死亡率

（六）乳腺癌手术患者次均费用

2022 年纳入分析的三级公立医院乳腺癌手术患者次均费用为 24 093.3 元，其中综合医院为 23 553.1 元，肿瘤专科医院为 26 926.2 元，其他专科医院为 21 269.9 元；从省级维度比较，江西相对较高，安徽相对较低（图 1-2-55）。二级公立医院乳腺癌手术患者次均费用为 16 658.5 元，其中综合医院为 16 581.3 元，肿瘤专科医院为 18 822.8 元，其他专科医院为 17 009.3 元；从省级维度比较，上海相对较高，宁夏相对较低（青海纳入分析的例数较少，分析结果仅作为参考）（图 1-2-56）。

2022 年
平均值
32 000
24 000
16 000
8 000
0
次均费用（元）
24 093.3
江西 广东 陕西 河南 重庆 天津 湖北 海南 青海 湖南 吉林 河北 广西 上海 新疆 山东 辽宁 黑龙江 贵州 四川 云南 西藏 北京 内蒙古 甘肃 山西 福建 江苏 浙江 兵团 宁夏 安徽

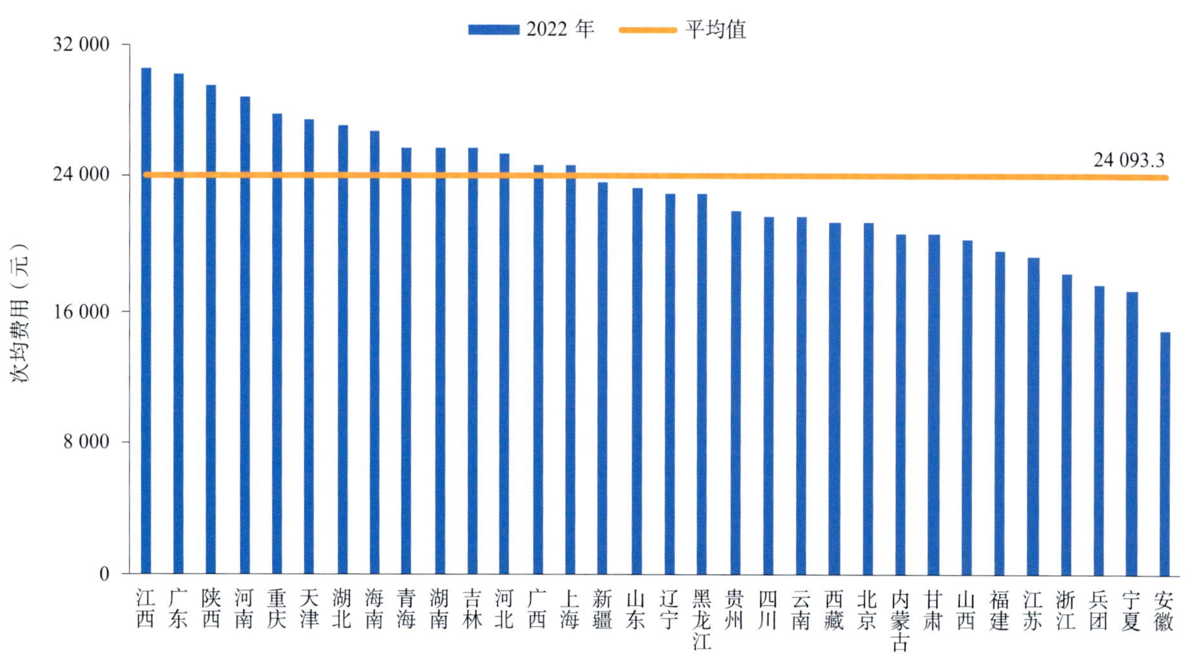

图 1-2-55　2022 年各省（自治区、直辖市）三级公立医院乳腺癌手术患者次均费用

2022 年
平均值
35 000
28 000
21 000
14 000
7 000
0
次均费用（元）
16 658.5
上海 北京 天津 重庆 山东 广东 江苏 吉林 河北 内蒙古 湖北 青海 新疆 浙江 黑龙江 辽宁 陕西 江西 兵团 四川 山西 河南 福建 湖南 广西 贵州 安徽 海南 云南 甘肃 宁夏

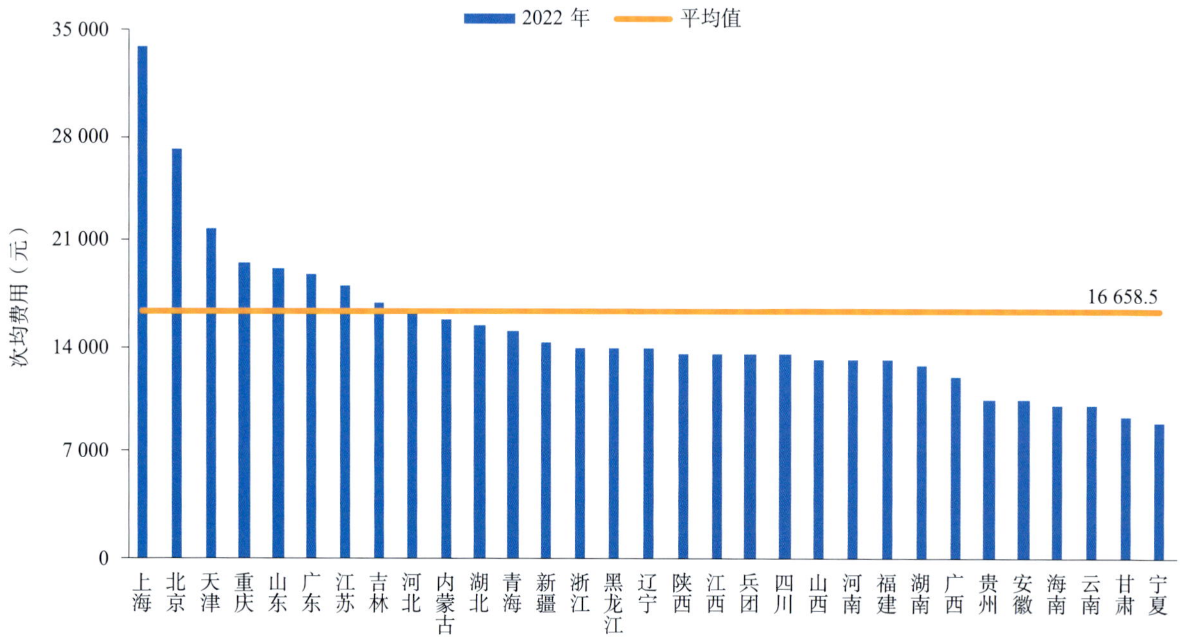

图 1-2-56　2022 年各省（自治区、直辖市）二级公立医院乳腺癌手术患者次均费用

三、乳腺癌化疗患者医疗服务与质量安全情况

（一）乳腺癌化疗患者收治情况

2022 年纳入分析的三级公立医院乳腺癌化疗患者共 1 274 559 人次，其中综合医院为 996 737 人次，肿瘤专科医院为 224 586 人次，其他专科医院为 53 236 人次；从省级维度比较，江苏相对较多，西藏相对较少（图 1-2-57）。二级公立医院乳腺癌化疗患者共 117 650 人次，其中综合医院为 108 578 人次，肿瘤专科医院为 4 021 人次，其他专科医院为 5 051 人次；从省级维度比较，山东相对较多，青海相对较少（图 1-2-58）。

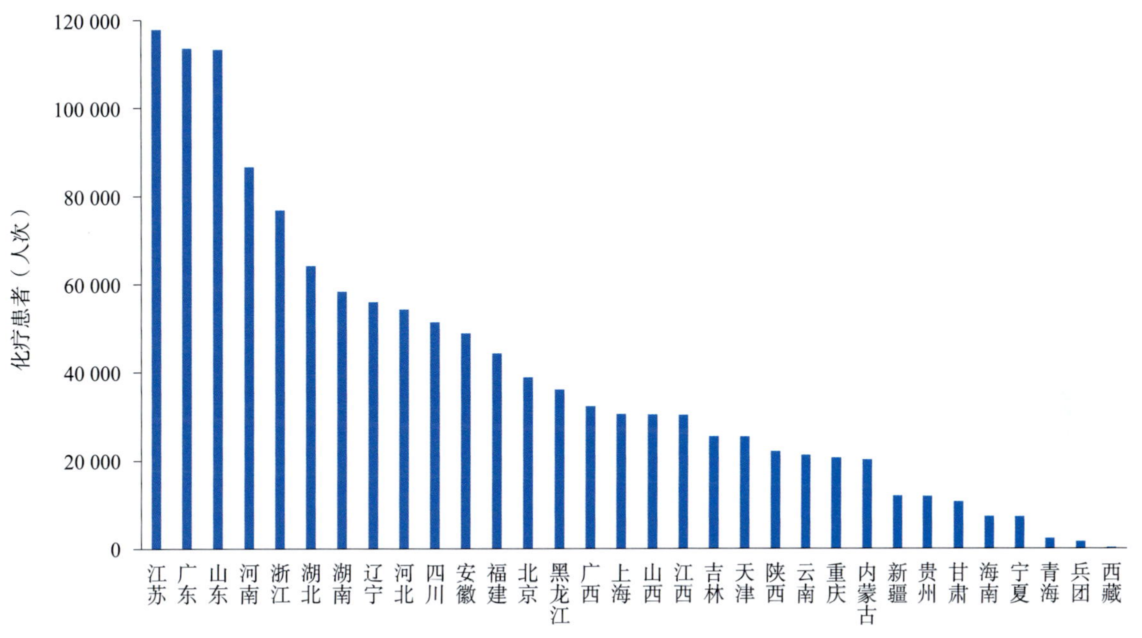

图 1-2-57　2022 年各省（自治区、直辖市）三级公立医院乳腺癌化疗患者分布

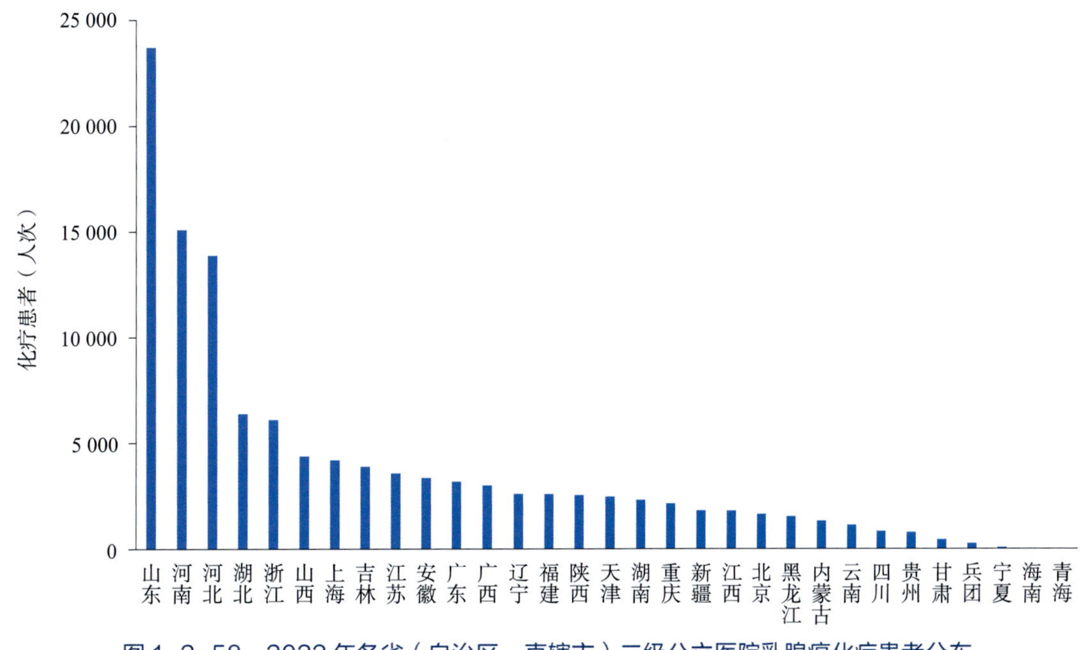

图 1-2-58　2022 年各省（自治区、直辖市）二级公立医院乳腺癌化疗患者分布

（二）乳腺癌化疗患者平均住院日

2022 年纳入分析的三级公立医院乳腺癌化疗患者平均住院日为 3.5 天，其中综合医院为 3.5 天，肿瘤专科医院为 3.4 天，其他专科医院为 3.3 天；从省级维度比较，青海相对较长，上海相对较短（图 1-2-59）。二级公立医院乳腺癌化疗患者平均住院日为4.4天，其中综合医院为4.3天，肿瘤专科医院为6.2天，其他专科医院为 4.1 天；从省级维度比较，四川相对较长，宁夏相对较短（青海纳入分析的例数较少，分析结果仅作为参考）（图 1-2-60）。

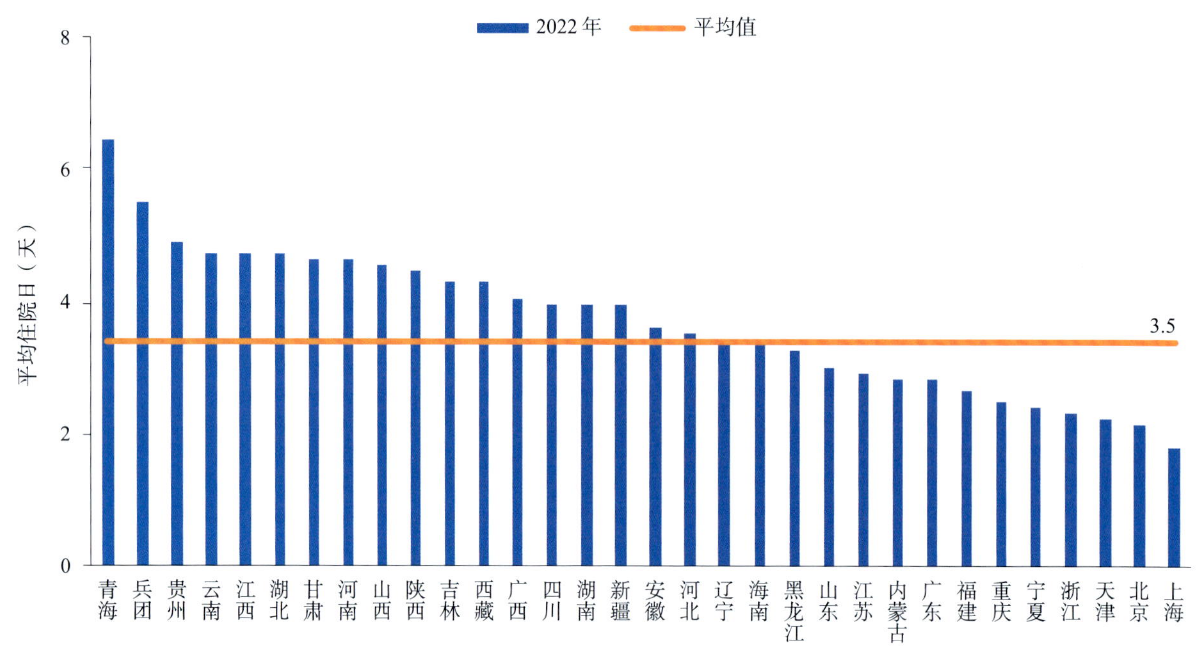

图 1-2-59　2022 年各省（自治区、直辖市）三级公立医院乳腺癌化疗患者平均住院日

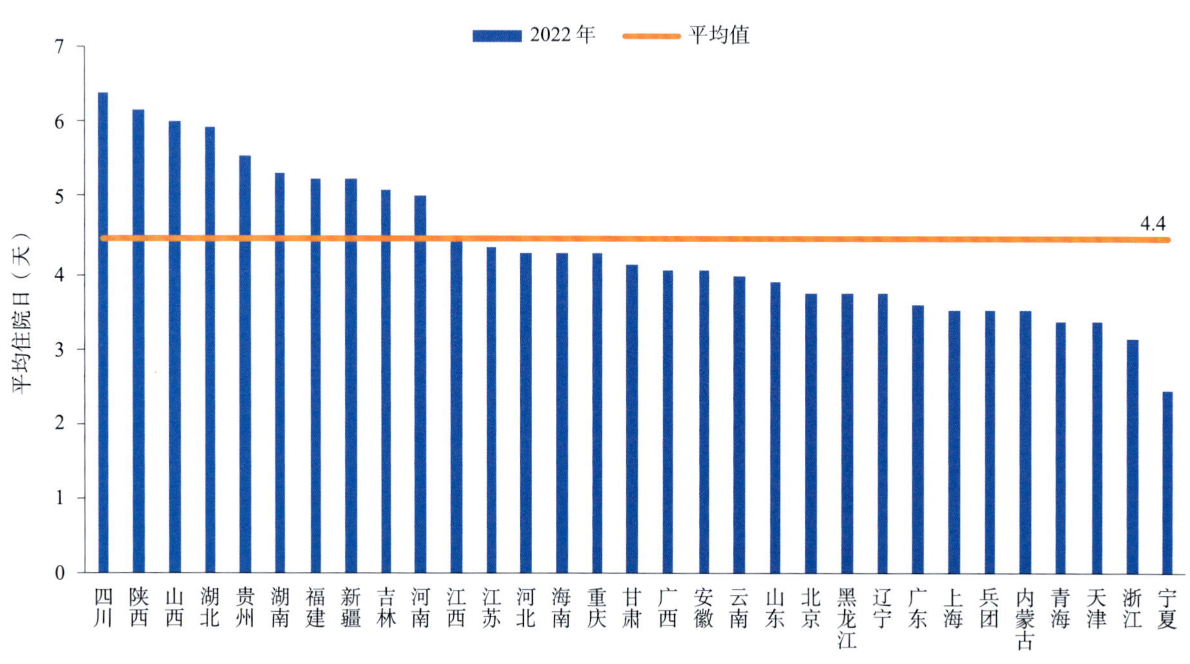

图 1-2-60　2022 年各省（自治区、直辖市）二级公立医院乳腺癌化疗患者平均住院日

（三）乳腺癌化疗患者住院死亡率

2022 年纳入分析的三级公立医院乳腺癌化疗患者住院死亡率为 0.03‰，其中综合医院为 0.03‰，肿瘤专科医院为 0.02‰，其他专科医院为 0.02‰；从省级维度比较，青海相对较高，兵团等均为 0（图 1-2-61）。二级公立医院乳腺癌化疗患者住院死亡率为 0.10‰，其中综合医院为 0.10‰，肿瘤专科医院为 0.25‰，其他专科医院为 0；从省级维度比较，江西相对较高，北京等均为 0（图 1-2-62）。

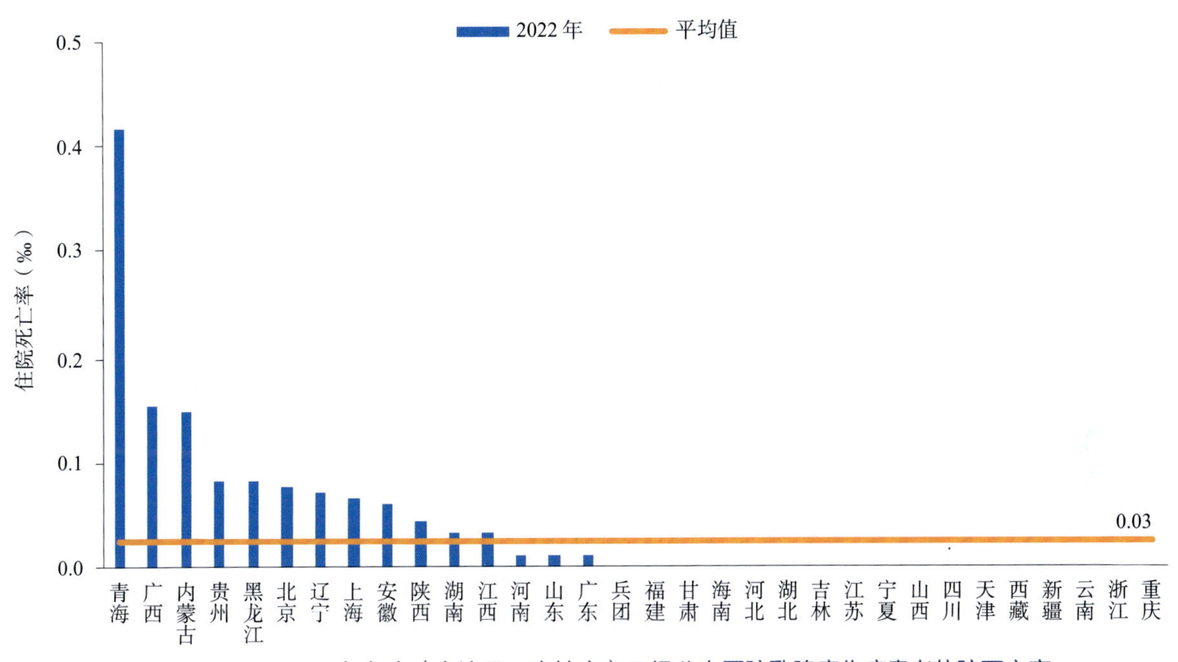

图 1-2-61　2022 年各省（自治区、直辖市）三级公立医院乳腺癌化疗患者住院死亡率

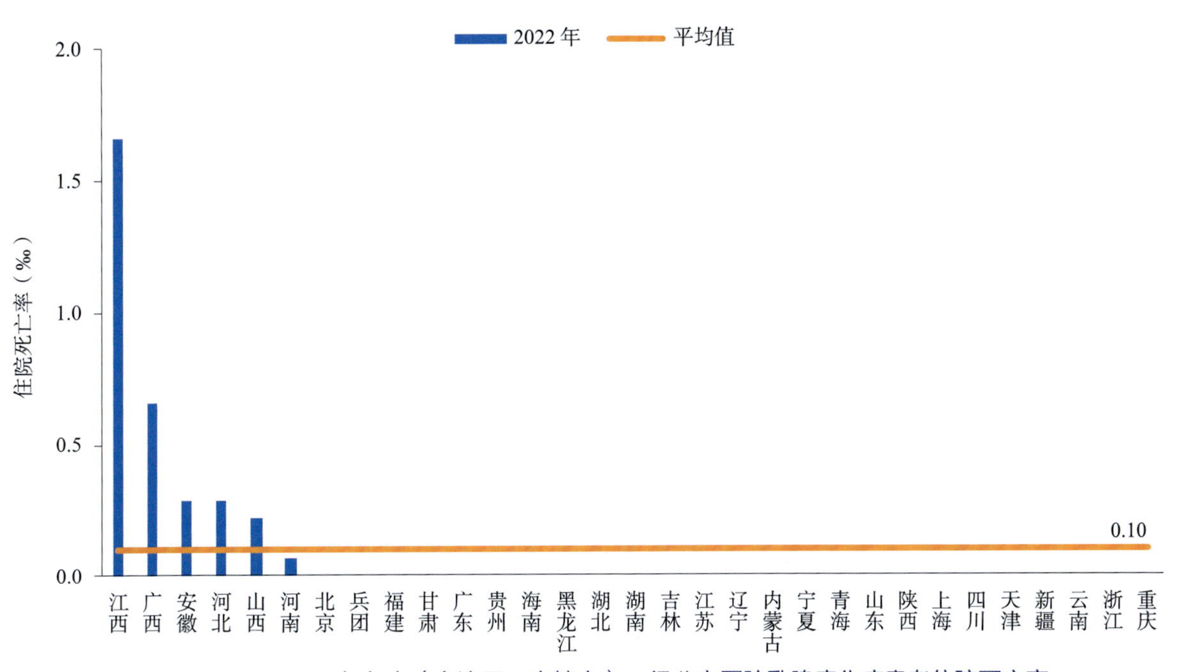

图 1-2-62　2022 年各省（自治区、直辖市）二级公立医院乳腺癌化疗患者住院死亡率

（四）乳腺癌化疗患者次均费用

2022 年纳入分析的三级公立医院乳腺癌化疗患者次均费用为 7 394.6 元，其中综合医院为 7 071.4 元，肿瘤专科医院为 8 946.4 元，其他专科医院为 6 898.1 元；从省级维度比较，青海相对较高，四川相对较低（图 1-2-63）。二级公立医院乳腺癌化疗患者次均费用为 5 565.8 元，其中综合医院为 5 530.4 元，肿瘤专科医院为 7 271.1 元，其他专科医院为 4 967.9 元；从省级维度比较，天津相对较高，云南相对较低（青海纳入分析的例数较少，分析结果仅作为参考）（图 1-2-64）。

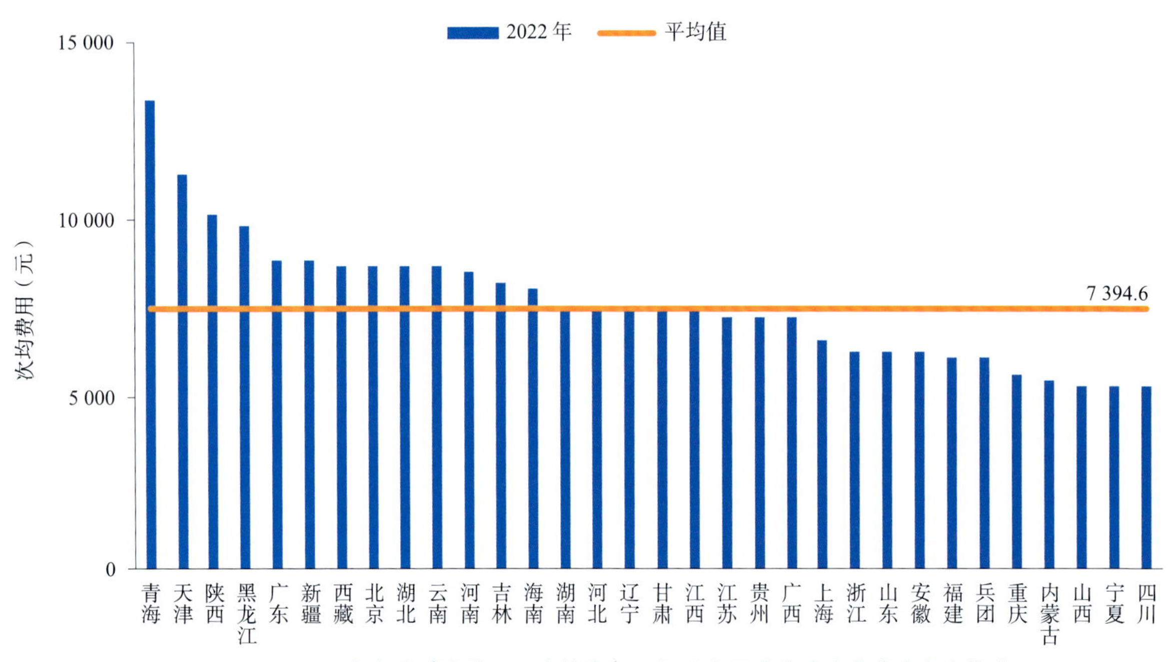

图 1-2-63　2022 年各省（自治区、直辖市）三级公立医院乳腺癌化疗患者次均费用

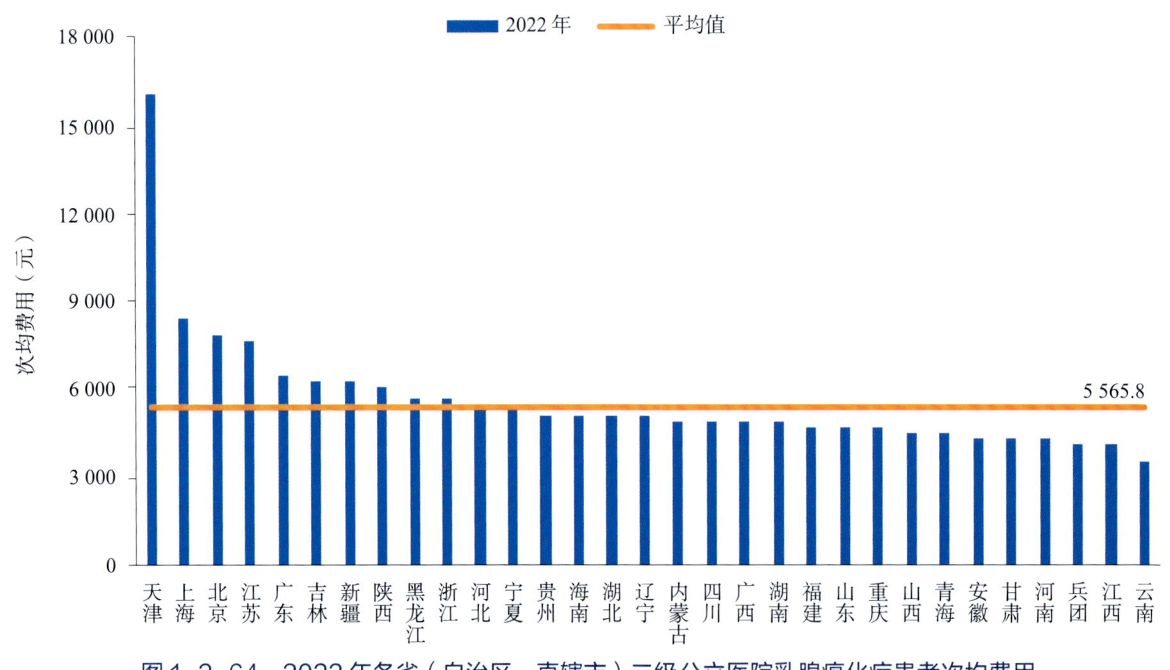

图 1-2-64　2022 年各省（自治区、直辖市）二级公立医院乳腺癌化疗患者次均费用

四、乳腺癌放疗患者医疗服务与质量安全情况

（一）乳腺癌放疗患者收治情况

2022 年纳入分析的三级公立医院乳腺癌放疗患者总体为 110 013 人次，其中综合医院为 87 231 人次，肿瘤专科医院为 21 762 人次，其他专科医院为 1 020 人次；从省级维度比较，山东相对较多，兵团相对较少（图 1-2-65）。二级公立医院乳腺癌放疗患者总体为 7 445 人次，其中综合医院为 6 612 人次，肿瘤专科医院为 770 人次，其他专科医院为 63 人次；从省级维度比较，山东相对较多，云南相对较少（图 1-2-66）。

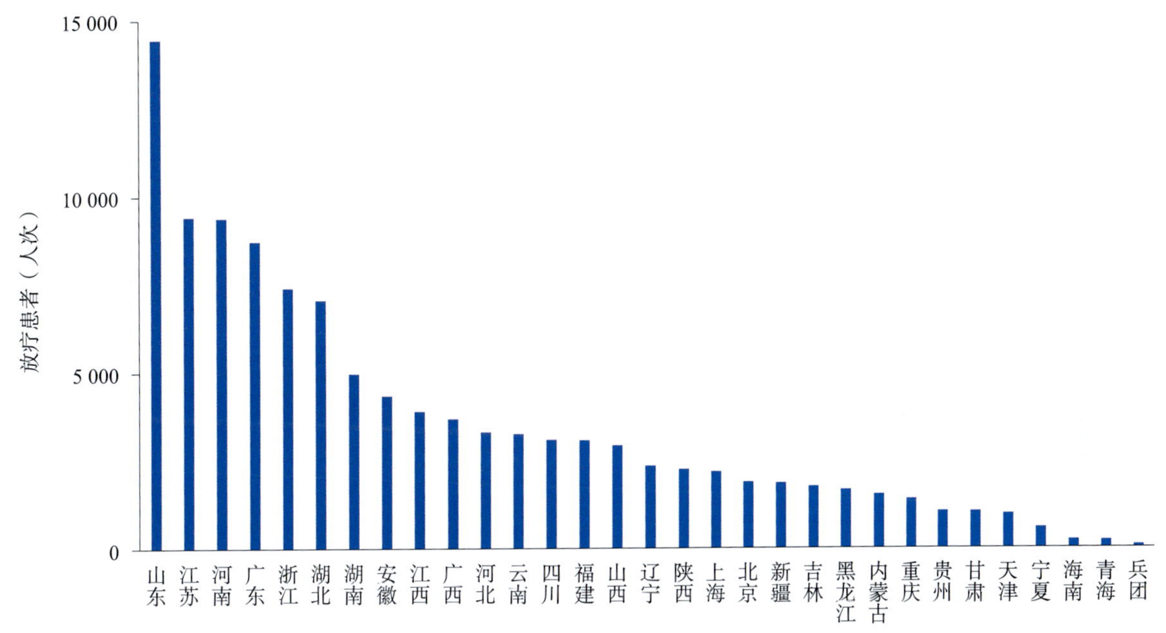

图 1-2-65　2022 年各省（自治区、直辖市）三级公立医院乳腺癌放疗患者分布

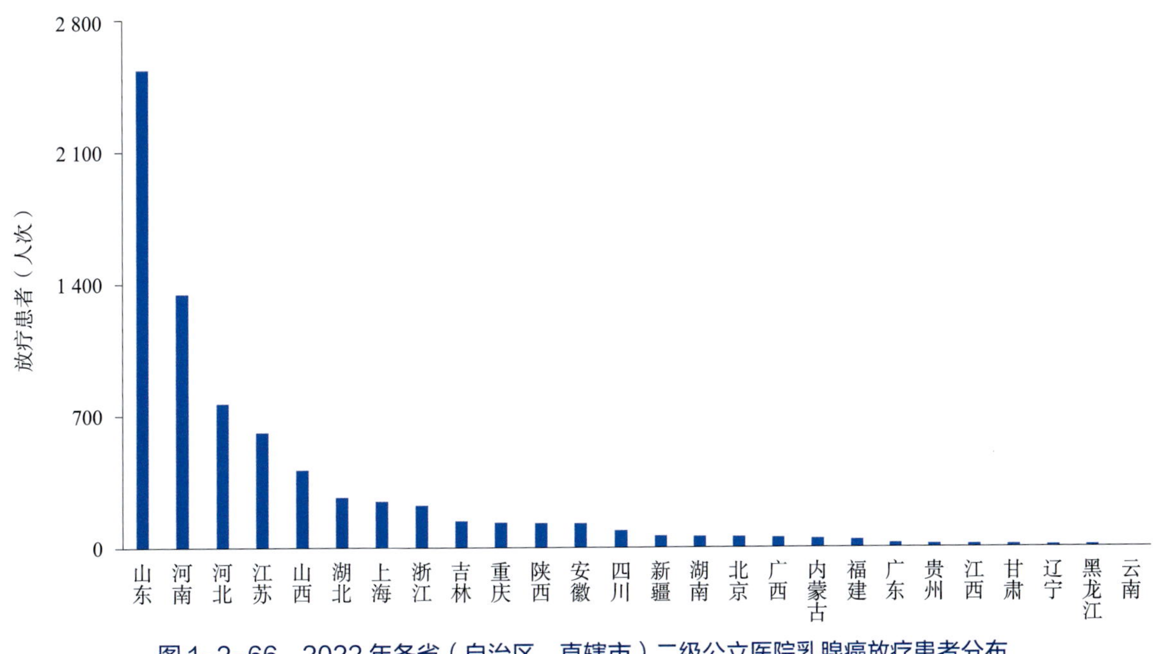

图 1-2-66　2022 年各省（自治区、直辖市）二级公立医院乳腺癌放疗患者分布

（二）乳腺癌放疗患者平均住院日

2022 年纳入分析的三级公立医院乳腺癌放疗患者平均住院日为 20.1 天，其中综合医院为 18.8 天，肿瘤专科医院为 25.1 天，其他专科医院为 28.2 天；从省级维度比较，贵州相对较长，浙江相对较短（图 1-2-67）。二级公立医院乳腺癌放疗患者平均住院日为 25.0 天，其中综合医院为 24.7 天，肿瘤专科医院为 28.3 天，其他专科医院为 24.4 天；从省级维度比较，四川相对较长，云南相对较短（云南纳入分析的例数较少，分析结果仅作参考）（图 1-2-68）。

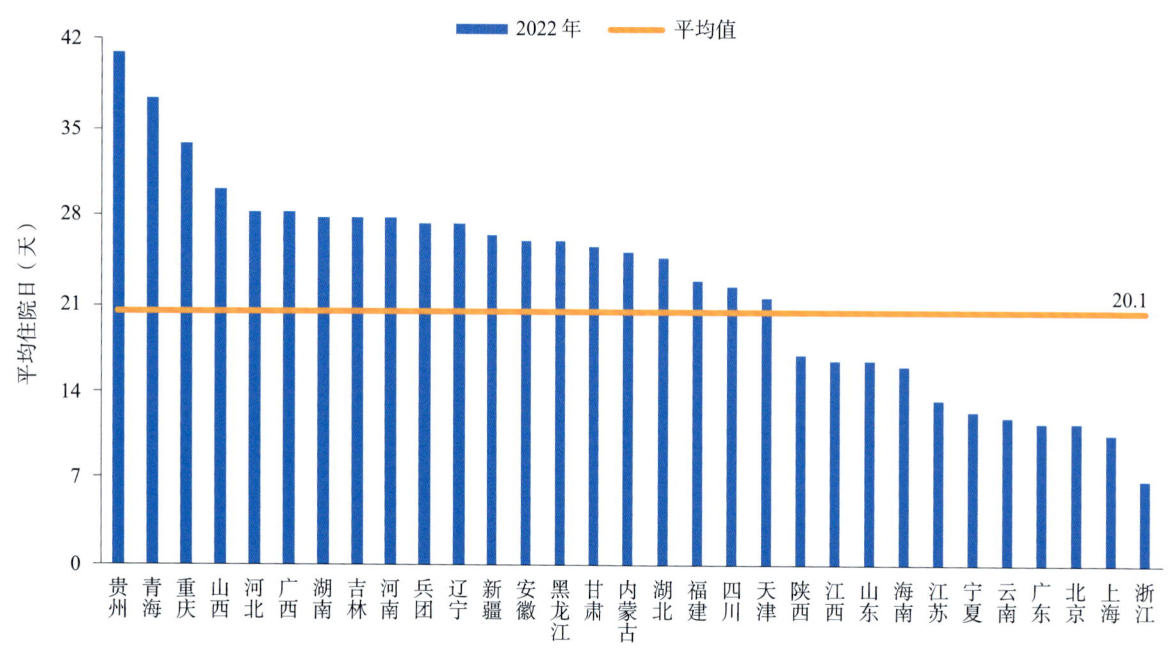

图 1-2-67　2022 年各省（自治区、直辖市）三级公立医院乳腺癌放疗患者平均住院日

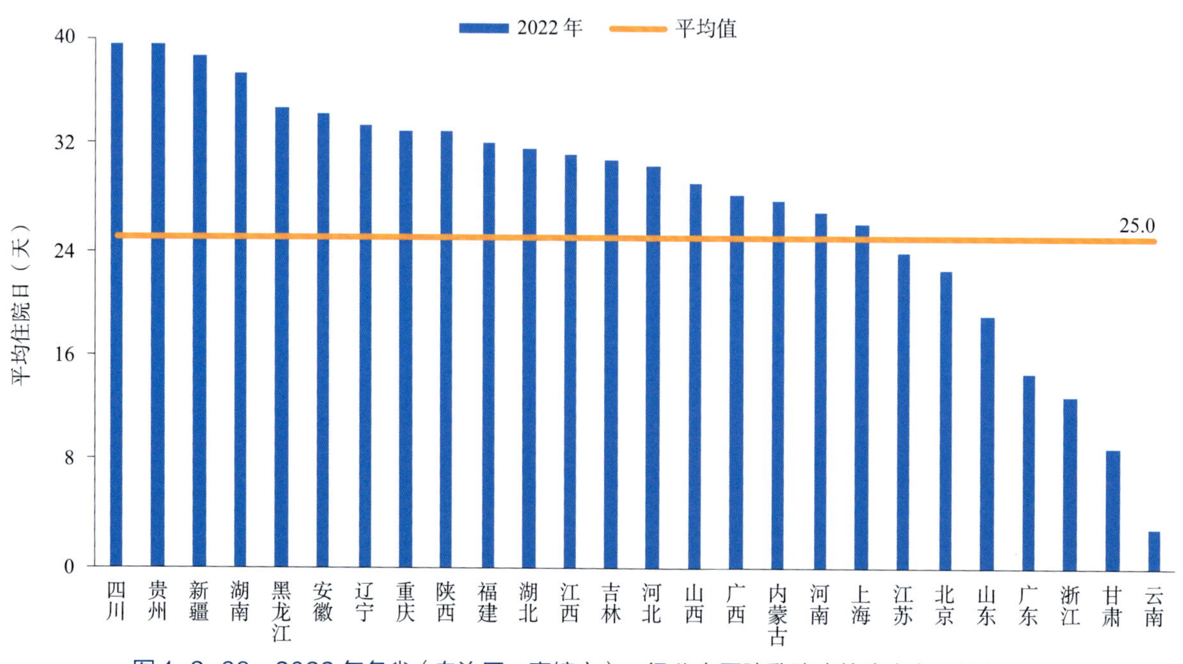

图 1-2-68　2022 年各省（自治区、直辖市）二级公立医院乳腺癌放疗患者平均住院日

（三）乳腺癌放疗患者住院死亡率

2022 年纳入分析的三级公立医院乳腺癌放疗患者住院死亡率为 0.17‰，其中综合医院为 0.17‰，肿瘤专科医院为 0.14‰，其他专科医院为 0.98‰；从省级维度比较，甘肃相对较高，兵团等均为 0（图 1-2-69）。二级公立医院乳腺癌放疗患者住院死亡率为 0.13‰，其中综合医院为 0.15‰，肿瘤专科医院为 0，其他专科医院为 0；从省级维度比较，除了吉林，其余省份均为 0（图 1-2-70）。

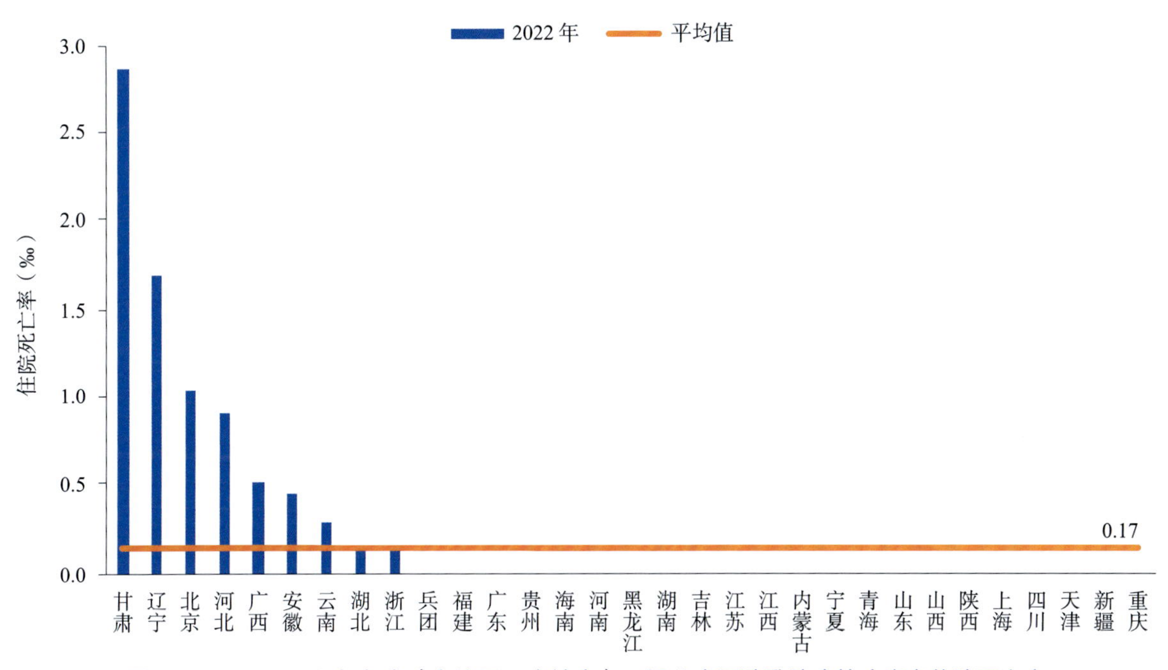

图 1-2-69　2022 年各省（自治区、直辖市）三级公立医院乳腺癌放疗患者住院死亡率

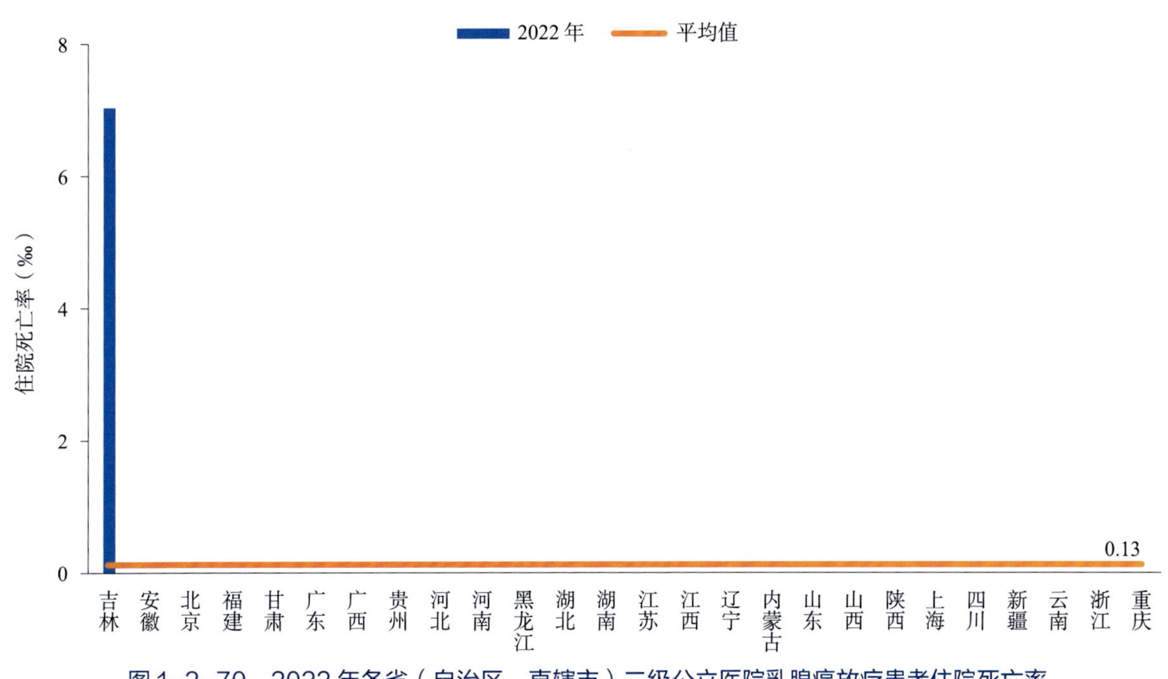

图 1-2-70　2022 年各省（自治区、直辖市）二级公立医院乳腺癌放疗患者住院死亡率

（四）乳腺癌放疗患者次均费用

2022 年纳入分析的三级公立医院乳腺癌放疗患者次均费用为 34 909.1 元，其中综合医院为 32 314.7 元，肿瘤专科医院为 44 959.7 元，其他专科医院为 42 364.5 元；从省级维度比较，北京相对较高，宁夏相对较低（图 1-2-71）。二级公立医院乳腺癌放疗患者次均费用为 28 425.5 元，其中综合医院为 27 959.3 元，肿瘤专科医院为 32 766.1 元，其他专科医院为 24 298.0 元；从省级维度比较，北京相对较高，云南相对较低（云南纳入分析的例数较少，分析结果仅作参考）（图 1-2-72）。

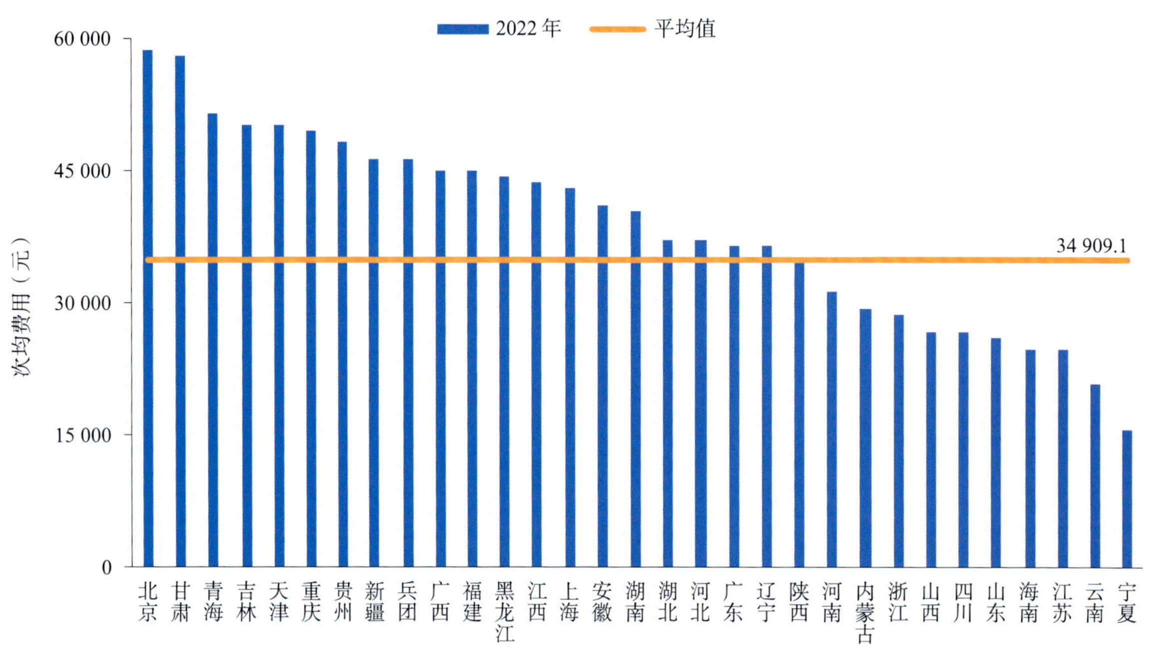

图 1-2-71　2022 年各省（自治区、直辖市）三级公立医院乳腺癌放疗患者次均费用

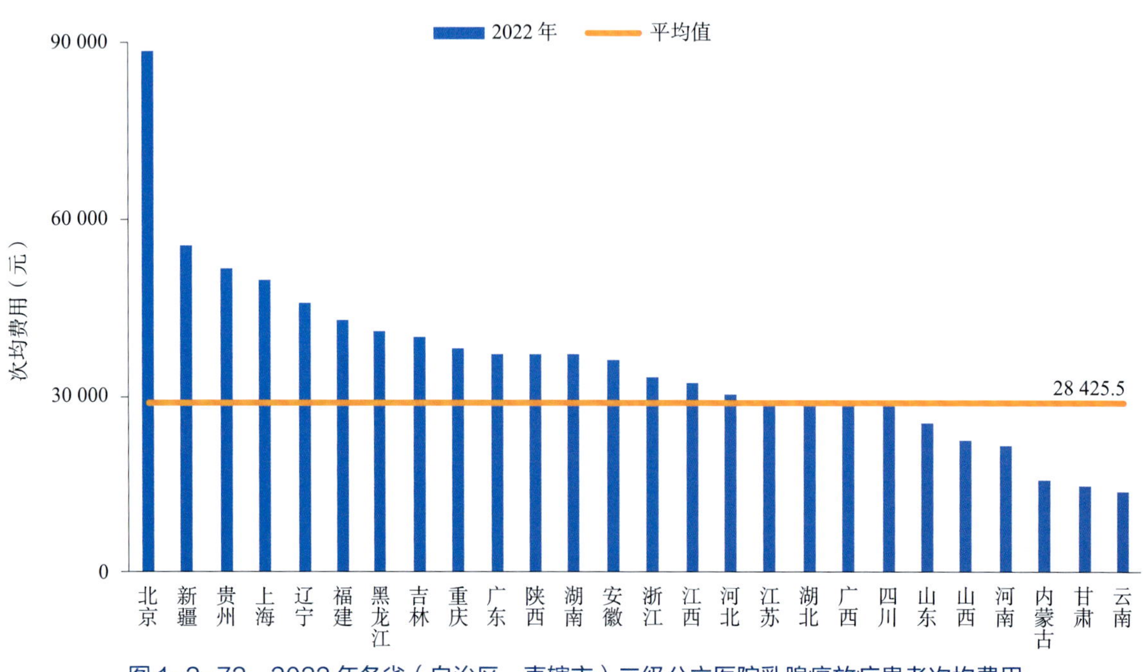

图 1-2-72　2022 年各省（自治区、直辖市）二级公立医院乳腺癌放疗患者次均费用

第三节　2022 年结直肠癌患者医疗服务与质量安全情况

一、结直肠癌患者医疗服务与质量安全总体情况

（一）结直肠癌患者收治情况

2022 年纳入分析的三级公立医院结直肠癌患者共 2 107 622 人次，其中综合医院 1 781 292 人次，肿瘤专科医院 304 934 人次，其他专科医院 21 396 人次；从省级维度比较，广东相对较多，西藏相对较少（图 1-2-73）。二级公立医院结直肠癌患者共 280 110 人次，其中综合医院 269 218 人次，肿瘤专科医院 9 555 人次，其他专科医院 1 337 人次；从省级维度比较，山东相对较多，西藏相对较少（图 1-2-74）。

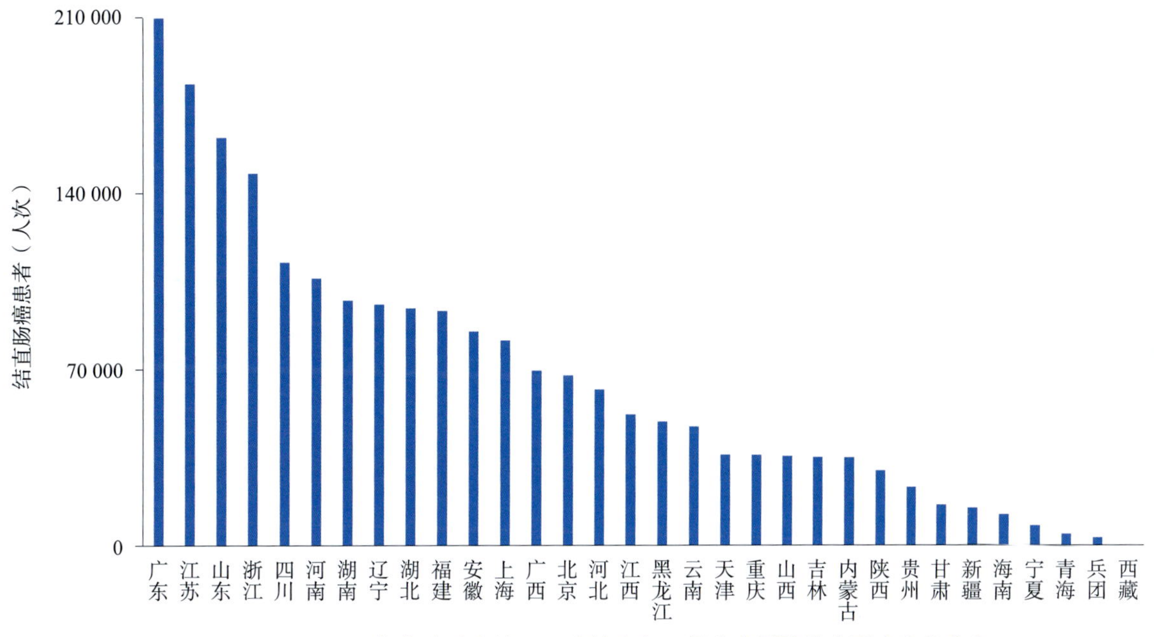

图 1-2-73　2022 年各省（自治区、直辖市）三级公立医院结直肠癌患者分布

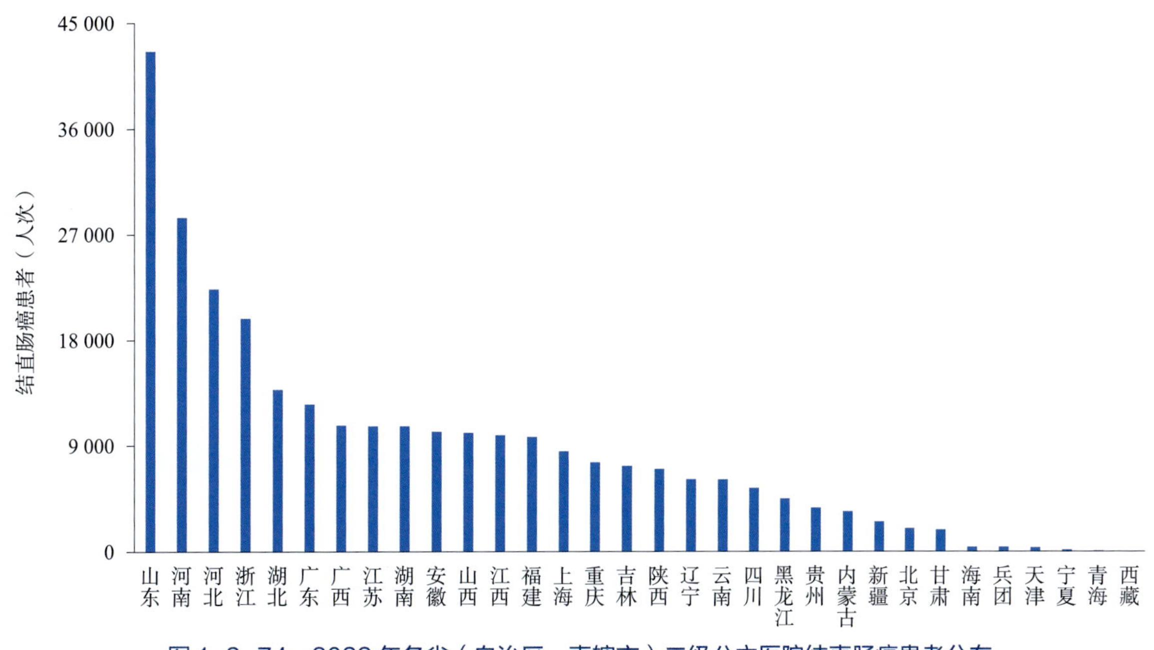

图 1-2-74　2022 年各省（自治区、直辖市）二级公立医院结直肠癌患者分布

（二）结直肠癌患者平均住院日

2022年纳入分析的三级公立医院结直肠癌患者平均住院日为6.8天，其中综合医院为7.0天，肿瘤专科医院为6.1天，其他专科医院为8.5天；从省级维度比较，青海相对较长，天津相对较短（图1-2-75）。二级公立医院结直肠癌患者平均住院日为7.9天，其中综合医院为7.9天，肿瘤专科医院为8.1天，其他专科医院为13.8天；从省级维度比较，四川相对较长，黑龙江相对较短（西藏纳入分析的例数较少，分析结果仅作为参考）（图1-2-76）。

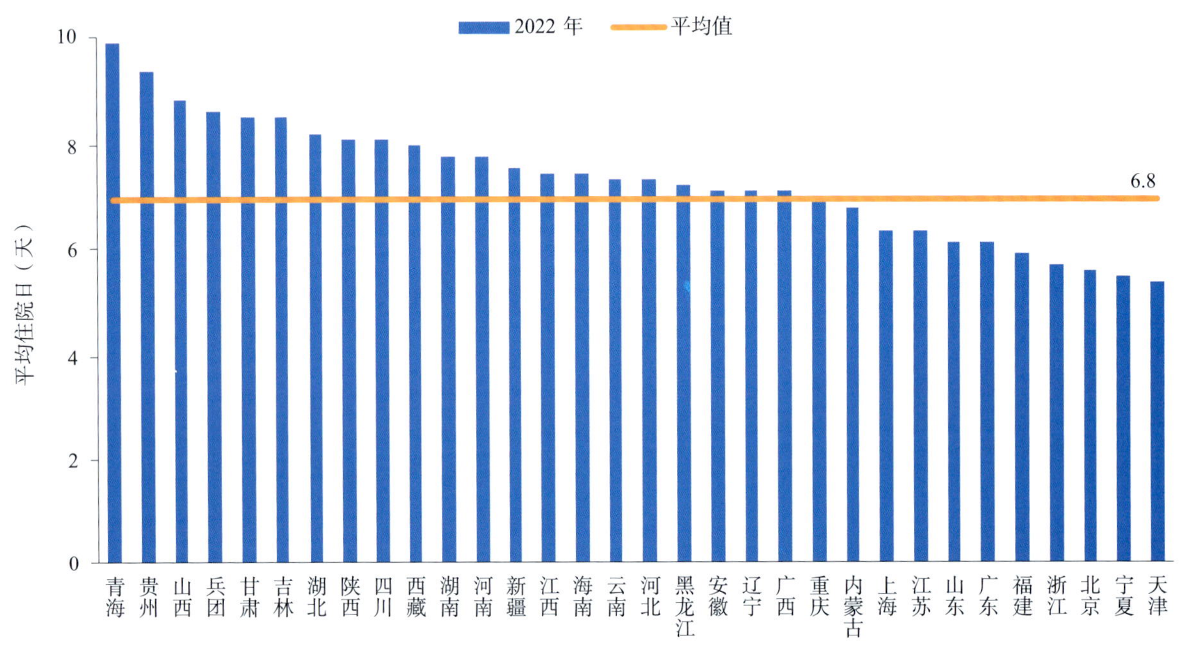

图1-2-75　2022年各省（自治区、直辖市）三级公立医院结直肠癌患者平均住院日

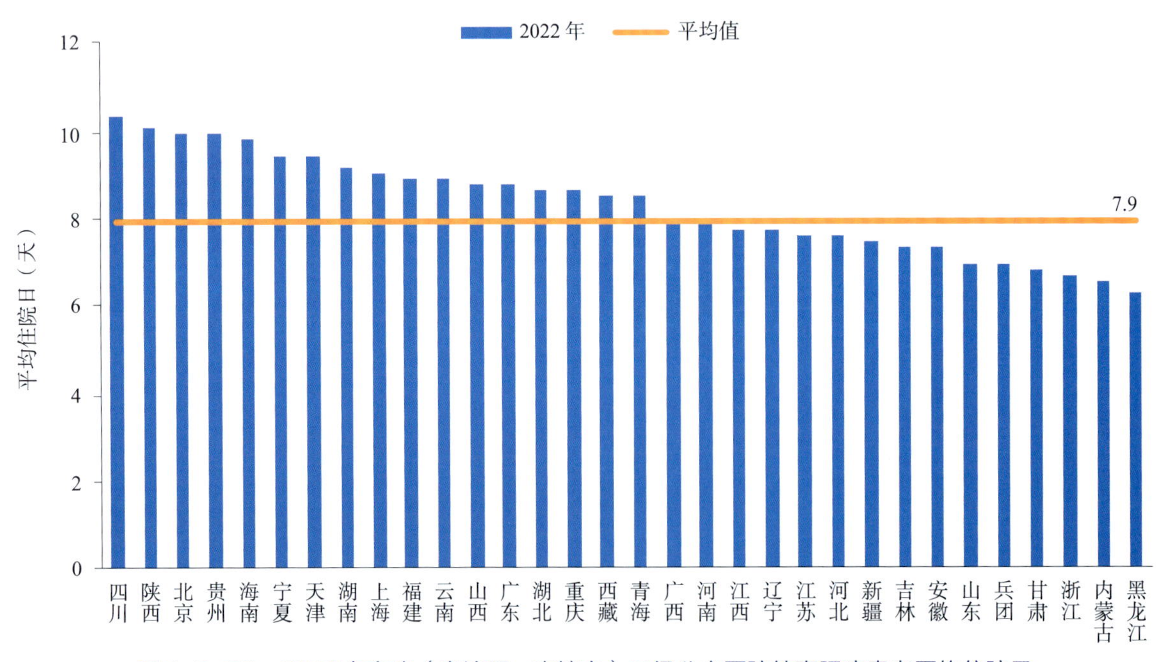

图1-2-76　2022年各省（自治区、直辖市）二级公立医院结直肠癌患者平均住院日

（三）结直肠癌患者住院死亡率

2022 年纳入分析的三级公立医院结直肠癌患者住院死亡率为 0.53%，其中综合医院为 0.58%，肿瘤专科医院为 0.18%，其他专科医院为 1.93%；从省级维度比较，兵团相对较高，西藏为 0（图 1-2-77）。二级公立医院结直肠癌患者住院死亡率为 1.39%，其中综合医院为 1.37%，肿瘤专科医院为 0.69%，其他专科医院为 10.47%；从省级维度比较，天津相对较高，西藏为 0（西藏纳入分析的例数较少，分析结果仅作为参考）（图 1-2-78）。

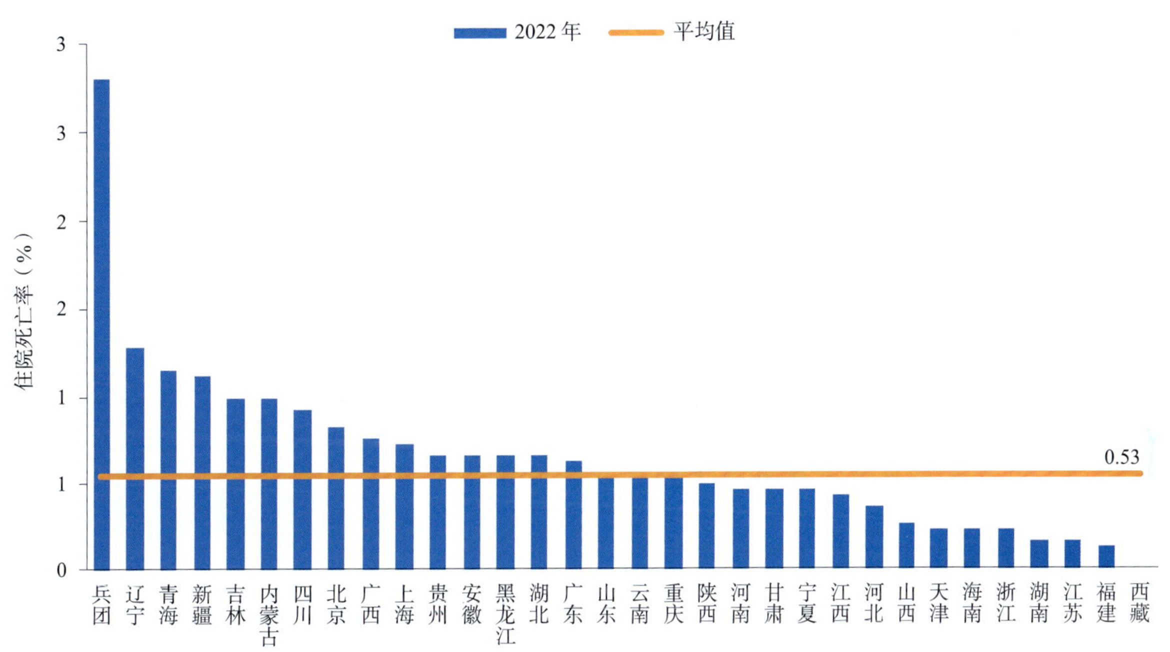

图 1-2-77　2022 年各省（自治区、直辖市）三级公立医院结直肠癌患者住院死亡率

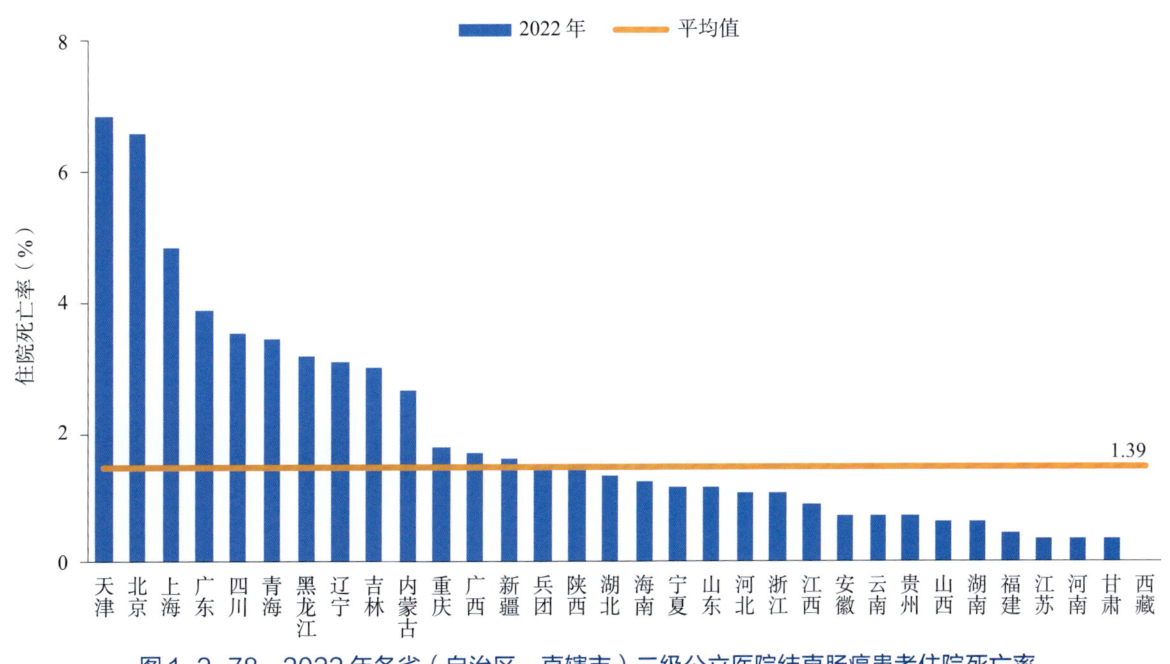

图 1-2-78　2022 年各省（自治区、直辖市）二级公立医院结直肠癌患者住院死亡率

（四）结直肠癌患者次均费用

2022年纳入分析的三级公立医院结直肠癌患者次均费用为17 644.1元，其中综合医院为17 279.1元，肿瘤专科医院为19 777.8元，其他专科医院为17 630.3元；从省级维度比较，上海相对较高，西藏相对较低（图1-2-79）。二级公立医院结直肠癌患者次均费用为11 043.3元，其中综合医院为11 008.6元，肿瘤专科医院为11 725.1元，其他专科医院为13 138.1元；从省级维度比较，北京相对较高，西藏相对较低（西藏纳入分析的例数较少，分析结果仅作为参考）（图1-2-80）。

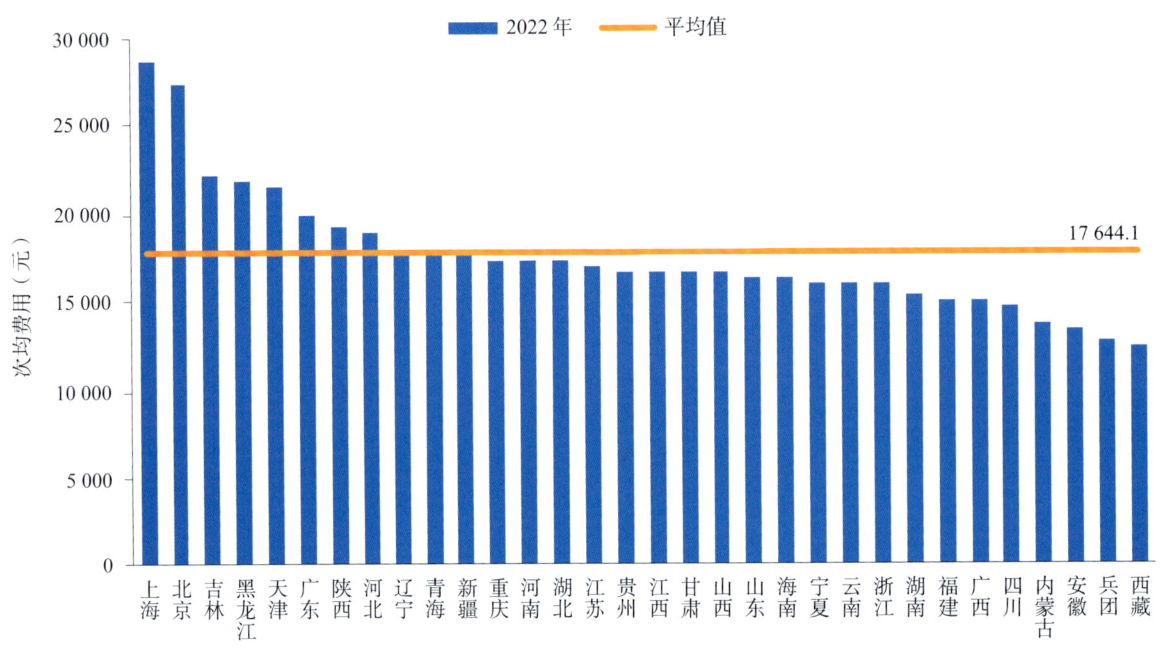

图1-2-79　2022年各省（自治区、直辖市）三级公立医院结直肠癌患者次均费用

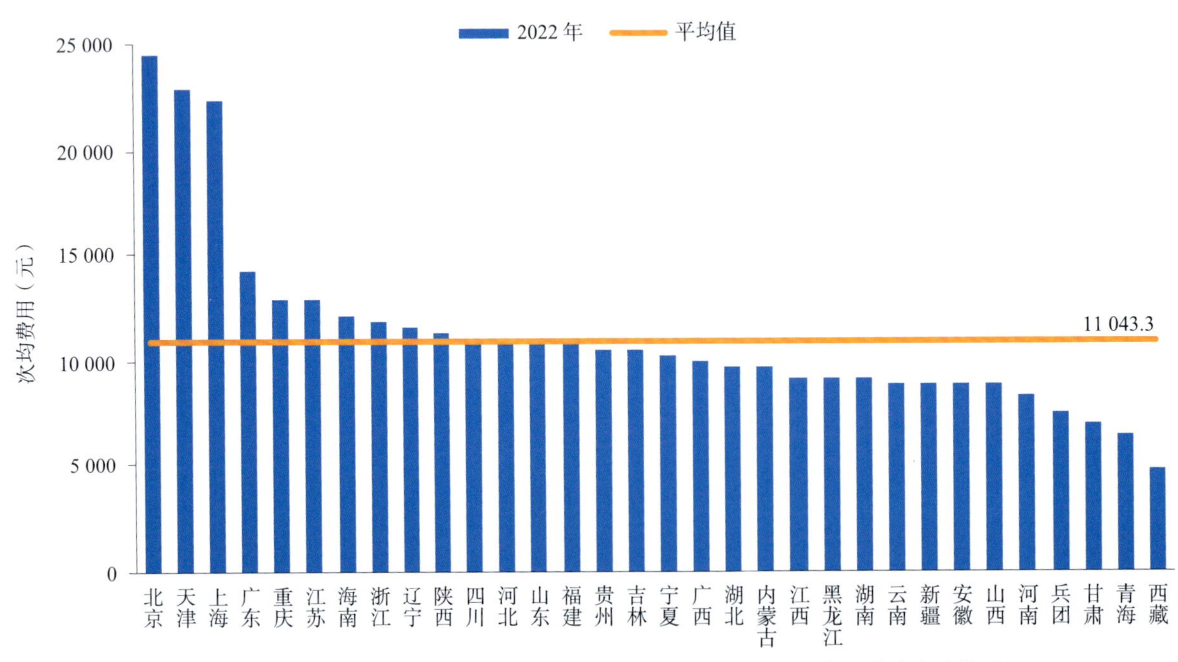

图1-2-80　2022年各省（自治区、直辖市）二级公立医院结直肠癌患者次均费用

二、结直肠癌手术患者医疗服务与质量安全情况

（一）结直肠癌手术患者收治情况

2022 年纳入分析的三级公立医院结直肠癌手术患者为 303 702 人次，其中综合医院为 263 297 人次，肿瘤专科医院为 38 099 人次，其他专科医院为 2 306 人次；从省级维度比较，广东相对较多，西藏相对较少（图 1-2-81）。二级公立医院结直肠癌手术患者为 32 516 人次，其中综合医院为 31 938 人次，肿瘤专科医院为406人次，其他专科医院为172 人次；从省级维度比较，山东相对较多，青海相对较少（图 1-2-82）。

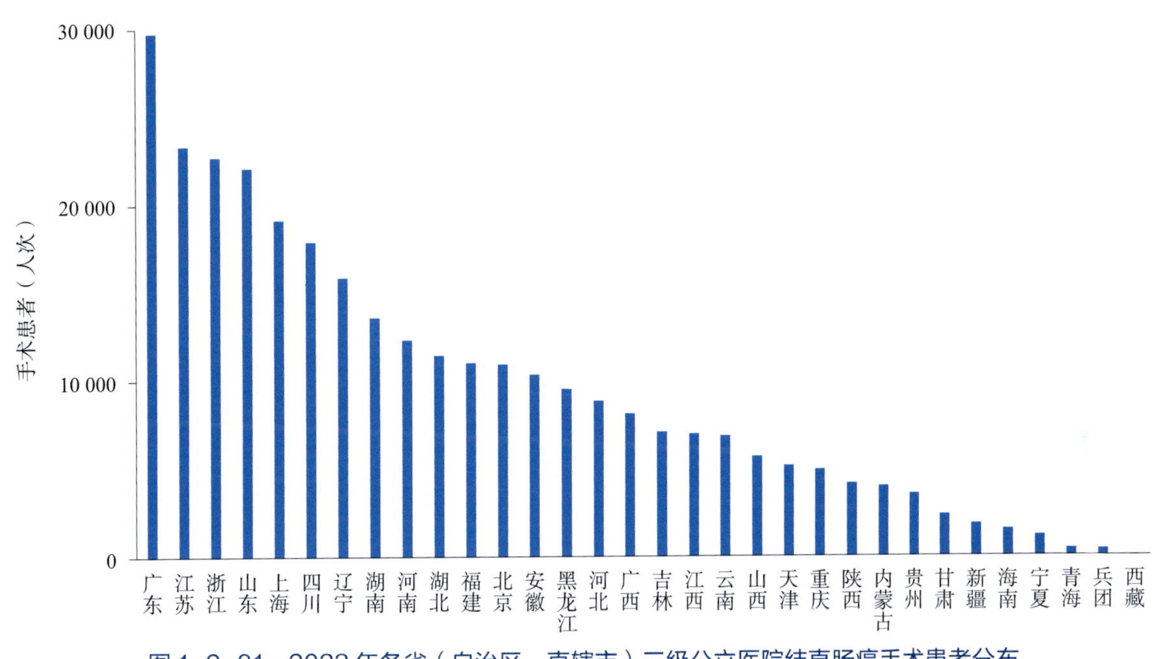

图 1-2-81 2022 年各省（自治区、直辖市）三级公立医院结直肠癌手术患者分布

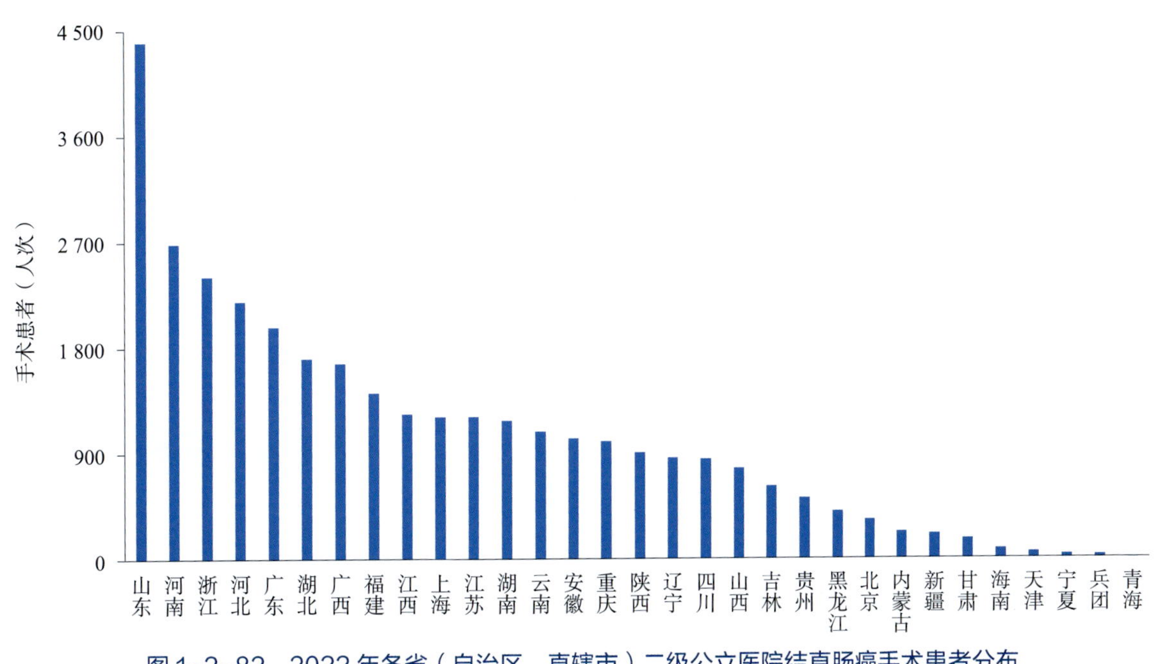

图 1-2-82 2022 年各省（自治区、直辖市）二级公立医院结直肠癌手术患者分布

（二）结直肠癌手术患者平均住院日

2022 年纳入分析的三级公立医院结直肠癌手术患者平均住院日为 17.7 天，其中综合医院为 18.0 天，肿瘤专科医院为 15.5 天，其他专科医院为 21.0 天；从省级维度比较，青海相对较长，上海相对较短（图 1-2-83）。二级公立医院结直肠癌手术患者平均住院日为 21.1 天，其中综合医院为 21.1 天，肿瘤专科医院为 21.9 天，其他专科医院为 20.8 天；从省级维度比较，青海相对较长，江苏相对较短（青海纳入分析的例数较少，分析结果仅作为参考）（图 1-2-84）。

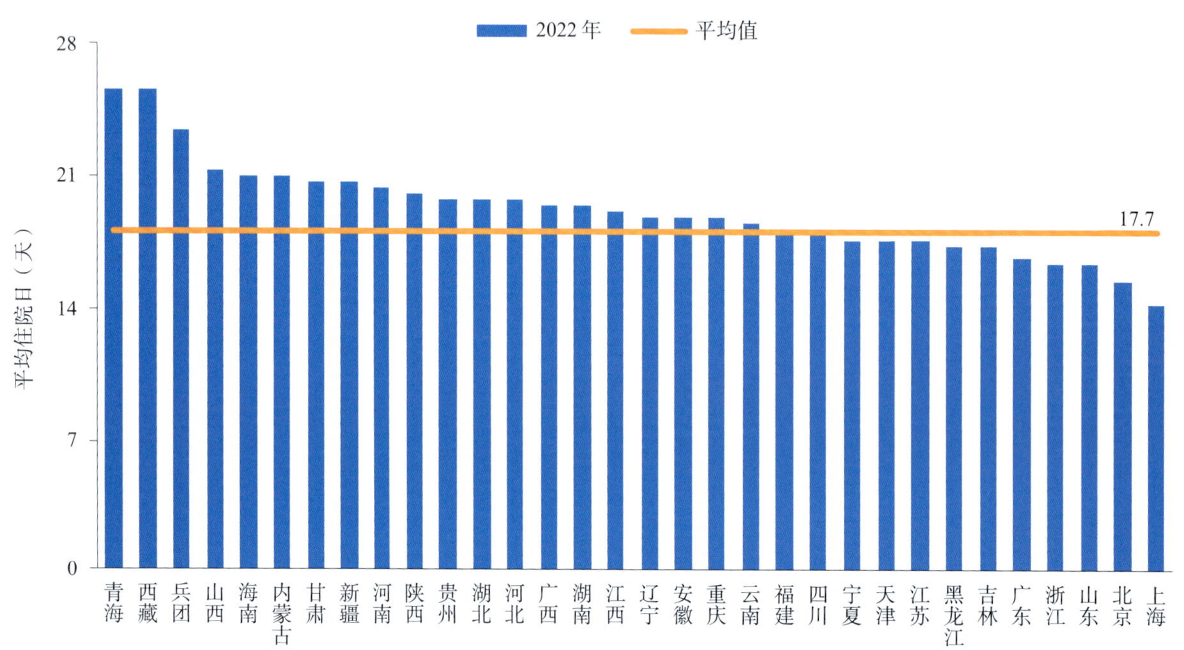

图 1-2-83　2022 年各省（自治区、直辖市）三级公立医院结直肠癌手术患者平均住院日

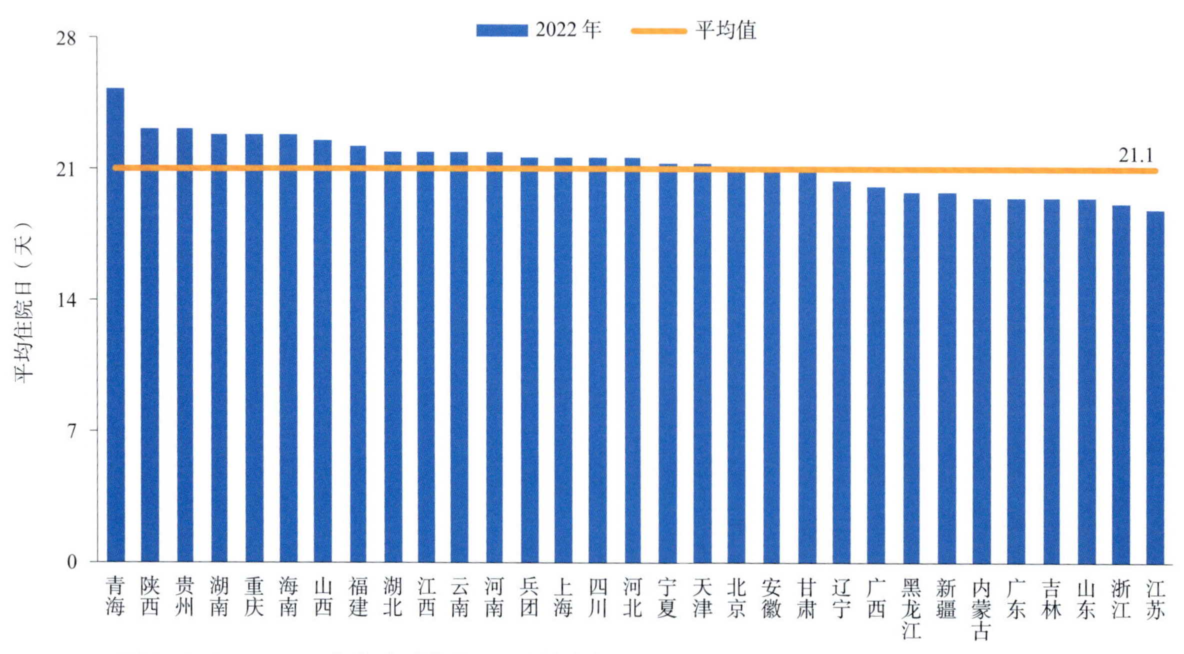

图 1-2-84　2022 年各省（自治区、直辖市）二级公立医院结直肠癌手术患者平均住院日

（三）结直肠癌手术患者四级手术比例

2022 年纳入分析的三级公立医院结直肠癌手术患者四级手术比例为 83.5%，其中综合医院为 84.3%，肿瘤专科医院为 78.5%，其他专科医院为 74.4%；从省级维度比较，天津相对较高，浙江相对较低（图 1-2-85）。二级公立医院结直肠癌手术患者四级手术比例为 67.9%，其中综合医院为 68.2%，肿瘤专科医院为 53.4%，其他专科医院为 58.8%；从省级维度比较，江苏相对较高，青海相对较低（青海纳入分析的例数较少，分析结果仅作为参考）（图 1-2-86）。

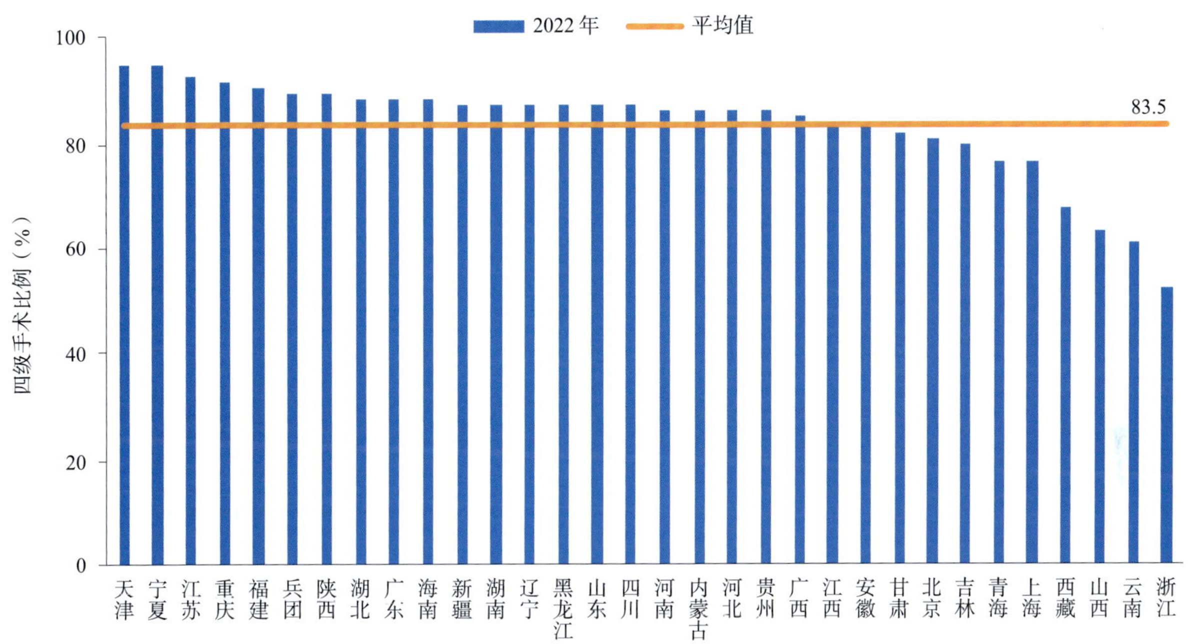

图 1-2-85　2022 年各省（自治区、直辖市）三级公立医院结直肠癌手术患者四级手术比例

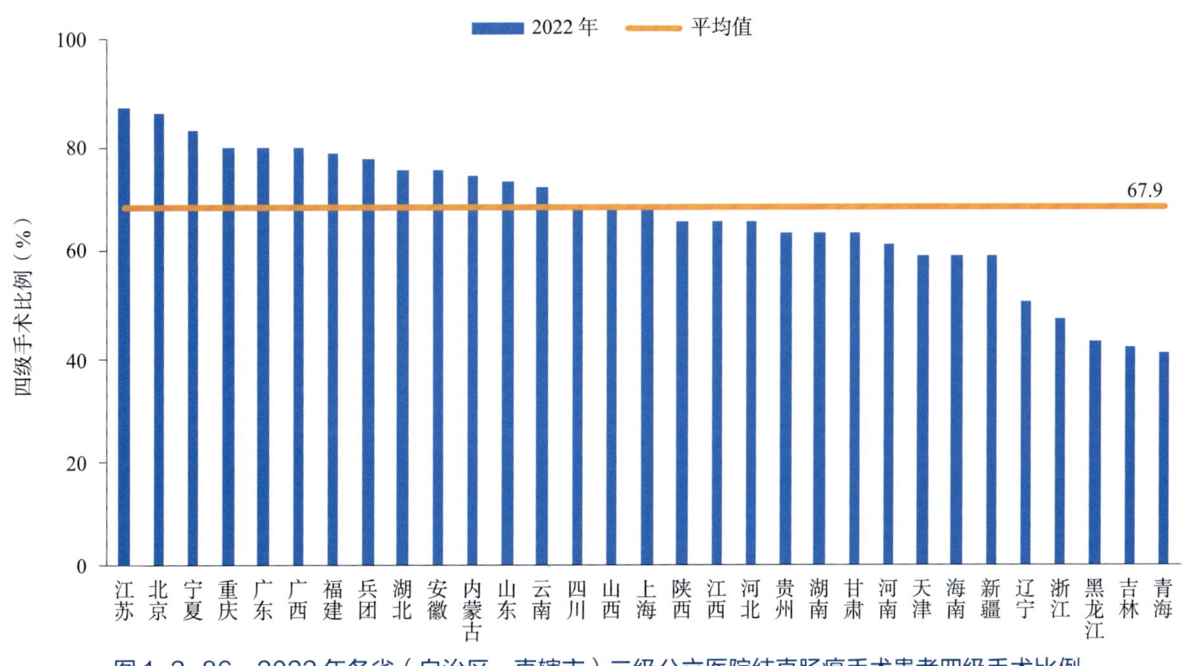

图 1-2-86　2022 年各省（自治区、直辖市）二级公立医院结直肠癌手术患者四级手术比例

（四）结直肠癌手术患者Ⅰ类切口手术部位感染率

2022年纳入分析的三级公立医院结直肠癌手术患者Ⅰ类切口手术部位感染率总体为0.52%，其中综合医院为0.60%，肿瘤专科医院为0，其他专科医院为0.50%；从省级维度比较，新疆相对较高，福建等均为0（图1-2-87）。二级公立医院结直肠癌手术患者Ⅰ类切口手术部位感染率总体为7.62%，其中综合医院为7.85%，肿瘤专科医院为7.14%，其他专科医院为0；从省级维度比较，福建相对较高，青海等均为0（青海纳入分析的例数较少，分析结果仅作为参考）（图1-2-88）。

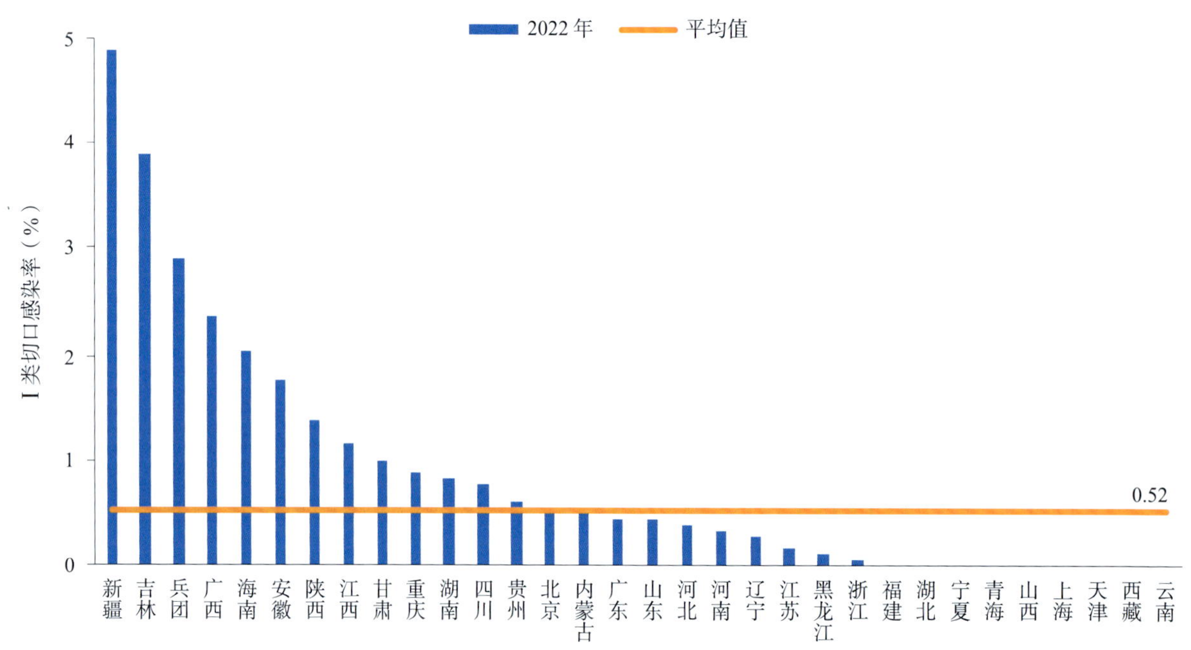

图1-2-87　2022年各省（自治区、直辖市）三级公立医院结直肠癌手术患者Ⅰ类切口手术部位感染率

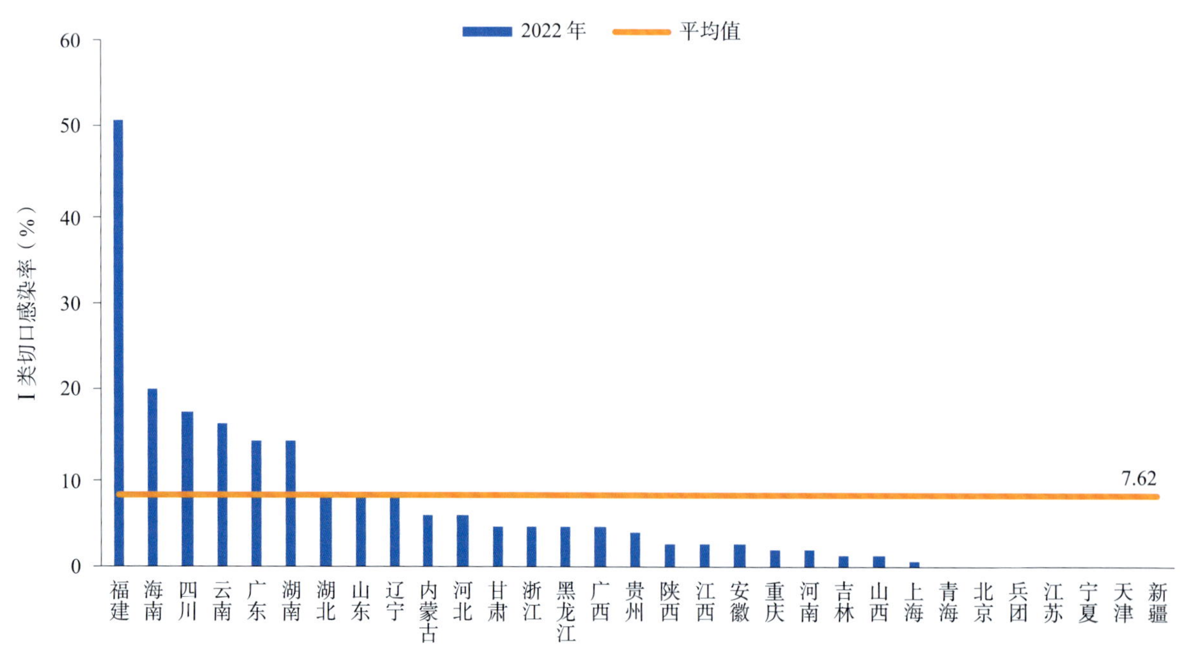

图1-2-88　2022年各省（自治区、直辖市）二级公立医院结直肠癌手术患者Ⅰ类切口手术部位感染率

（五）结直肠癌手术患者住院死亡率

2022年纳入分析的三级公立医院结直肠癌手术患者住院死亡率为0.48%，其中综合医院为0.52%，肿瘤专科医院为0.15%，其他专科医院为0.74%；从省级维度比较，兵团相对较高，西藏为0（图1-2-89）。二级公立医院结直肠癌手术患者住院死亡率为0.62%，其中综合医院为0.62%，肿瘤专科医院为0.99%，其他专科医院为0；从省级维度比较，上海相对较高，兵团等均为0（青海纳入分析的例数较少，分析结果仅作为参考）（图1-2-90）。

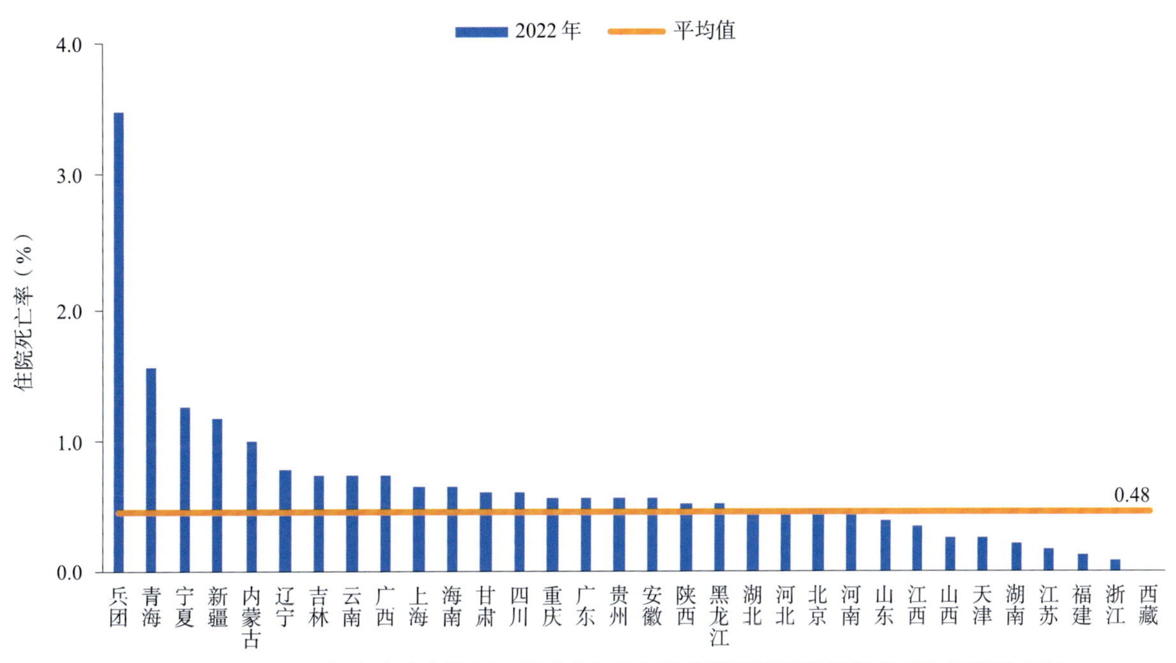

图1-2-89　2022年各省（自治区、直辖市）三级公立医院结直肠癌手术患者住院死亡率

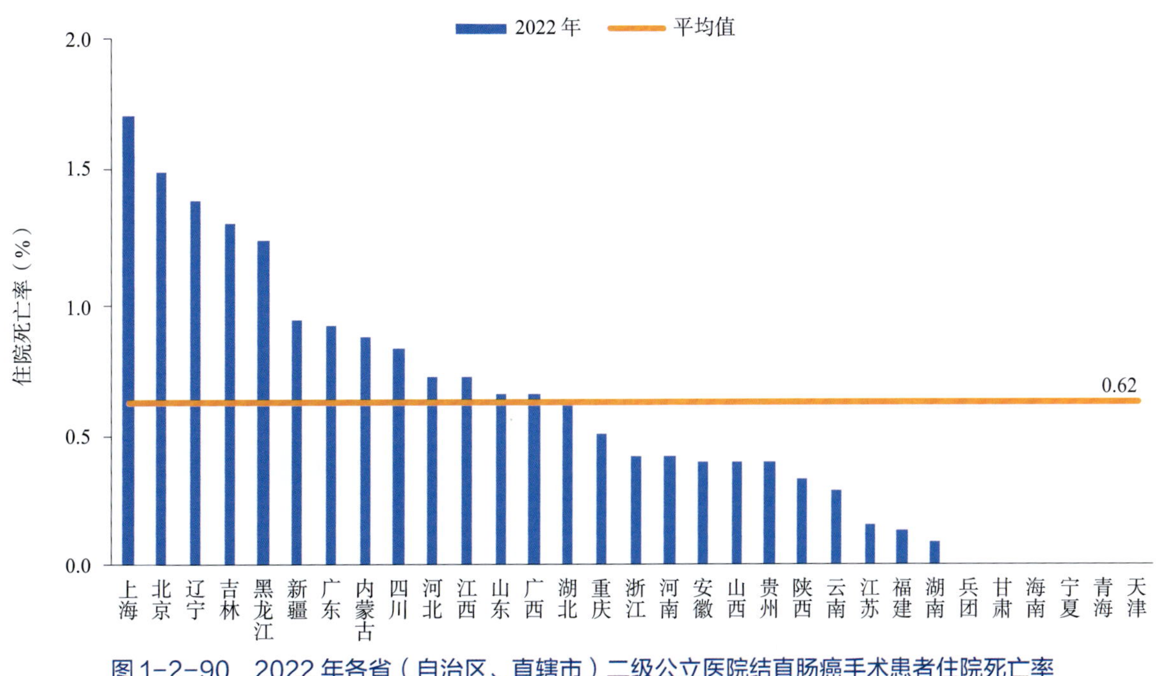

图1-2-90　2022年各省（自治区、直辖市）二级公立医院结直肠癌手术患者住院死亡率

（六）结直肠癌手术患者次均费用

2022 年纳入分析的三级公立医院结直肠癌手术患者次均费用为 61 600.1 元，其中综合医院为 60 443.1 元，肿瘤专科医院为 69 817.8 元，其他专科医院为 57 935.4 元；从省级维度比较，北京相对较高，西藏相对较低（图 1-2-91）。二级公立医院结直肠癌手术患者次均费用为 40 059.5 元，其中综合医院为 40 108.4 元，肿瘤专科医院为 39 389.7 元，其他专科医院为 32 545.9 元；从省级维度比较，北京相对较高，云南相对较低（青海纳入分析的例数较少，分析结果仅作为参考）（图 1-2-92）。

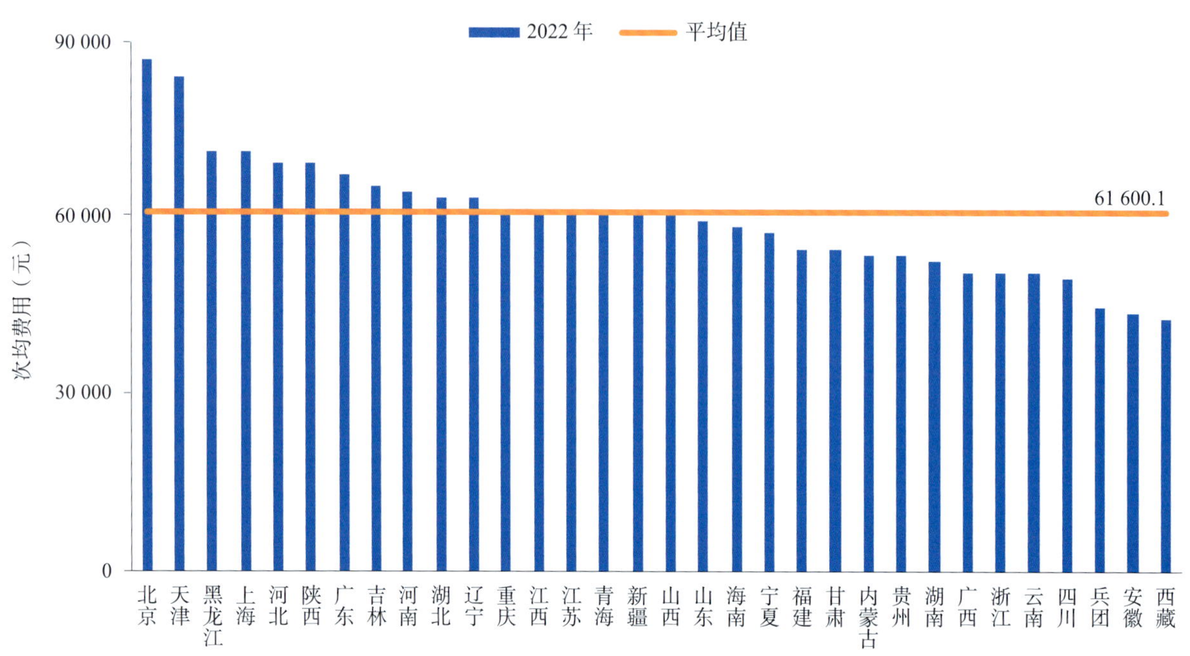

图 1-2-91　2022 年各省（自治区、直辖市）三级公立医院结直肠癌手术患者次均费用

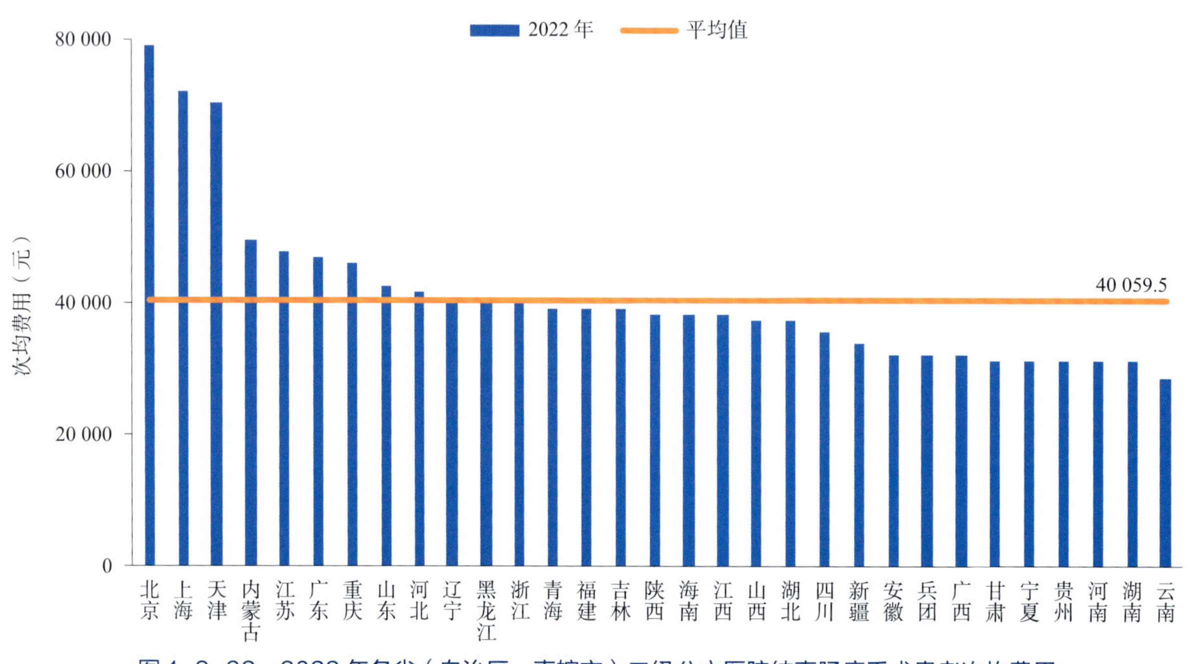

图 1-2-92　2022 年各省（自治区、直辖市）二级公立医院结直肠癌手术患者次均费用

三、结直肠癌化疗患者医疗服务与质量安全情况

（一）结直肠癌化疗患者收治情况

2022年纳入分析的三级公立医院结直肠癌化疗患者共1 099 772人次，其中综合医院为942 340人次，肿瘤专科医院为147 283人次，其他专科医院为10 149人次；从省级维度比较，广东相对较多，西藏相对较少（图1-2-93）。二级公立医院结直肠癌化疗患者共123 383人次，其中综合医院为119 108人次，肿瘤专科医院为4 037人次，其他专科医院为238人次；从省级维度比较，山东相对较多，青海相对较少（图1-2-94）。

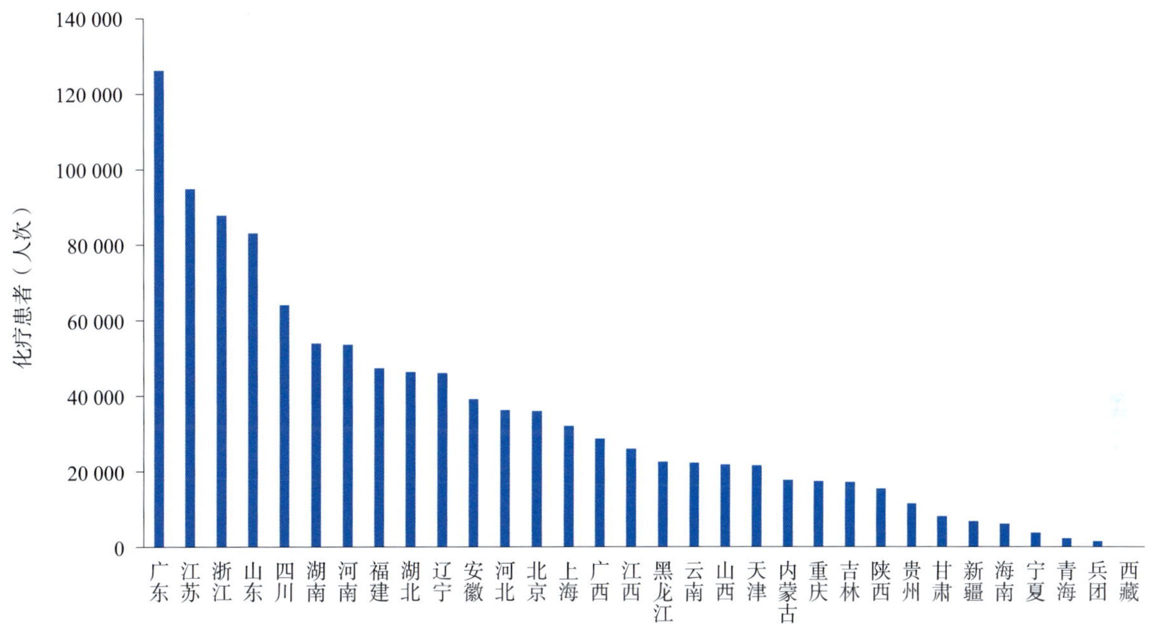

图1-2-93　2022年各省（自治区、直辖市）三级公立医院结直肠癌化疗患者分布

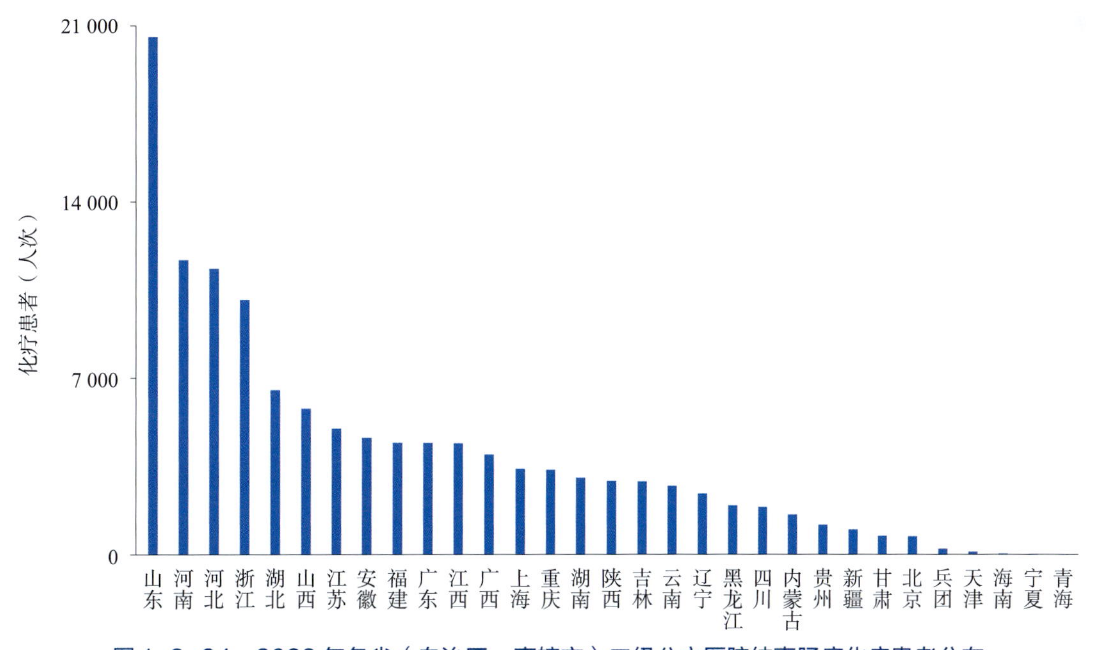

图1-2-94　2022年各省（自治区、直辖市）二级公立医院结直肠癌化疗患者分布

（二）结直肠癌化疗患者平均住院日

2022 年纳入分析的三级公立医院结直肠癌化疗患者平均住院日为 3.9 天，其中综合医院为 3.9 天，肿瘤专科医院为 3.6 天，其他专科医院为 5.3 天；从省级维度比较，青海相对较长，宁夏相对较短（图 1-2-95）。二级公立医院结直肠癌化疗患者平均住院日为 4.7 天，其中综合医院为 4.6 天，肿瘤专科医院为 6.0 天，其他专科医院为 5.7 天；从省级维度比较，陕西相对较长，浙江相对较短（图 1-2-96）。

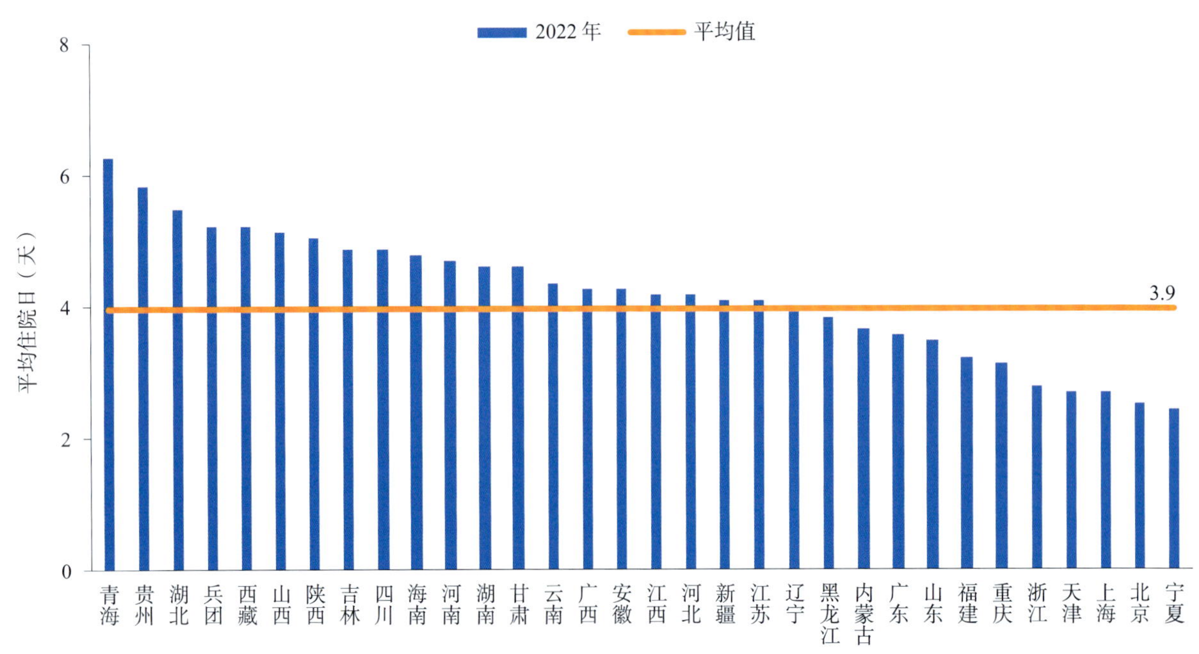

图 1-2-95　2022 年各省（自治区、直辖市）三级公立医院结直肠癌化疗患者平均住院日

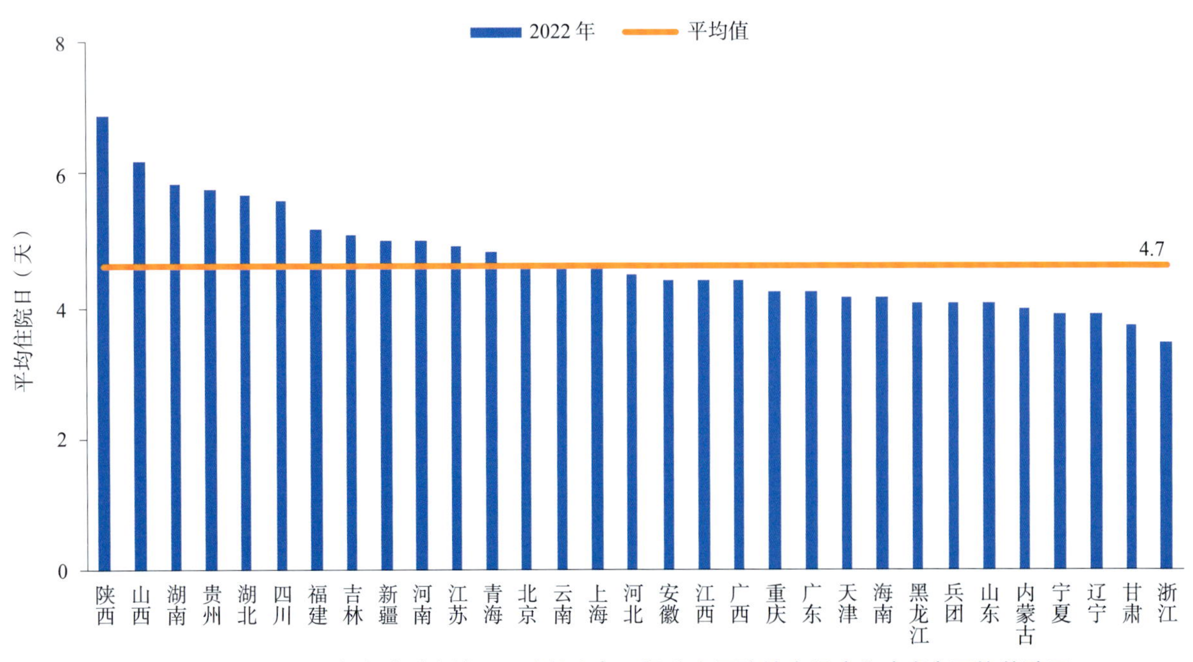

图 1-2-96　2022 年各省（自治区、直辖市）二级公立医院结直肠癌化疗患者平均住院日

（三）结直肠癌化疗患者住院死亡率

2022 年纳入分析的三级公立医院结直肠癌化疗患者住院死亡率为 0.05‰，其中综合医院为 0.04‰，肿瘤专科医院为 0.05‰，其他专科医院为 0；从省级维度比较，兵团相对较高，福建等均为 0（图 1-2-97）。二级公立医院结直肠癌化疗患者住院死亡率为 0.13‰，其中综合医院为 0.13‰，肿瘤专科医院为 0，其他专科医院为 0；从省级维度比较，北京相对较高，兵团等均为 0（图 1-2-98）。

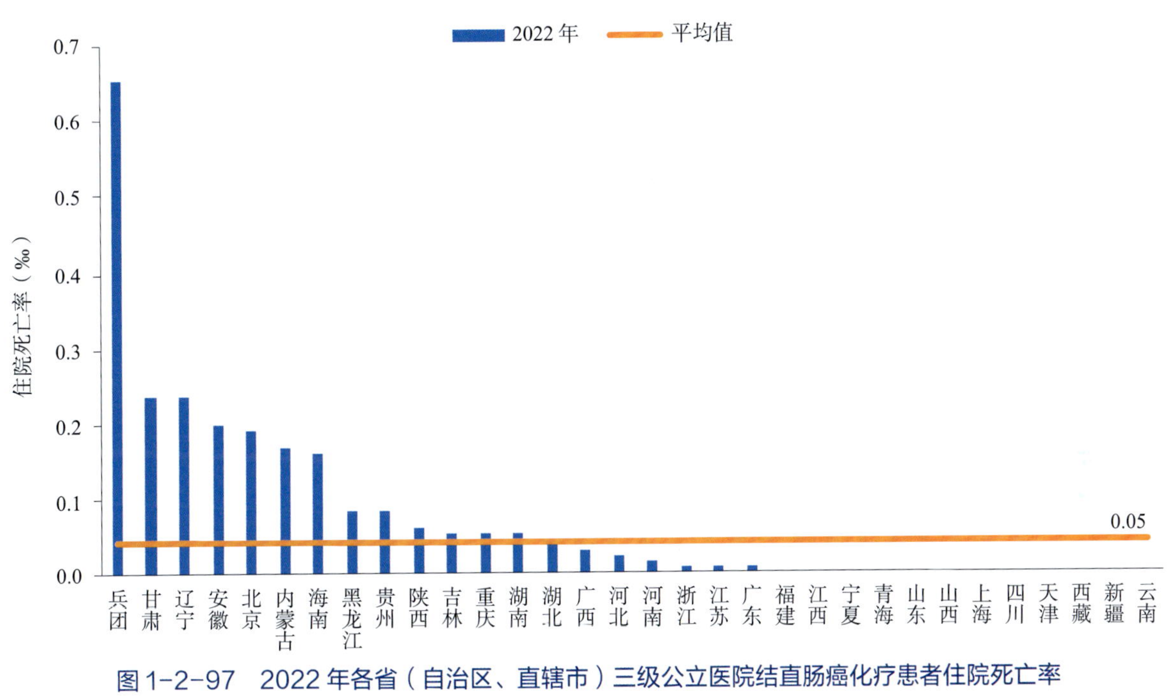

图 1-2-97　2022 年各省（自治区、直辖市）三级公立医院结直肠癌化疗患者住院死亡率

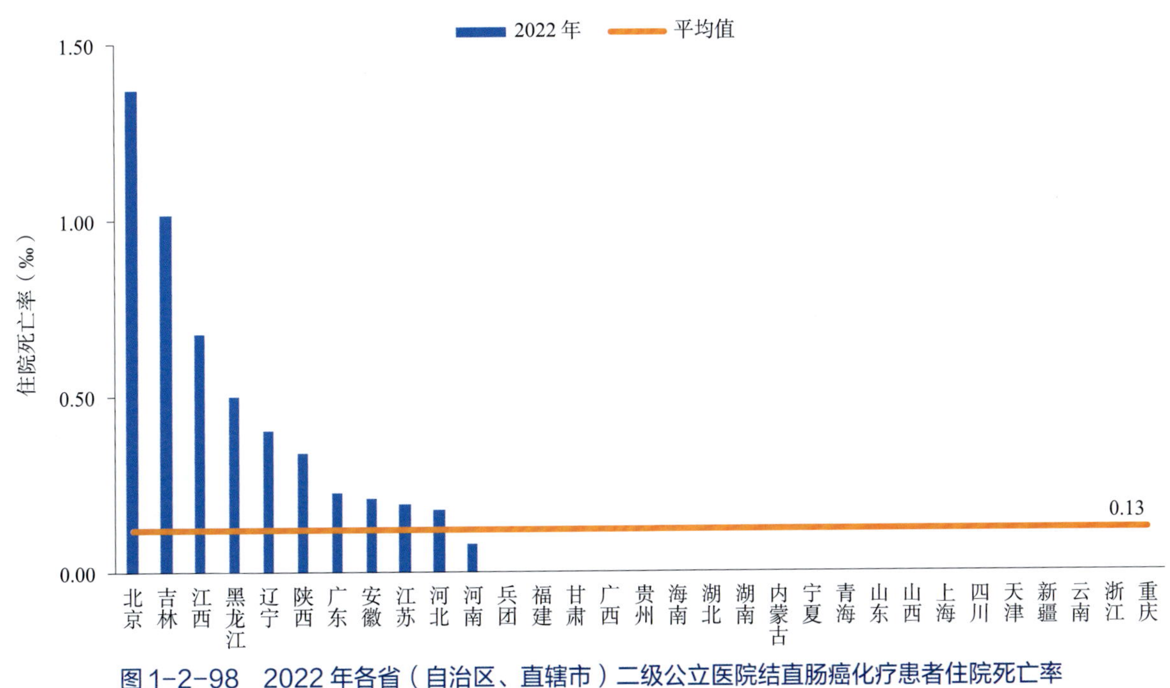

图 1-2-98　2022 年各省（自治区、直辖市）二级公立医院结直肠癌化疗患者住院死亡率

（四）结直肠癌化疗患者次均费用

2022 年纳入分析的三级公立医院结直肠癌化疗患者次均费用为 7 859.1 元，其中综合医院为 7 629.9 元，肿瘤专科医院为 9 238.4 元，其他专科医院为 9 115.9 元；从省级维度比较，青海相对较高，内蒙古相对较低（图 1-2-99）。二级公立医院结直肠癌化疗患者次均费用为 5 873.8 元，其中综合医院为 5 800.9 元，肿瘤专科医院为 8 056.1 元，其他专科医院为 5 346.8 元；从省级维度比较，上海相对较高，青海相对较低（图 1-2-100）。

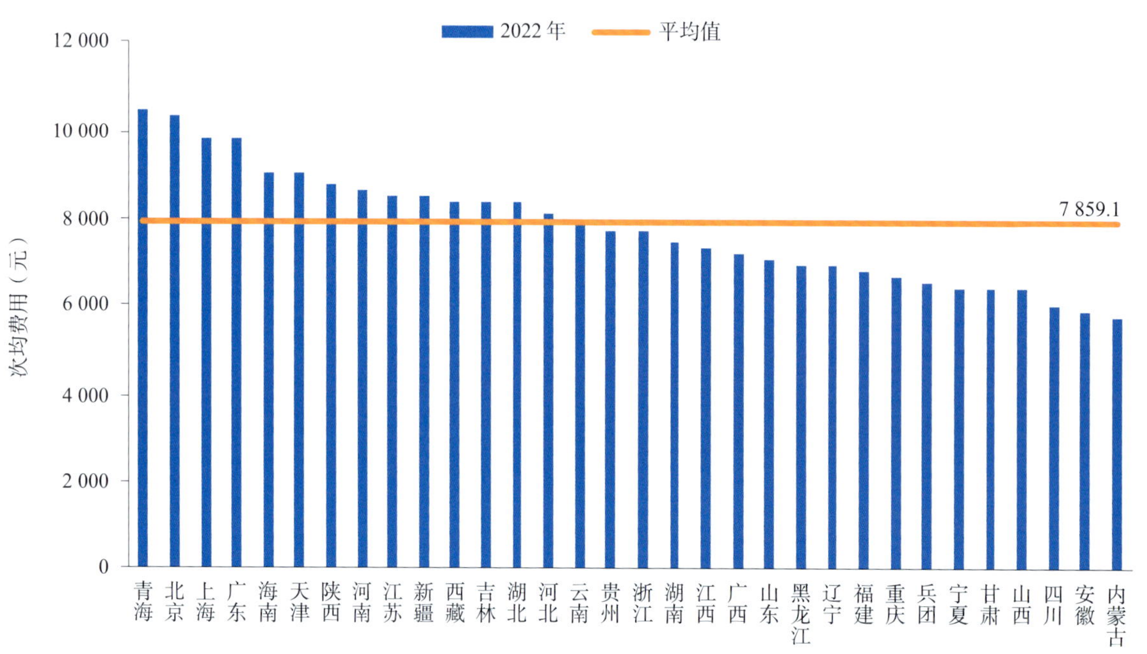

图 1-2-99　2022 年各省（自治区、直辖市）三级公立医院结直肠癌化疗患者次均费用

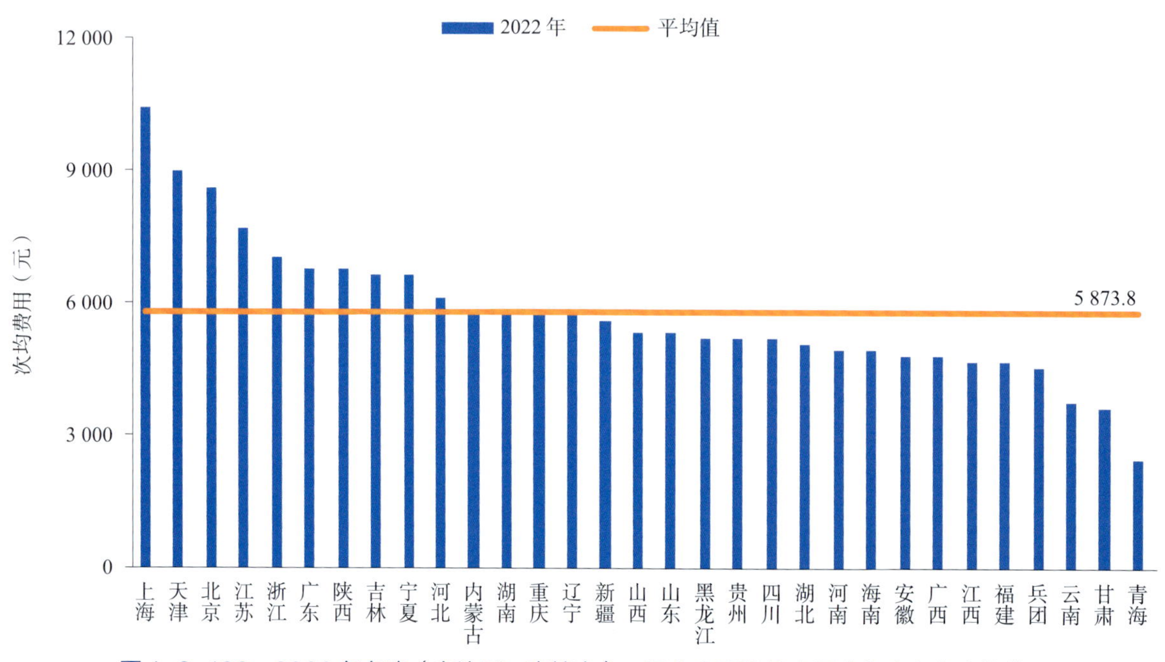

图 1-2-100　2022 年各省（自治区、直辖市）二级公立医院结直肠癌化疗患者次均费用

四、结直肠癌放疗患者医疗服务与质量安全情况

（一）结直肠癌放疗患者收治情况

2022 年纳入分析的三级公立医院结直肠癌放疗患者总体为 46 588 人次，其中综合医院为 38 602 人次，肿瘤专科医院为 7 708 人次，其他专科医院为 278 人次；从省级维度比较，山东相对较多，兵团相对较少（图 1-2-101）。二级公立医院结直肠癌放疗患者总体为 3 480 人次，其中综合医院为 3 096 人次，肿瘤专科医院为 362 人次，其他专科医院为 22 人次；从省级维度比较，山东相对较多，黑龙江相对较少（图 1-2-102）。

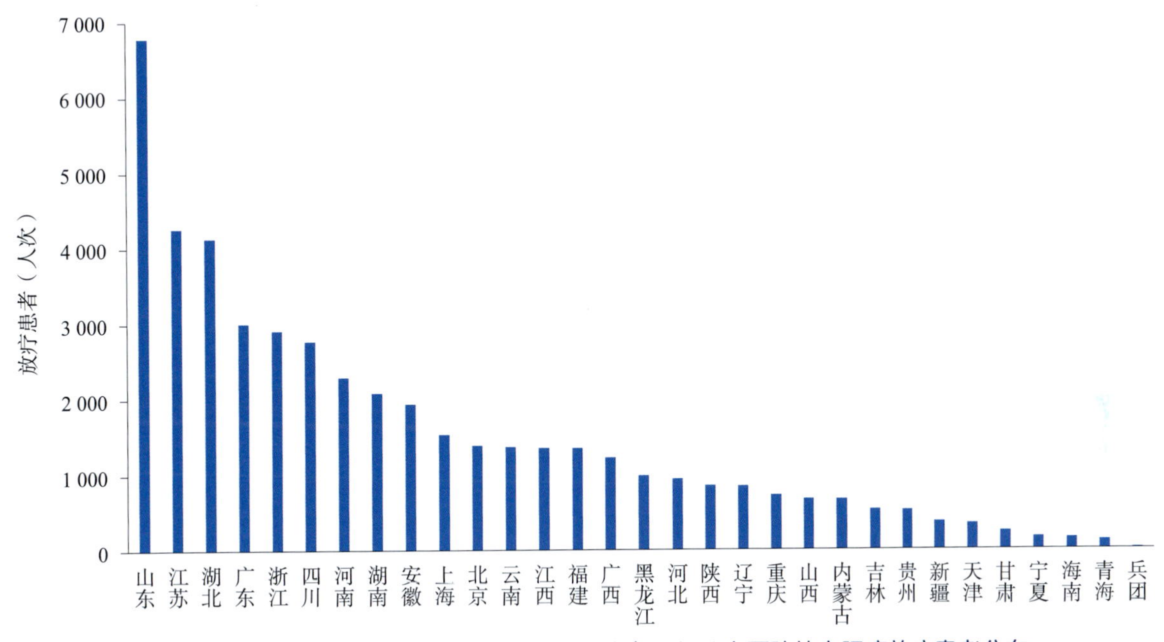

图 1-2-101　2022 年各省（自治区、直辖市）三级公立医院结直肠癌放疗患者分布

图 1-2-102　2022 年各省（自治区、直辖市）二级公立医院结直肠癌放疗患者分布

（二）结直肠癌放疗患者平均住院日

2022年纳入分析的三级公立医院结直肠癌放疗患者平均住院日为20.4天，其中综合医院为19.7天，肿瘤专科医院为23.3天，其他专科医院为26.1天；从省级维度比较，青海相对较长，北京相对较短（图1-2-103）。二级公立医院结直肠癌放疗患者平均住院日为25.6天，其中综合医院为25.3天，肿瘤专科医院为28.5天，其他专科医院为25.0天；从省级维度比较，四川相对较长，黑龙江相对较短（甘肃和黑龙江纳入分析的例数较少，分析结果仅作参考）（图1-2-104）。

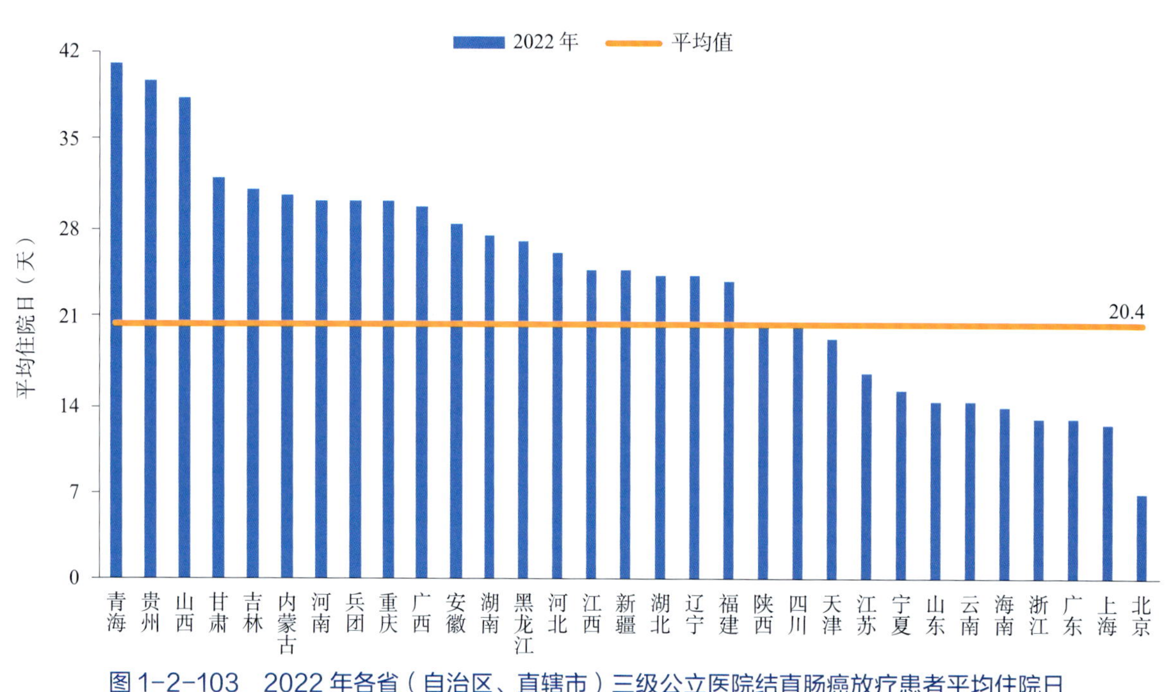

图1-2-103　2022年各省（自治区、直辖市）三级公立医院结直肠癌放疗患者平均住院日

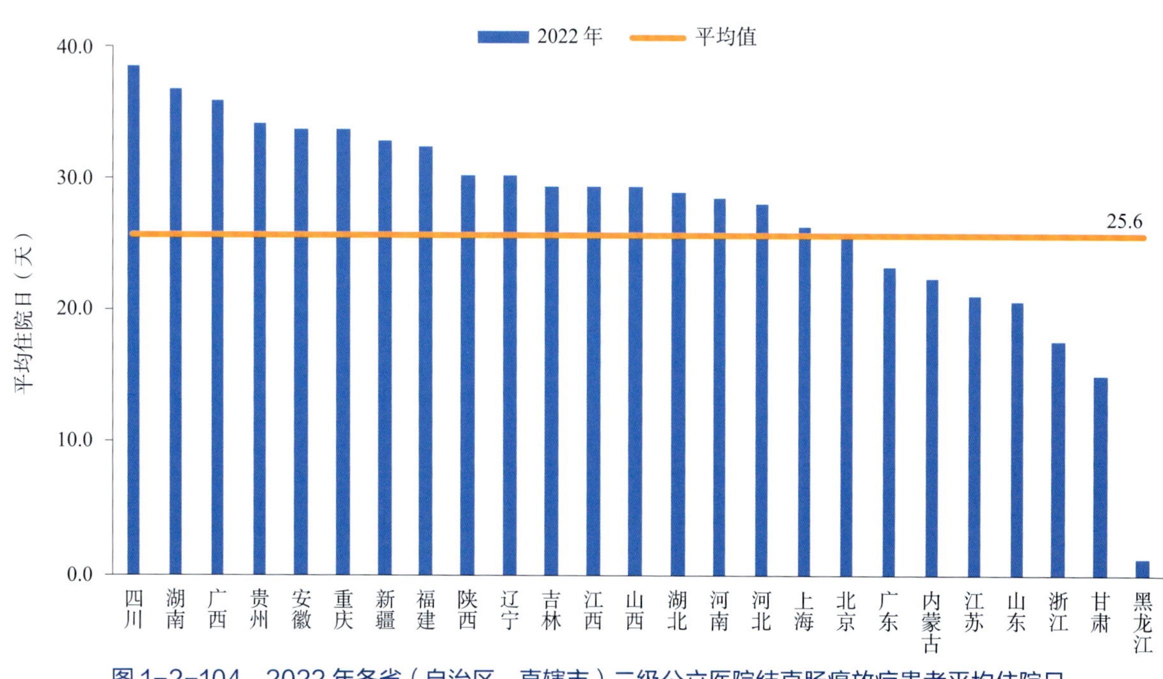

图1-2-104　2022年各省（自治区、直辖市）二级公立医院结直肠癌放疗患者平均住院日

（三）结直肠癌放疗患者住院死亡率

2022 年纳入分析的三级公立医院结直肠癌放疗患者住院死亡率为 0.047%，其中综合医院为 0.052%，肿瘤专科医院为 0.026%，其他专科医院为 0；从省级维度比较，甘肃相对较高，北京等均为 0（图 1-2-105）。二级公立医院结直肠癌放疗患者住院死亡率为 0.115%，其中综合医院为 0.129%，肿瘤专科医院为 0，其他专科医院为 0；从省级维度比较，除了北京、河北和山东，其余省份均为 0（图 1-2-106）。

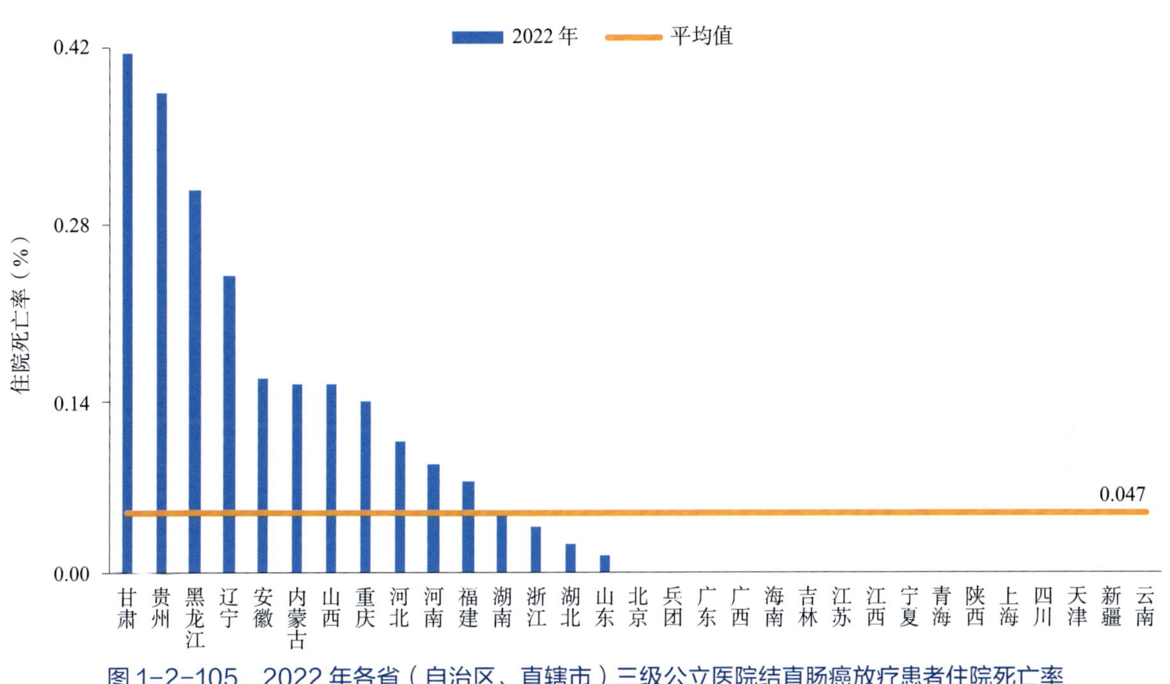

图 1-2-105　2022 年各省（自治区、直辖市）三级公立医院结直肠癌放疗患者住院死亡率

图 1-2-106　2022 年各省（自治区、直辖市）二级公立医院结直肠癌放疗患者住院死亡率

（四）结直肠癌放疗患者次均费用

2022 年纳入分析的三级公立医院结直肠癌放疗患者次均费用为 37 073.4 元，其中综合医院为 34 712.7 元，肿瘤专科医院为 48 618.1 元，其他专科医院为 44 829.7 元；从省级维度比较，甘肃相对较高，宁夏相对较低（图 1-2-107）。二级公立医院结直肠癌放疗患者次均费用为 29 983.4 元，其中综合医院为 29 463.1 元，肿瘤专科医院为 34 910.2 元，其他专科医院为 22 143.5 元；从省级维度比较，北京相对较高，黑龙江相对较低（甘肃和黑龙江纳入分析的例数较少，分析结果仅作参考）（图 1-2-108）。

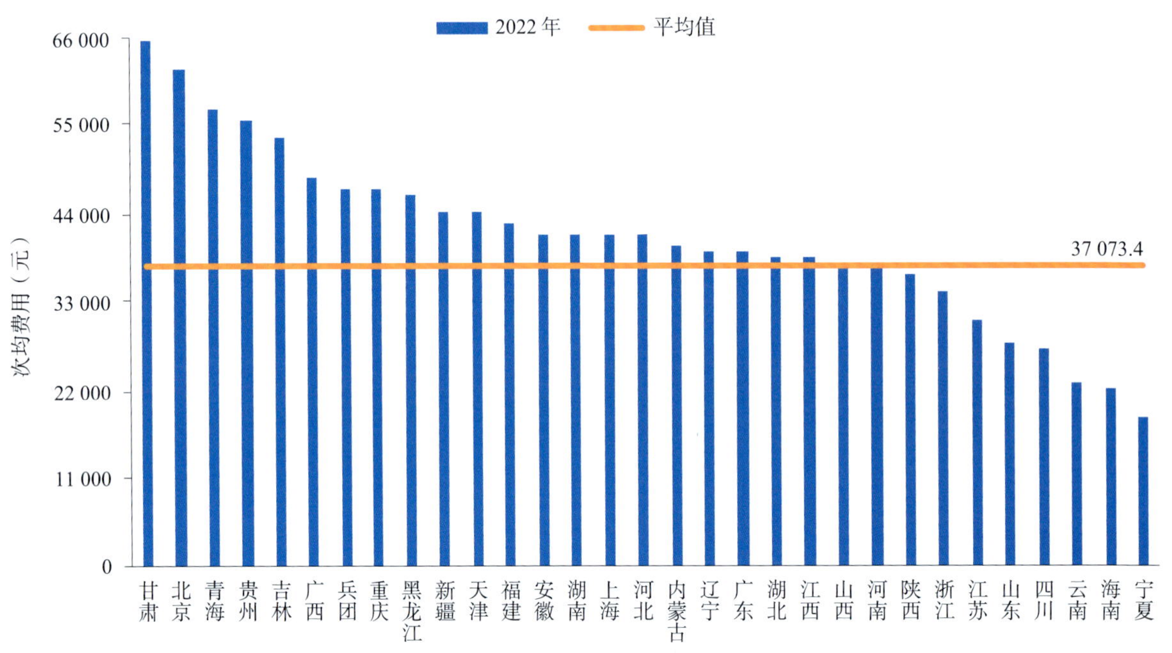

图 1-2-107　2022 年各省（自治区、直辖市）三级公立医院结直肠癌放疗患者次均费用

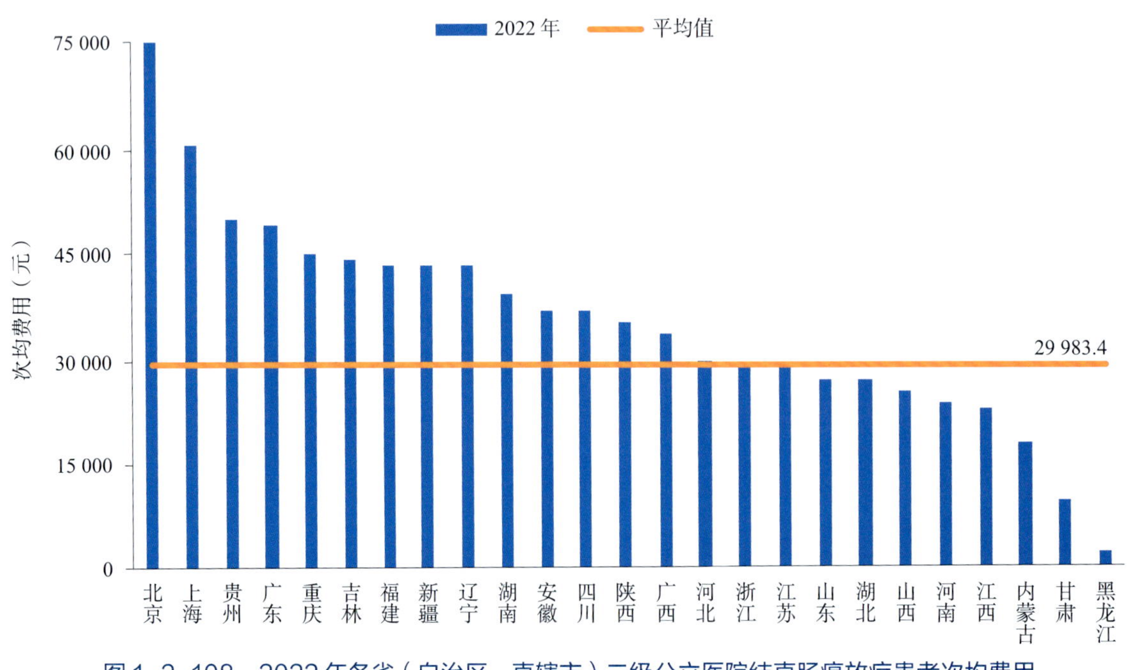

图 1-2-108　2022 年各省（自治区、直辖市）二级公立医院结直肠癌放疗患者次均费用

第四节　2022 年胃癌患者医疗服务与质量安全情况

一、胃癌患者医疗服务与质量安全总体情况

（一）胃癌患者收治情况

2022 年纳入分析的三级公立医院胃癌患者共 1 124 489 人次，其中综合医院 932 083 人次，肿瘤专科医院 181 526 人次，其他专科医院 10 880 人次；从省级维度比较，江苏相对较多，西藏相对较少（图 1-2-109）。二级公立医院胃癌患者共 205 728 人次，其中综合医院 195 947 人次，肿瘤专科医院 8 512 人次，其他专科医院 1 269 人次；从省级维度比较，山东相对较多，西藏相对较少（图 1-2-110）。

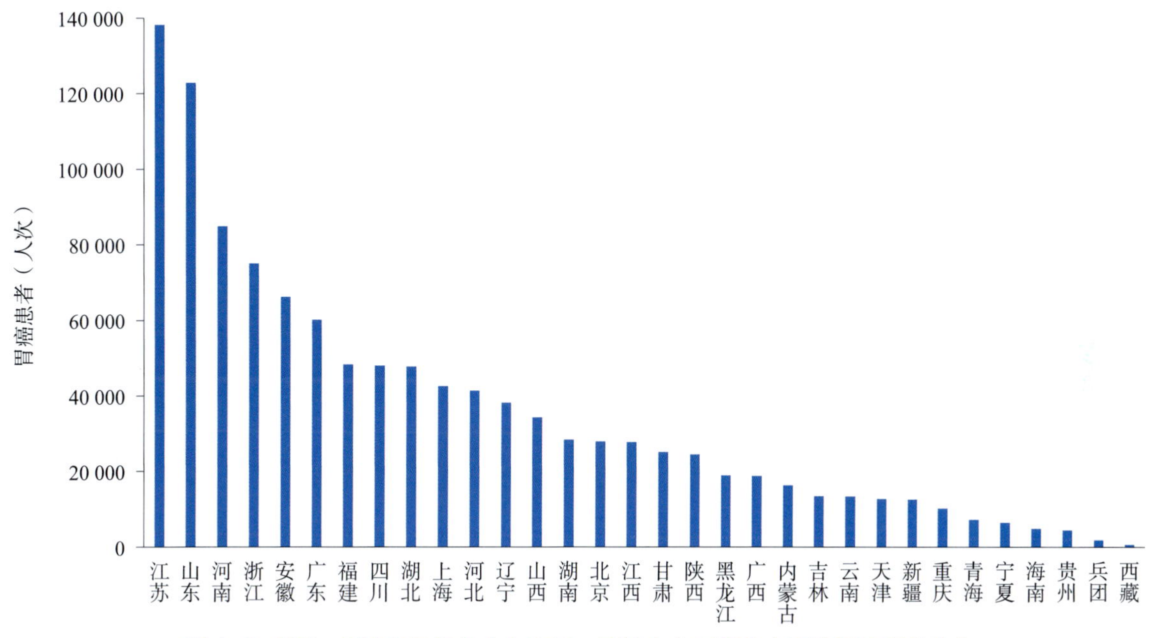

图 1-2-109　2022 年各省（自治区、直辖市）三级公立医院胃癌患者分布

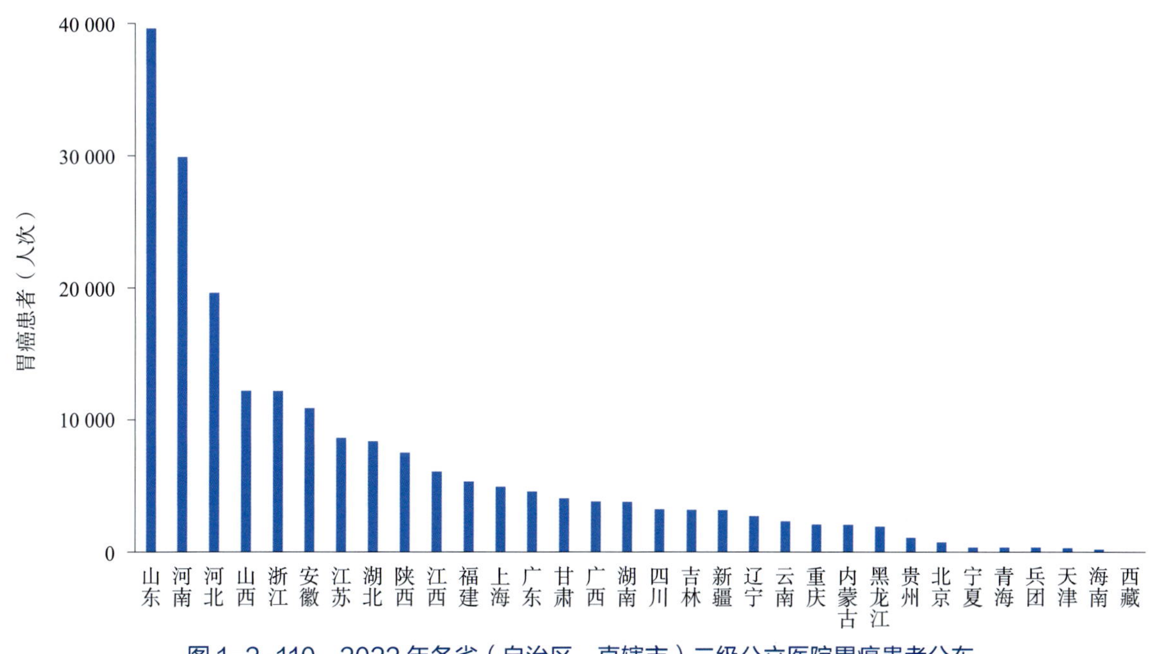

图 1-2-110　2022 年各省（自治区、直辖市）二级公立医院胃癌患者分布

（二）胃癌患者平均住院日

2022 年纳入分析的三级公立医院胃癌患者平均住院日为 7.4 天，其中综合医院为 7.5 天，肿瘤专科医院为 6.5 天，其他专科医院为 10.0 天；从省级维度比较，贵州相对较长，天津相对较短（图 1-2-111）。二级公立医院胃癌患者平均住院日为 8.3 天，其中综合医院为 8.3 天，肿瘤专科医院为 9.9 天，其他专科医院为 12.2 天；从省级维度比较，西藏相对较长，黑龙江相对较短（图 1-2-112）。

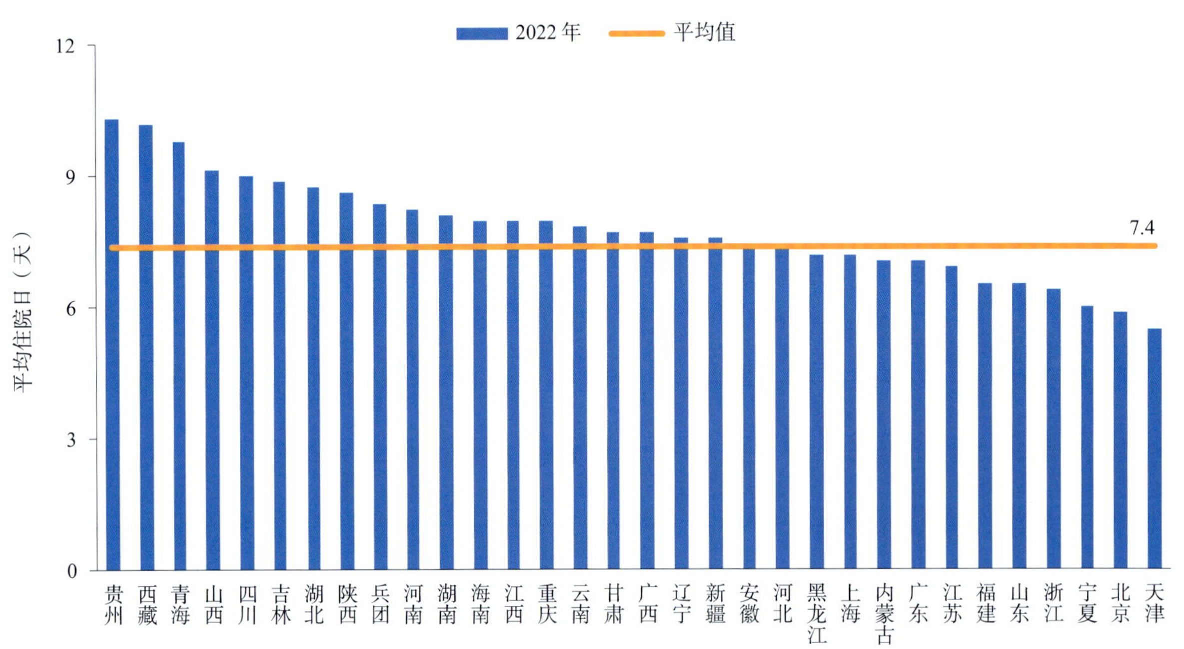

图 1-2-111　2022 年各省（自治区、直辖市）三级公立医院胃癌患者平均住院日

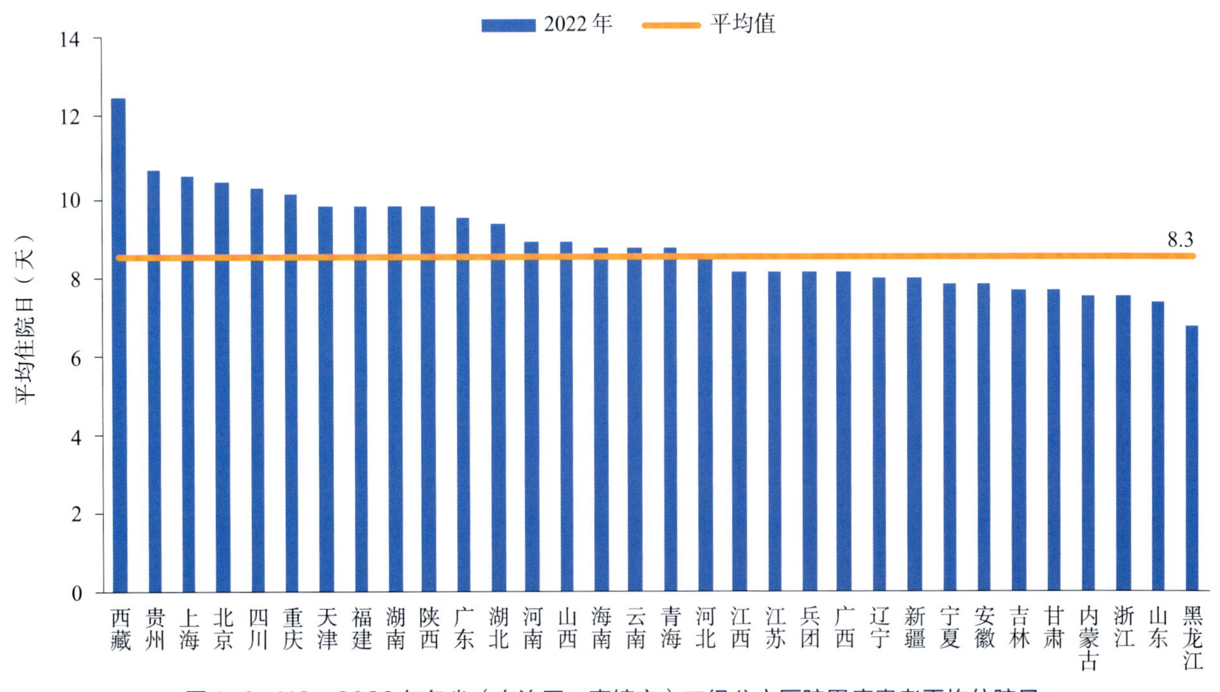

图 1-2-112　2022 年各省（自治区、直辖市）二级公立医院胃癌患者平均住院日

（三）胃癌患者住院死亡率

2022 年纳入分析的三级公立医院胃癌患者住院死亡率为 0.79%，其中综合医院为 0.87%，肿瘤专科医院为 0.26%，其他专科医院为 3.23%；从省级维度比较，兵团相对较高，福建相对较低（图 1-2-113）。二级公立医院胃癌患者住院死亡率为 1.62%，其中综合医院为 1.61%，肿瘤专科医院为 0.92%，其他专科医院为 7.57%；从省级维度比较，北京相对较高，西藏相对较低（图 1-2-114）。

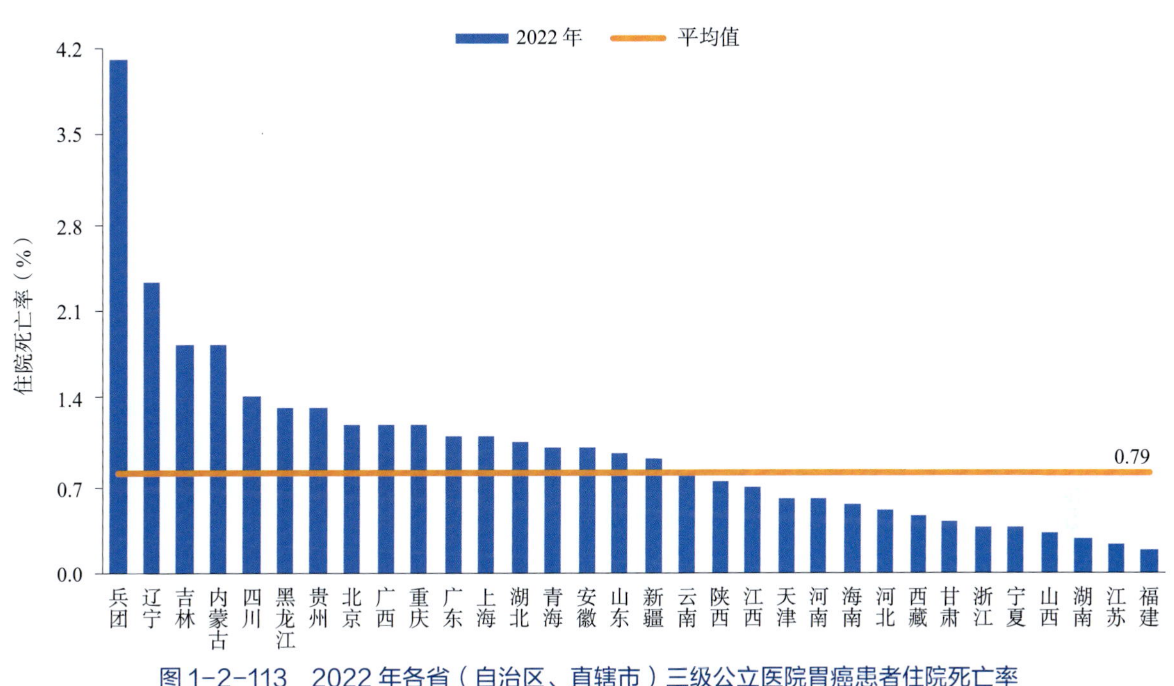

图 1-2-113　2022 年各省（自治区、直辖市）三级公立医院胃癌患者住院死亡率

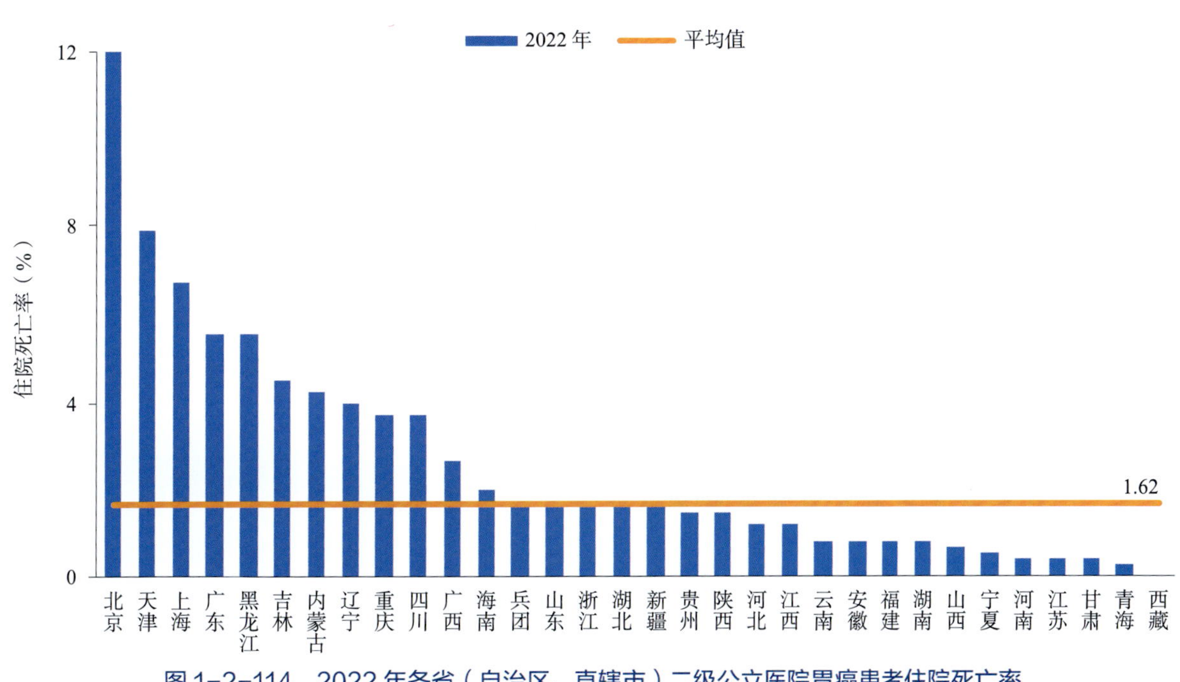

图 1-2-114　2022 年各省（自治区、直辖市）二级公立医院胃癌患者住院死亡率

（四）胃癌患者次均费用

2022 年纳入分析的三级公立医院胃癌患者次均费用为 17 663.1 元，其中综合医院为 17 321.3 元，肿瘤专科医院为 19 374.8 元，其他专科医院为 18 386.4 元；从省级维度比较，上海相对较高，兵团相对较低（图 1-2-115）。二级公立医院胃癌患者次均费用为 9 618.1 元，其中综合医院为 9 430.4 元，肿瘤专科医院为 11 932.6 元，其他专科医院为 23 057.8 元；从省级维度比较，天津相对较高，青海相对较低（图 1-2-116）。

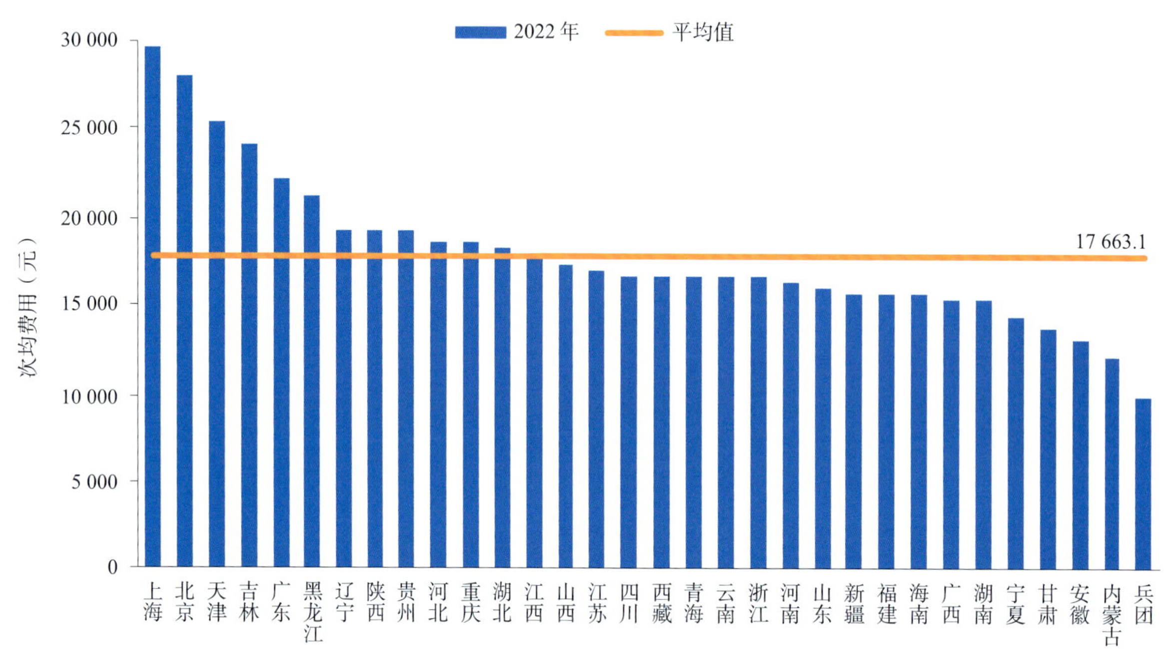

图 1-2-115　2022 年各省（自治区、直辖市）三级公立医院胃癌患者次均费用

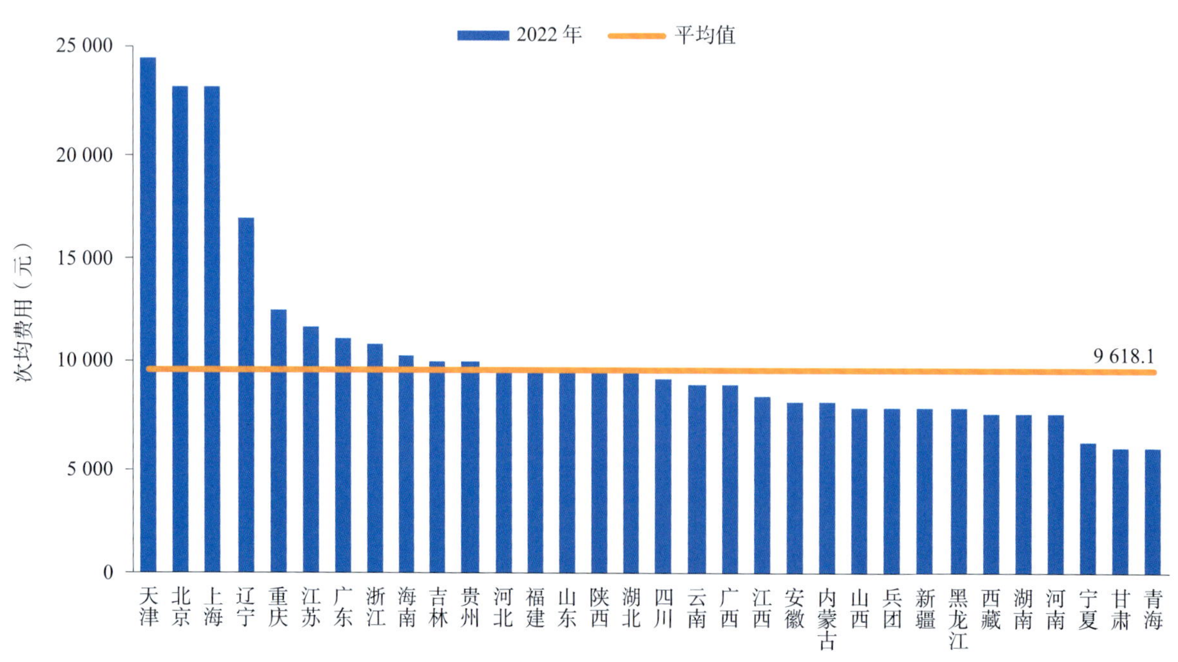

图 1-2-116　2022 年各省（自治区、直辖市）二级公立医院胃癌患者次均费用

二、胃癌手术患者医疗服务与质量安全情况

（一）胃癌手术患者收治情况

2022 年纳入分析的三级公立医院胃癌手术患者为 149 954 人次，其中综合医院为 125 268 人次，肿瘤专科医院为 23 773 人次，其他专科医院为 913 人次；从省级维度比较，江苏相对较多，西藏相对较少（图 1-2-117）。二级公立医院胃癌手术患者为 13 609 人次，其中综合医院为 13 063 人次，肿瘤专科医院为 444 人次，其他专科医院为 102 人次；从省级维度比较，山东相对较多，西藏相对较少（图 1-2-118）。

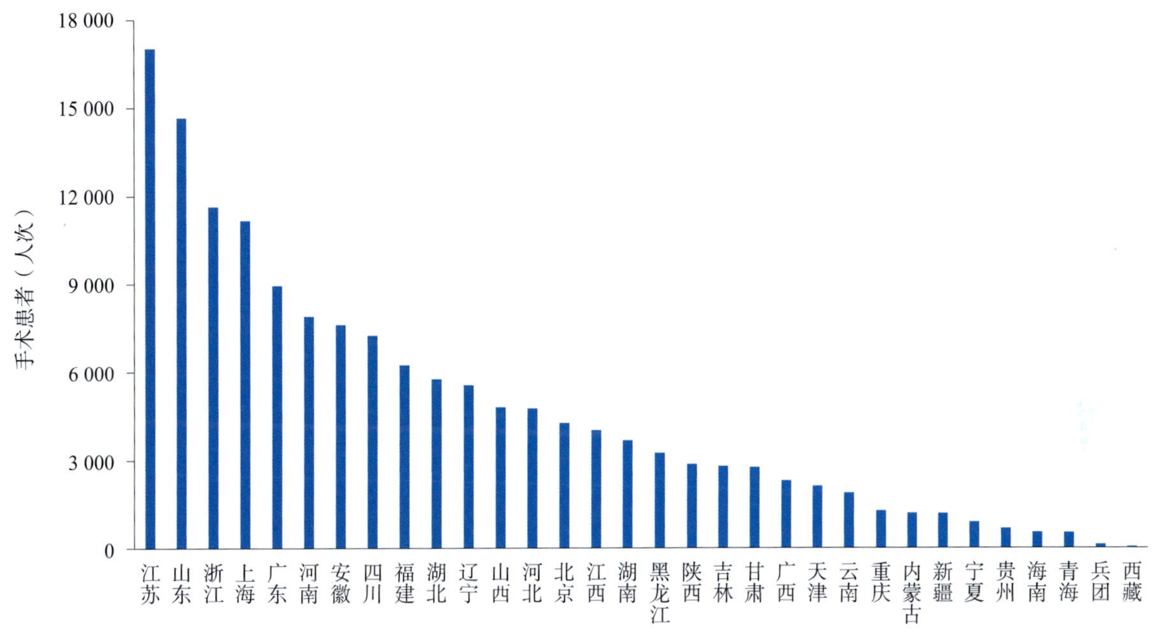

图 1-2-117　2022 年各省（自治区、直辖市）三级公立医院胃癌手术患者分布

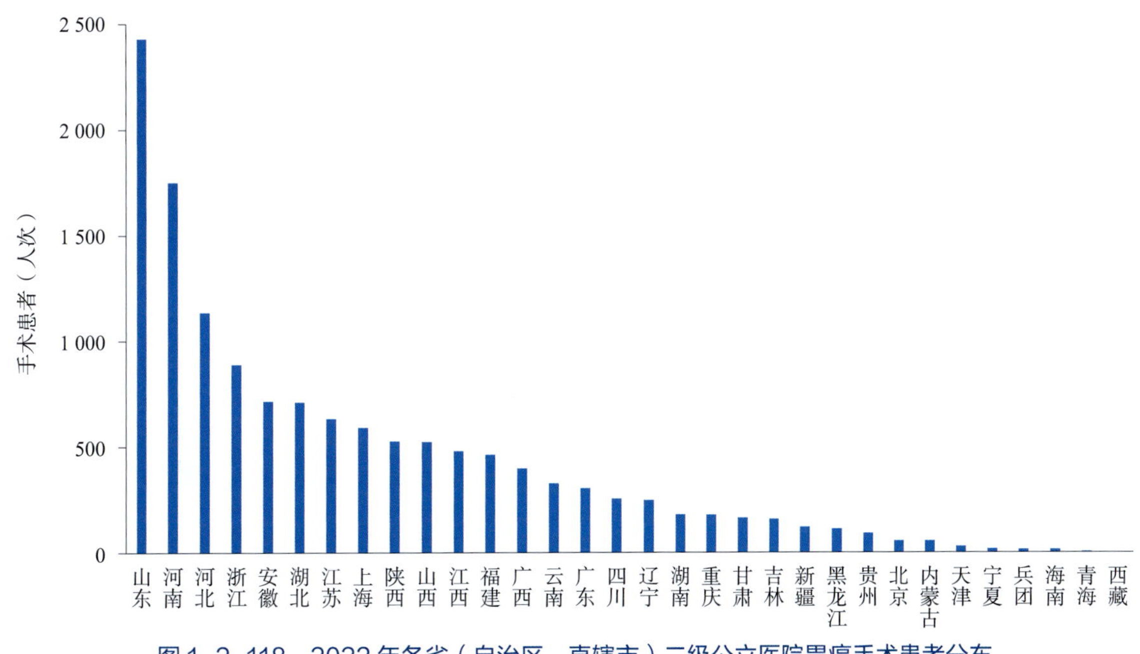

图 1-2-118　2022 年各省（自治区、直辖市）二级公立医院胃癌手术患者分布

（二）胃癌手术患者平均住院日

2022年纳入分析的三级公立医院胃癌手术患者平均住院日为18.6天，其中综合医院为18.9天，肿瘤专科医院为17.0天，其他专科医院为21.7天；从省级维度比较，西藏相对较长，天津相对较短（图1-2-119）。二级公立医院胃癌手术患者平均住院日为22.2天，其中综合医院为22.2天，肿瘤专科医院为23.8天，其他专科医院为21.3天；从省级维度比较，兵团相对较长，黑龙江相对较短（青海和西藏纳入分析的例数较少，分析结果仅作为参考）（图1-2-120）。

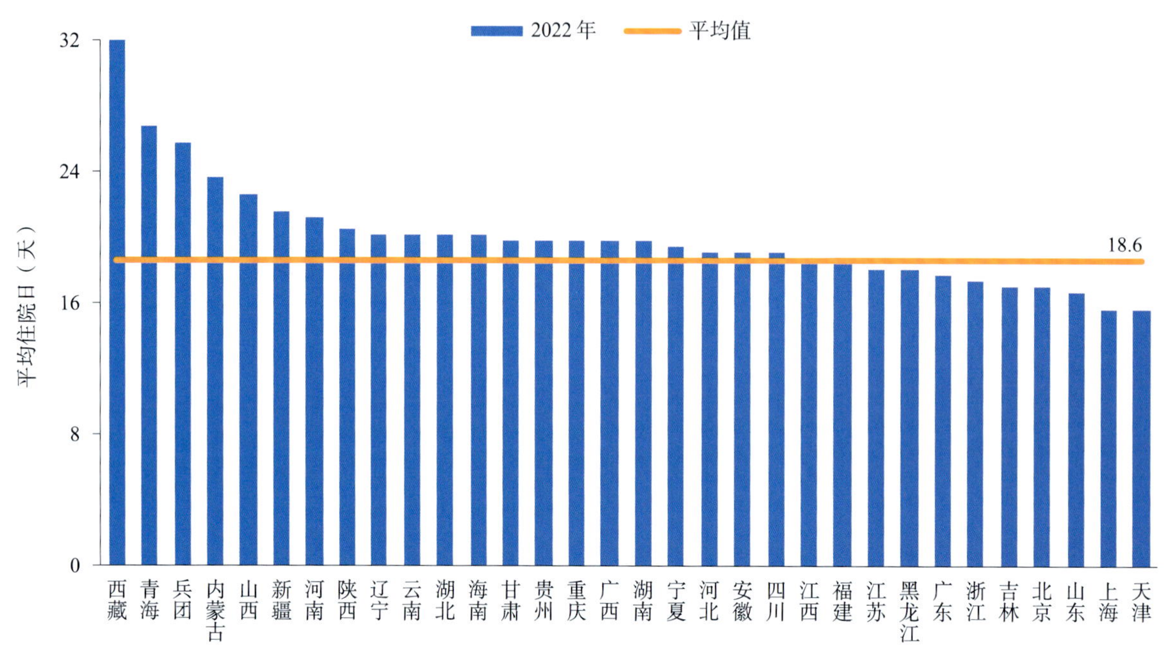

图1-2-119　2022年各省（自治区、直辖市）三级公立医院胃癌手术患者平均住院日

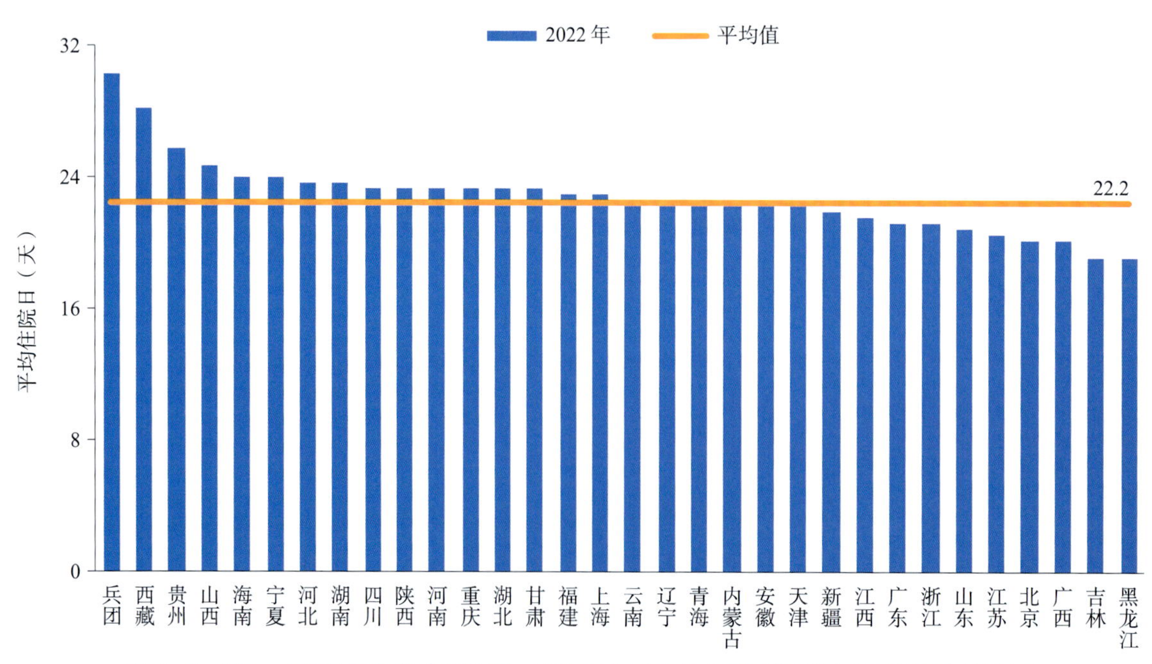

图1-2-120　2022年各省（自治区、直辖市）二级公立医院胃癌手术患者平均住院日

（三）胃癌手术患者四级手术比例

2022 年纳入分析的三级公立医院胃癌手术患者四级手术比例为 81.5%，其中综合医院为 82.6%，肿瘤专科医院为 76.2%，其他专科医院为 74.4%；从省级维度比较，江苏相对较高，浙江相对较低（图 1-2-121）。二级公立医院胃癌手术患者四级手术比例为 65.2%，其中综合医院为 66.4%，肿瘤专科医院为 39.2%，其他专科医院为 30.4%；从省级维度比较，西藏相对较高，四川相对较低（青海和西藏纳入分析的例数较少，分析结果仅作为参考）（图 1-2-122）。

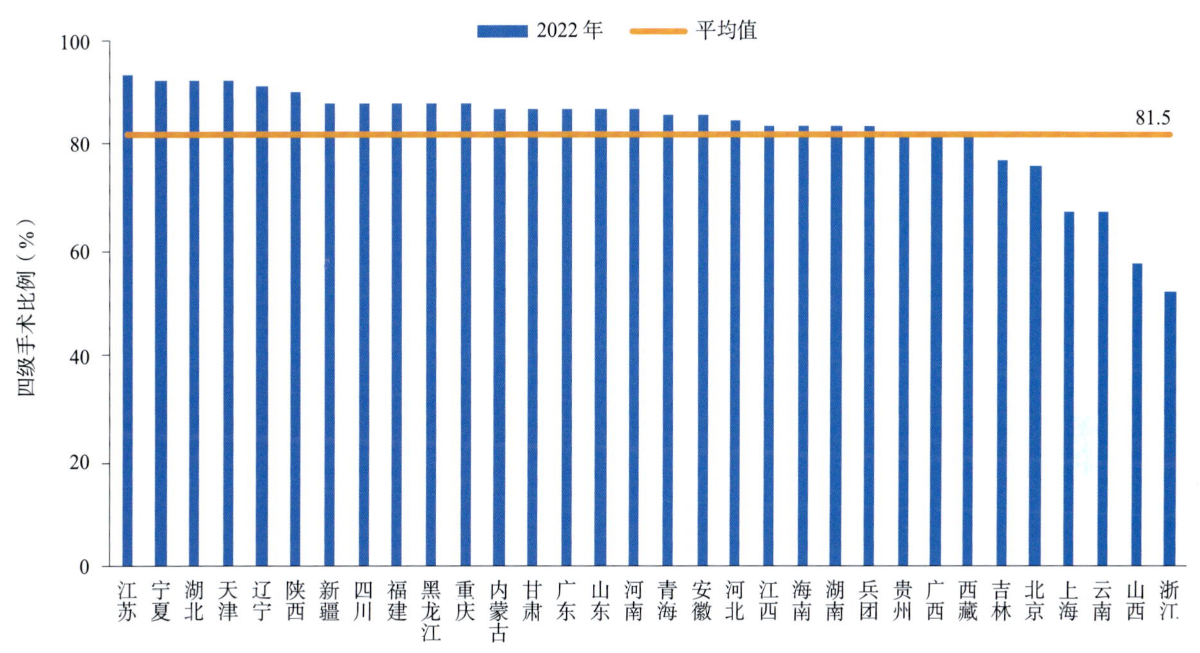

图 1-2-121　2022 年各省（自治区、直辖市）三级公立医院胃癌手术患者四级手术比例

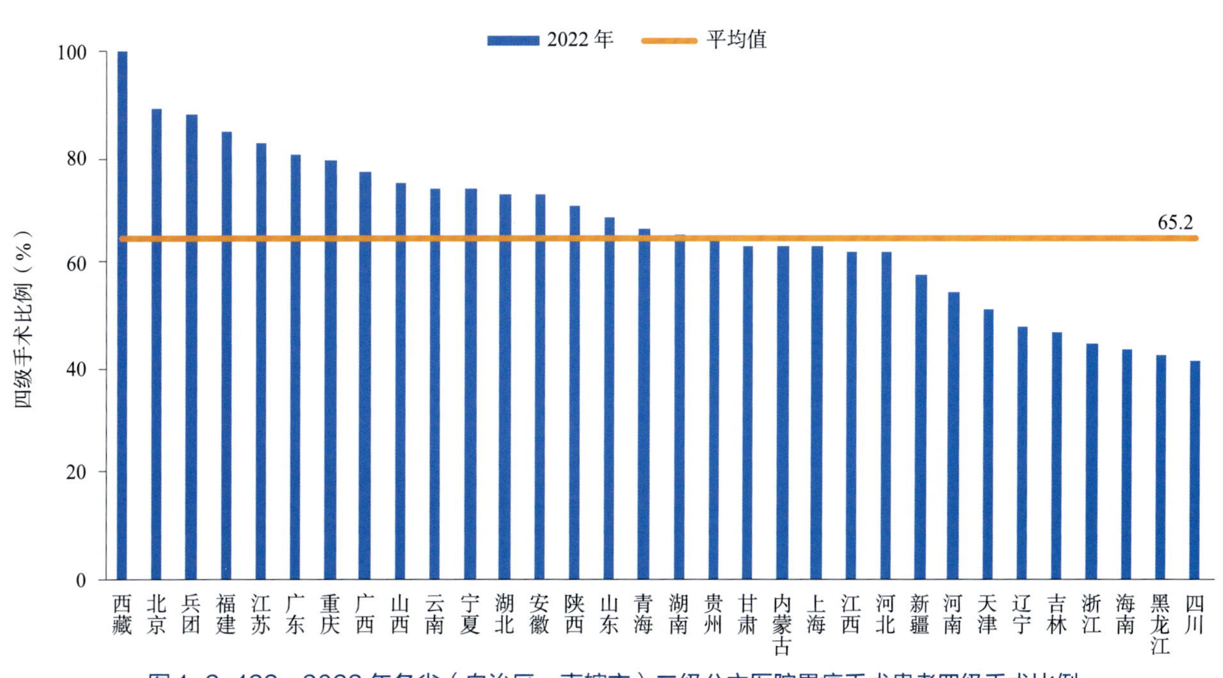

图 1-2-122　2022 年各省（自治区、直辖市）二级公立医院胃癌手术患者四级手术比例

（四）胃癌手术患者Ⅰ类切口手术部位感染率

2022 年纳入分析的三级公立医院胃癌手术患者Ⅰ类切口手术部位感染率总体为 0.18%，其中综合医院为 0.20%，肿瘤专科医院为 0.07%，其他专科医院为 0；从省级维度比较，吉林相对较高，北京等均为 0（图 1-2-123）。二级公立医院胃癌手术患者Ⅰ类切口手术部位感染率总体为 4.66%，其中综合医院为 4.88%，肿瘤专科医院为 0.72%，其他专科医院为 6.67%；从省级维度比较，福建相对较高，北京等均为 0（青海和西藏纳入分析的例数较少，分析结果仅作为参考）（图 1-2-124）。

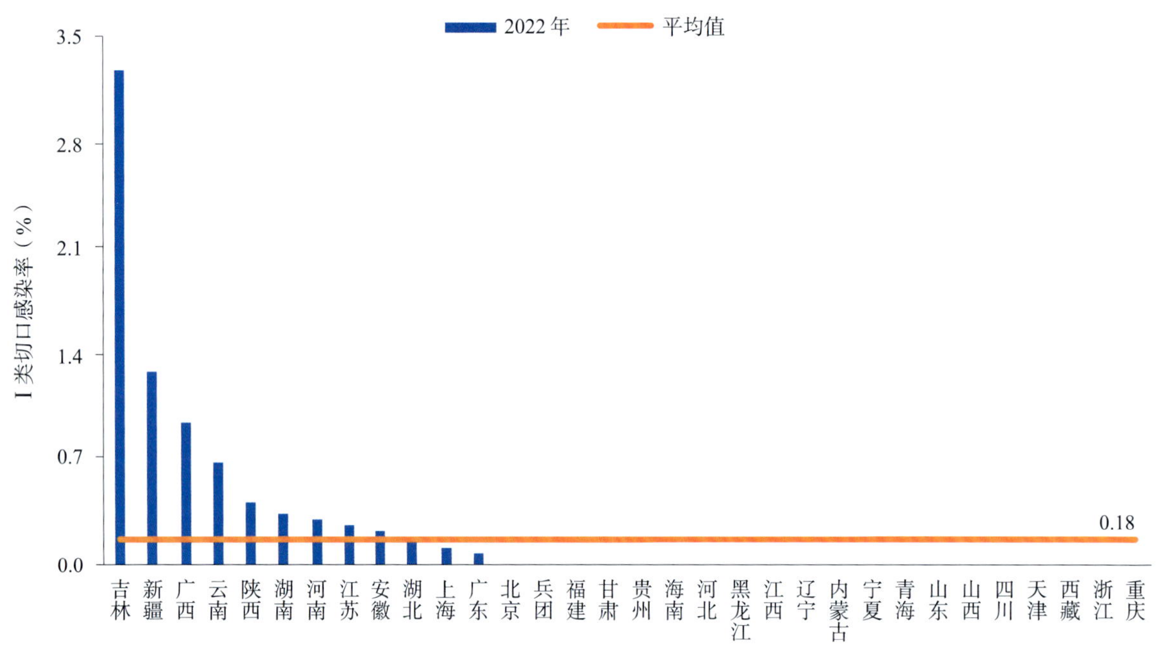

图 1-2-123　2022 年各省（自治区、直辖市）三级公立医院胃癌手术患者Ⅰ类切口手术部位感染率

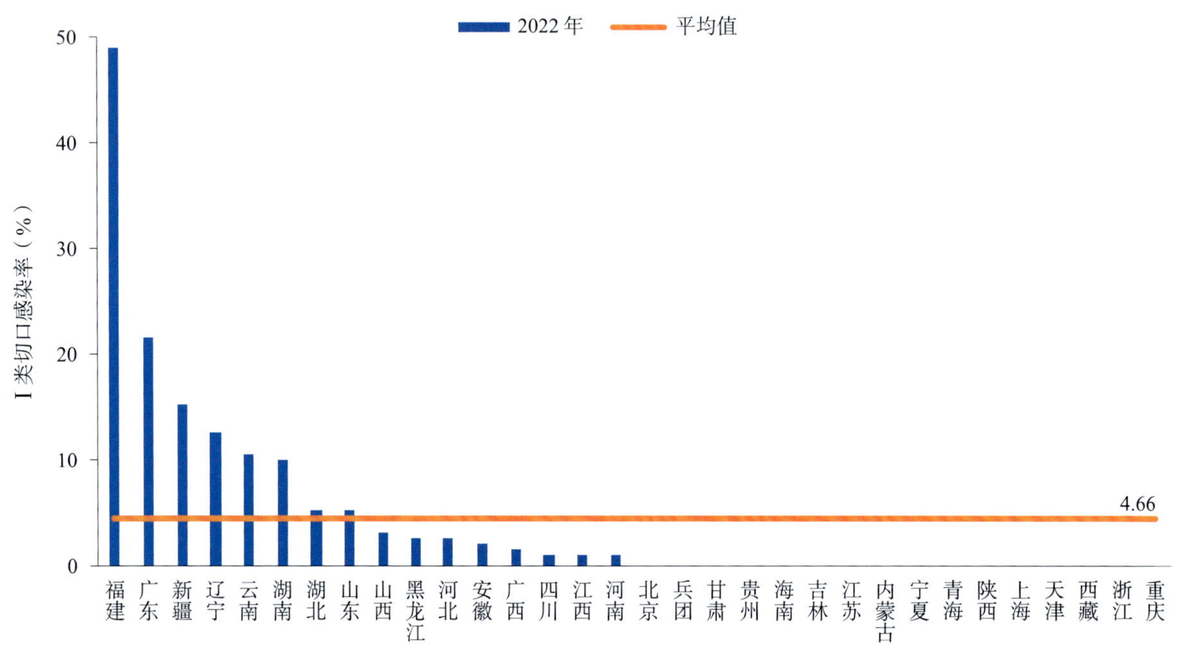

图 1-2-124　2022 年各省（自治区、直辖市）二级公立医院胃癌手术患者Ⅰ类切口手术部位感染率

（五）胃癌手术患者住院死亡率

2022 年纳入分析的三级公立医院胃癌手术患者住院死亡率为 0.52%，其中综合医院为 0.57%，肿瘤专科医院为 0.21%，其他专科医院为 1.10%；从省级维度比较，兵团相对较高，海南为 0（图 1-2-125）。二级公立医院胃癌手术患者住院死亡率为 0.73%，其中综合医院为 0.73%，肿瘤专科医院为 0.68%，其他专科医院为 0；从省级维度比较，海南相对较高，兵团等均为 0（青海和西藏纳入分析的例数较少，分析结果仅作为参考）（图 1-2-126）。

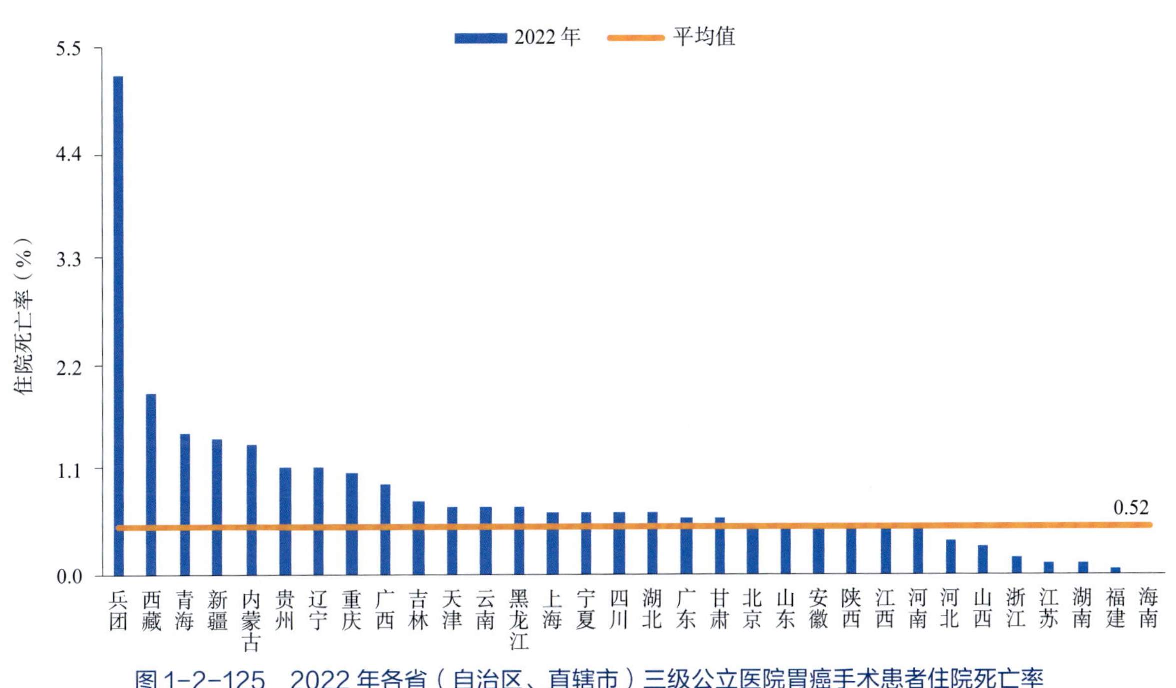

图 1-2-125　2022 年各省（自治区、直辖市）三级公立医院胃癌手术患者住院死亡率

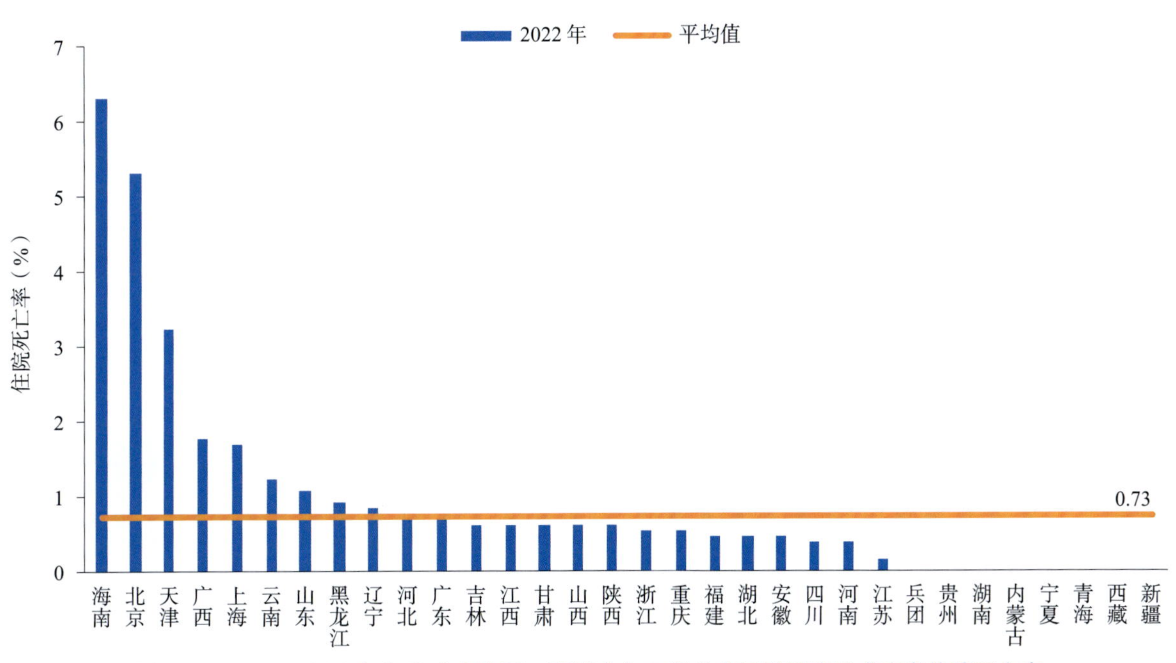

图 1-2-126　2022 年各省（自治区、直辖市）二级公立医院胃癌手术患者住院死亡率

（六）胃癌手术患者次均费用

2022 年纳入分析的三级公立医院胃癌手术患者次均费用为 70 891.4 元，其中综合医院为 69 501.6 元，肿瘤专科医院为 78 152.6 元，其他专科医院为 72 509.9 元；从省级维度比较，北京相对较高，兵团相对较低（图 1-2-127）。二级公立医院胃癌手术患者次均费用为 46 401.3 元，其中综合医院为 46 672.4 元，肿瘤专科医院为 42 799.8 元，其他专科医院为 27 378.6 元；从省级维度比较，北京相对较高，湖南相对较低（青海和西藏纳入分析的例数较少，分析结果仅作为参考）（图 1-2-128）。

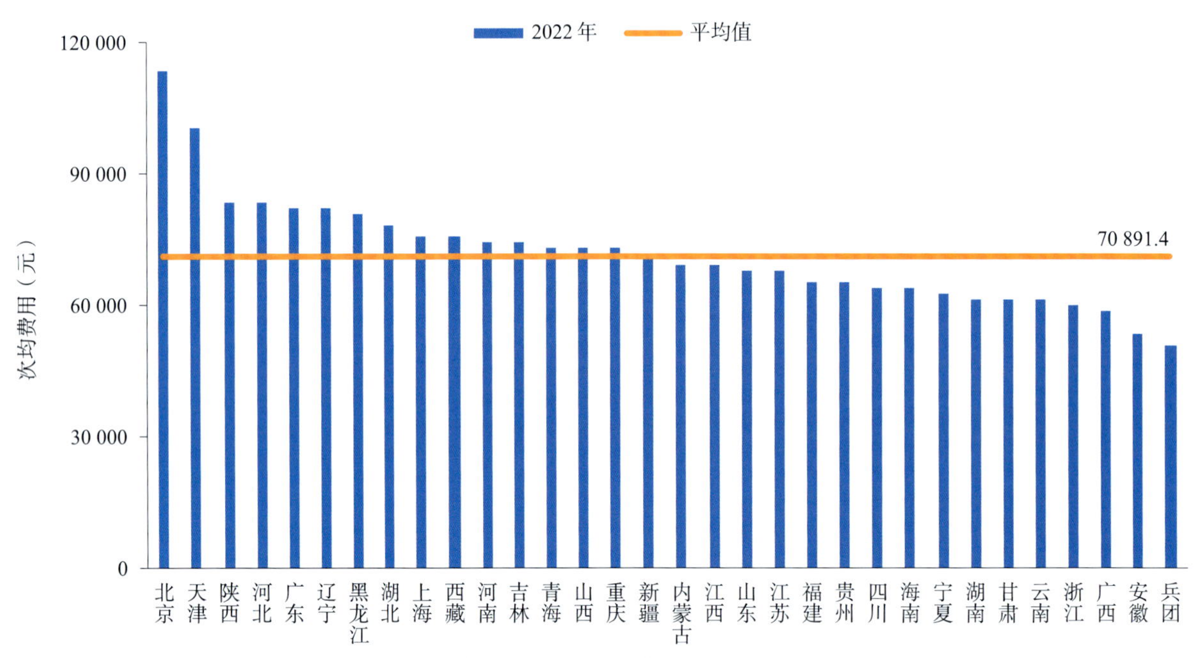

图 1-2-127　2022 年各省（自治区、直辖市）三级公立医院胃癌手术患者次均费用

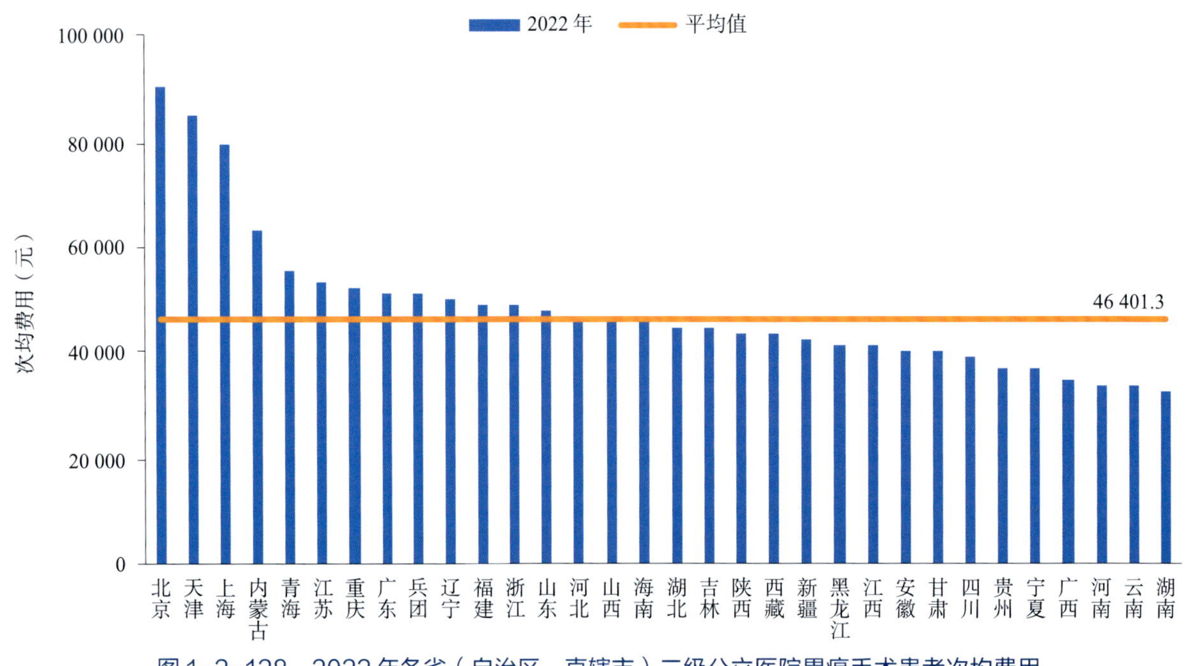

图 1-2-128　2022 年各省（自治区、直辖市）二级公立医院胃癌手术患者次均费用

三、胃癌化疗患者医疗服务与质量安全情况

（一）胃癌化疗患者收治情况

2022 年纳入分析的三级公立医院胃癌化疗患者共 564 016 人次，其中综合医院为 465 901 人次，肿瘤专科医院为 93 651 人次，其他专科医院为 4 464 人次；从省级维度比较，江苏相对较多，西藏相对较少（图 1-2-129）。二级公立医院胃癌化疗患者共 80 139 人次，其中综合医院为 76 028 人次，肿瘤专科医院为 3 797 人次，其他专科医院为 314 人次；从省级维度比较，山东相对较多，海南相对较少（图 1-2-130）。

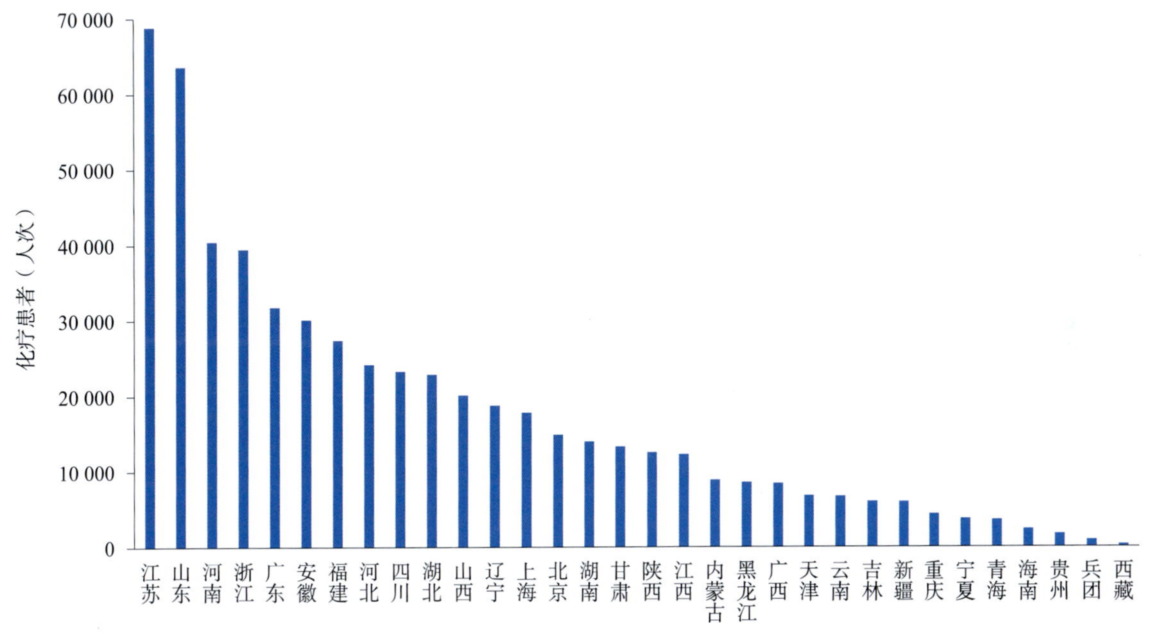

图 1-2-129　2022 年各省（自治区、直辖市）三级公立医院胃癌化疗患者分布

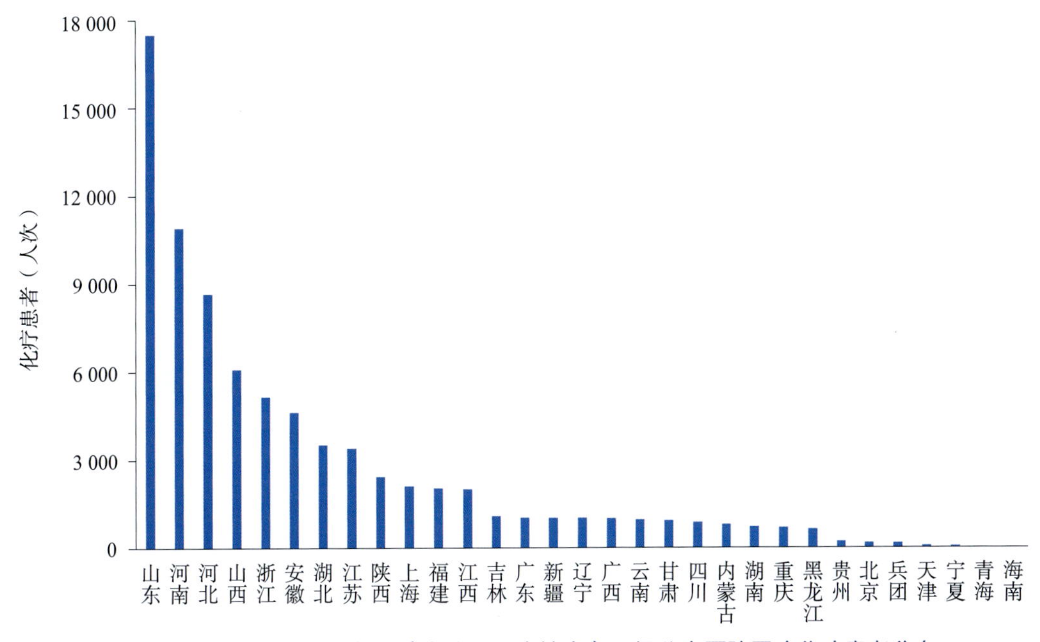

图 1-2-130　2022 年各省（自治区、直辖市）二级公立医院胃癌化疗患者分布

（二）胃癌化疗患者平均住院日

2022 年纳入分析的三级公立医院胃癌化疗患者平均住院日为 4.4 天，其中综合医院为 4.4 天，肿瘤专科医院为 4.0 天，其他专科医院为 7.3 天；从省级维度比较，青海相对较长，宁夏相对较短（图 1-2-131）。二级公立医院胃癌化疗患者平均住院日为 5.5 天，其中综合医院为 5.4 天，肿瘤专科医院为 7.7 天，其他专科医院为 7.4 天；从省级维度比较，贵州相对较高，浙江相对较低（海南纳入分析的例数较少，分析结果仅作为参考）（图 1-2-132）。

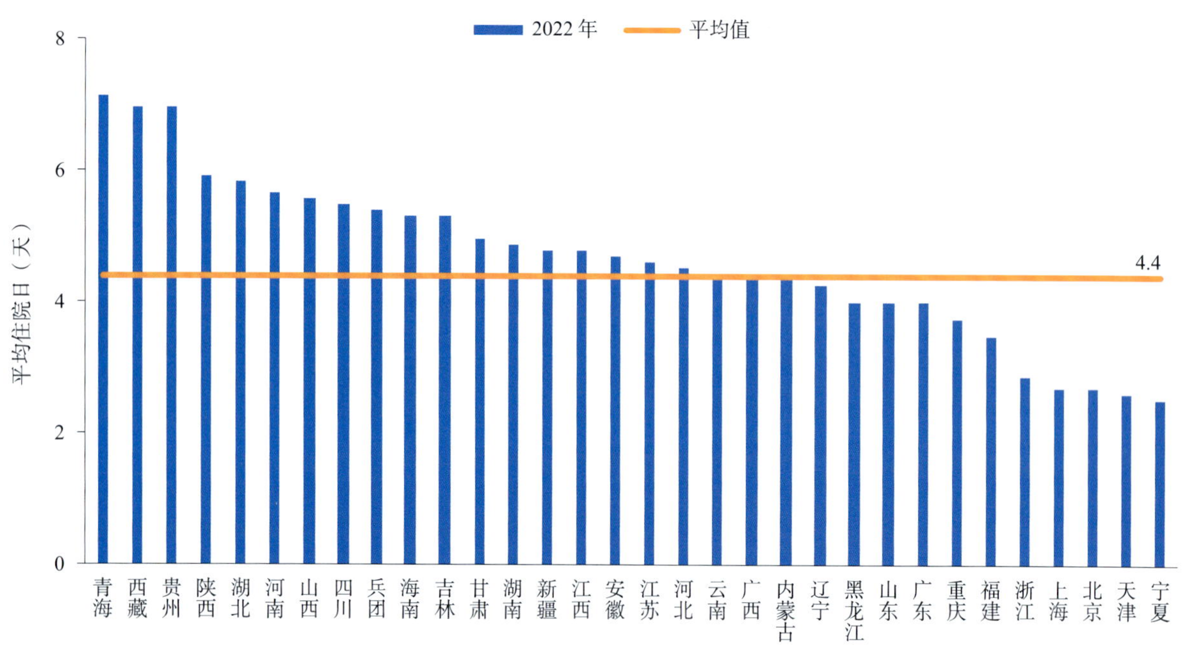

图 1-2-131　2022 年各省（自治区、直辖市）三级公立医院胃癌化疗患者平均住院日

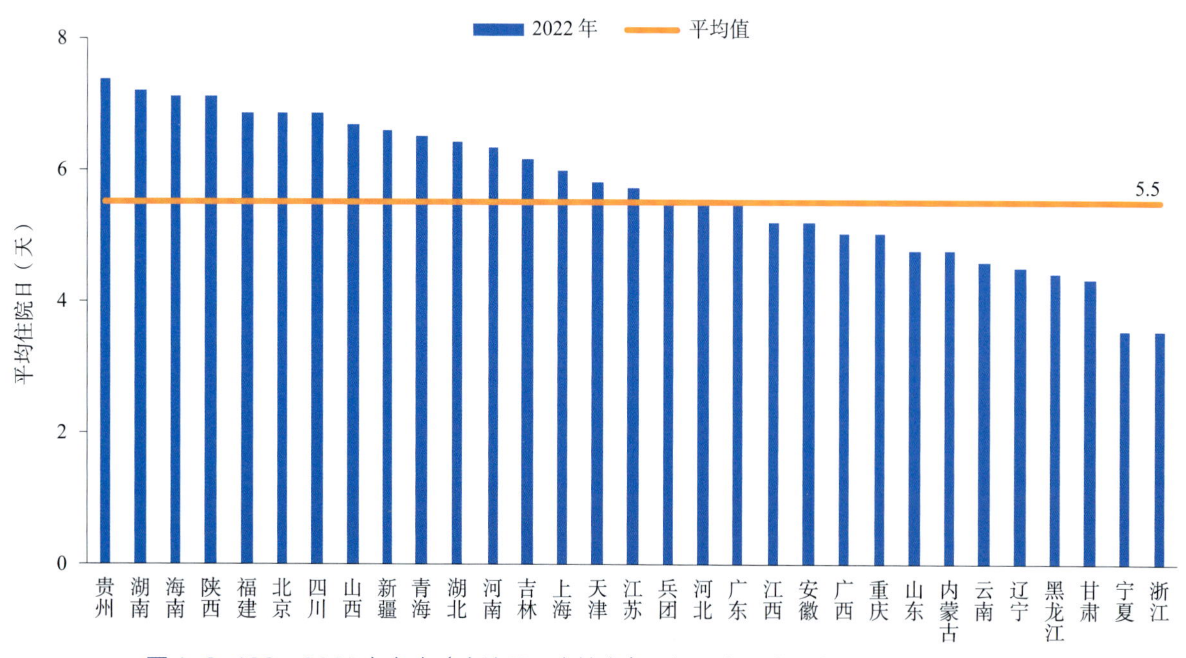

图 1-2-132　2022 年各省（自治区、直辖市）二级公立医院胃癌化疗患者平均住院日

（三）胃癌化疗患者住院死亡率

2022 年纳入分析的三级公立医院胃癌化疗患者住院死亡率为 0.10‰，其中综合医院为 0.10‰，肿瘤专科医院为 0.11‰，其他专科医院为 0.45‰；从省级维度比较，北京相对较高，兵团等均为 0（图 1-2-133）。二级公立医院胃癌化疗患者住院死亡率为 0.17‰，其中综合医院为 0.18‰，肿瘤专科医院为 0，其他专科医院为 0；从省级维度比较，黑龙江相对较高，安徽等均为 0（海南纳入分析的例数较少，分析结果仅作为参考）（图 1-2-134）。

2022 年
平均值
0.8
0.6
0.4
0.2
0.0
住院死亡率（‰）
0.10
北京 黑龙江 贵州 辽宁 海南 天津 青海 宁夏 河北 陕西 甘肃 广西 内蒙古 安徽 河南 福建 上海 山西 湖北 山东 江苏 浙江 兵团 广东 湖南 吉林 江西 四川 西藏 新疆 云南 重庆

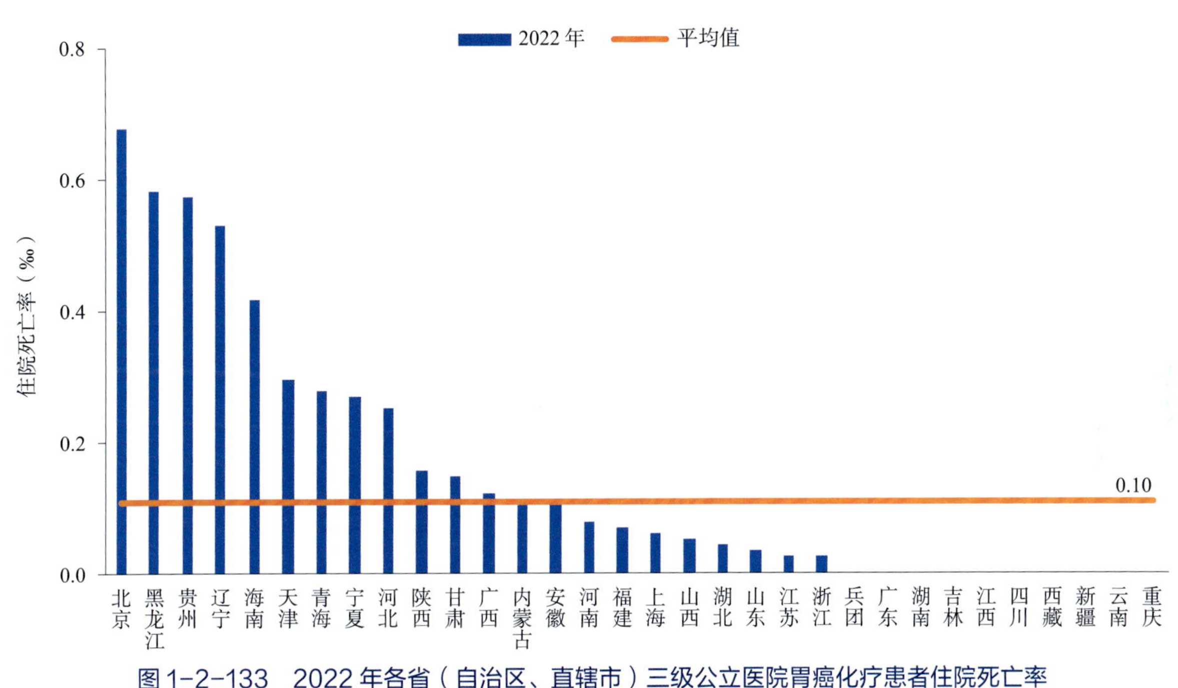

图 1-2-133　2022 年各省（自治区、直辖市）三级公立医院胃癌化疗患者住院死亡率

2022 年
平均值
3.50
2.80
2.10
1.40
0.70
0.00
住院死亡率（‰）
0.17
黑龙江 湖南 江西 广西 广东 上海 陕西 河北 山东 河南 安徽 北京 兵团 福建 甘肃 贵州 海南 湖北 吉林 江苏 辽宁 内蒙古 宁夏 青海 山西 四川 天津 新疆 云南 浙江 重庆

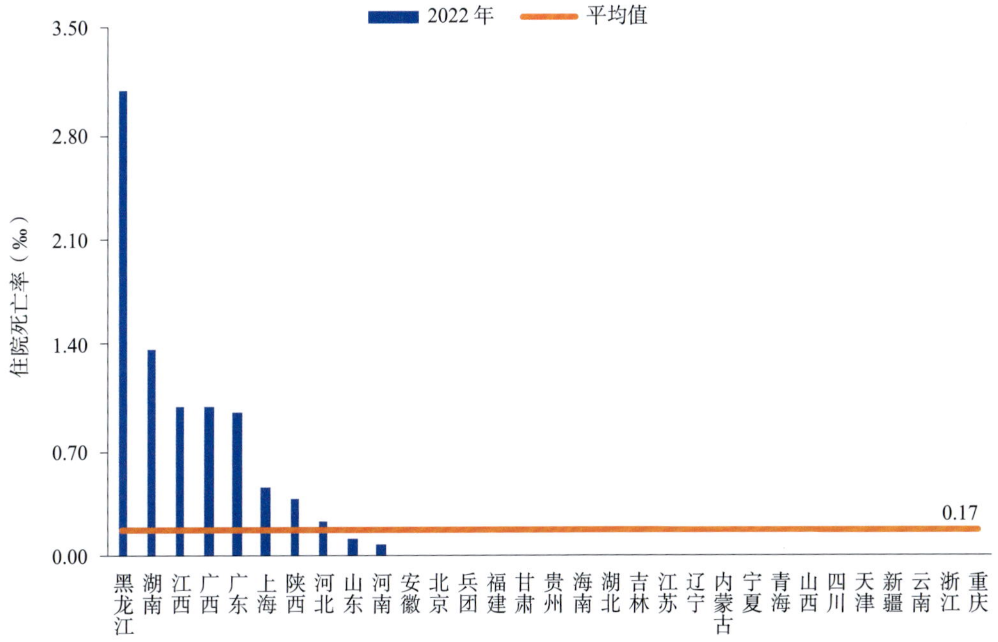

图 1-2-134　2022 年各省（自治区、直辖市）二级公立医院胃癌化疗患者住院死亡率

（四）胃癌化疗患者次均费用

2022年纳入分析的三级公立医院胃癌化疗患者次均费用为7 227.6，其中综合医院为6 999.5元，肿瘤专科医院为8 221.1元，其他专科医院为10 194.8元；从省级维度比较，青海相对较高，兵团相对较低（图1-2-135）。二级公立医院胃癌化疗患者次均费用为5 645.3元，其中综合医院为5 478.8元，肿瘤专科医院为8 878.4元，其他专科医院为6 851.5元；从省级维度比较，天津相对较高，宁夏相对较低（海南纳入分析的例数较少，分析结果仅作为参考）（图1-2-136）。

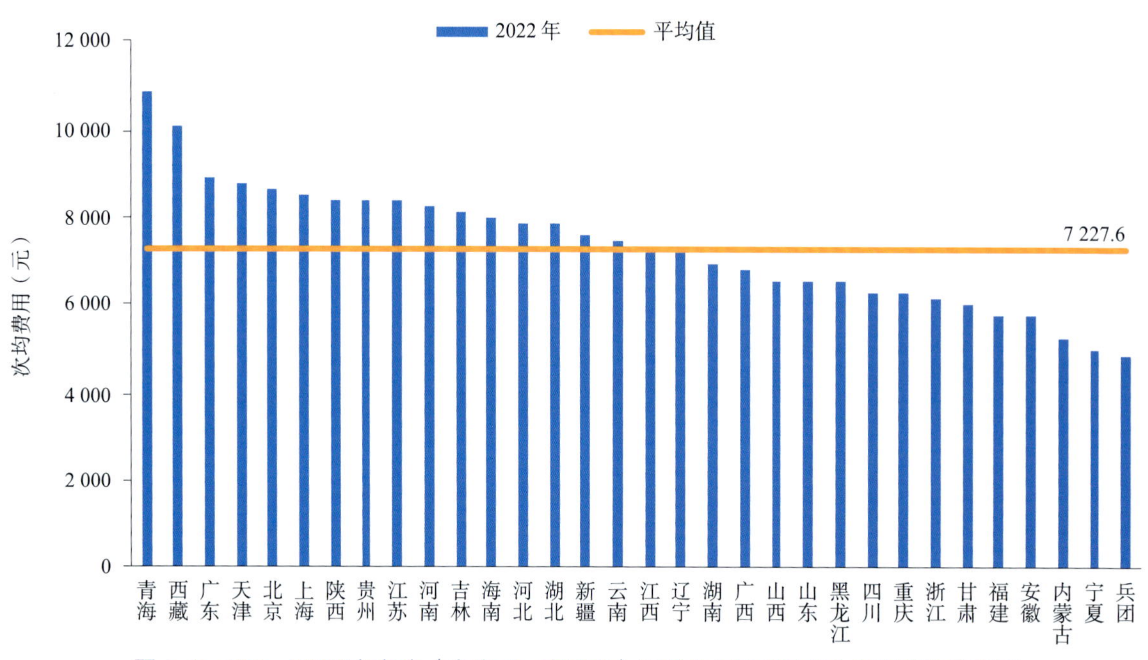

图1-2-135　2022年各省（自治区、直辖市）三级公立医院胃癌化疗患者次均费用

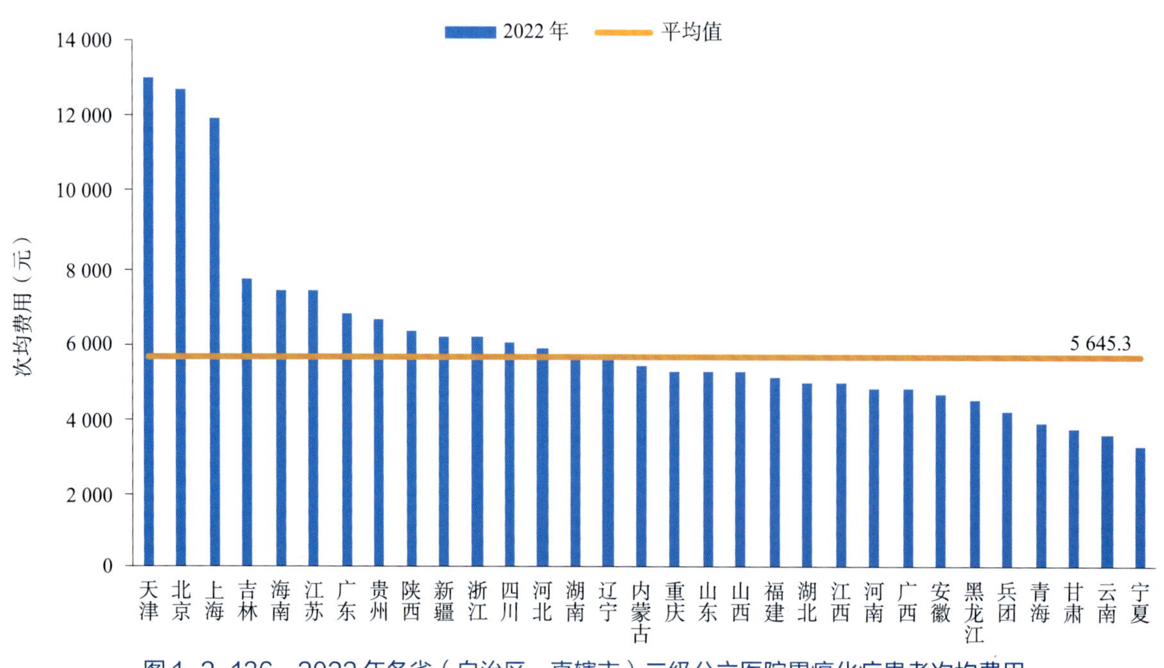

图1-2-136　2022年各省（自治区、直辖市）二级公立医院胃癌化疗患者次均费用

四、胃癌放疗患者医疗服务与质量安全情况

（一）胃癌放疗患者收治情况

2022 年纳入分析的三级公立医院胃癌放疗患者总体为 15 681 人次，其中综合医院为 13 076 人次，肿瘤专科医院为 2 439 人次，其他专科医院为 166 人次；从省级维度比较，山东相对较多，兵团相对较少（图 1-2-137）。二级公立医院胃癌放疗患者总体为 2 351 人次，其中综合医院为 2 028 人次，肿瘤专科医院为 302 人次，其他专科医院为 21 人次；从省级维度比较，山东相对较多，辽宁相对较少（图 1-2-138）。

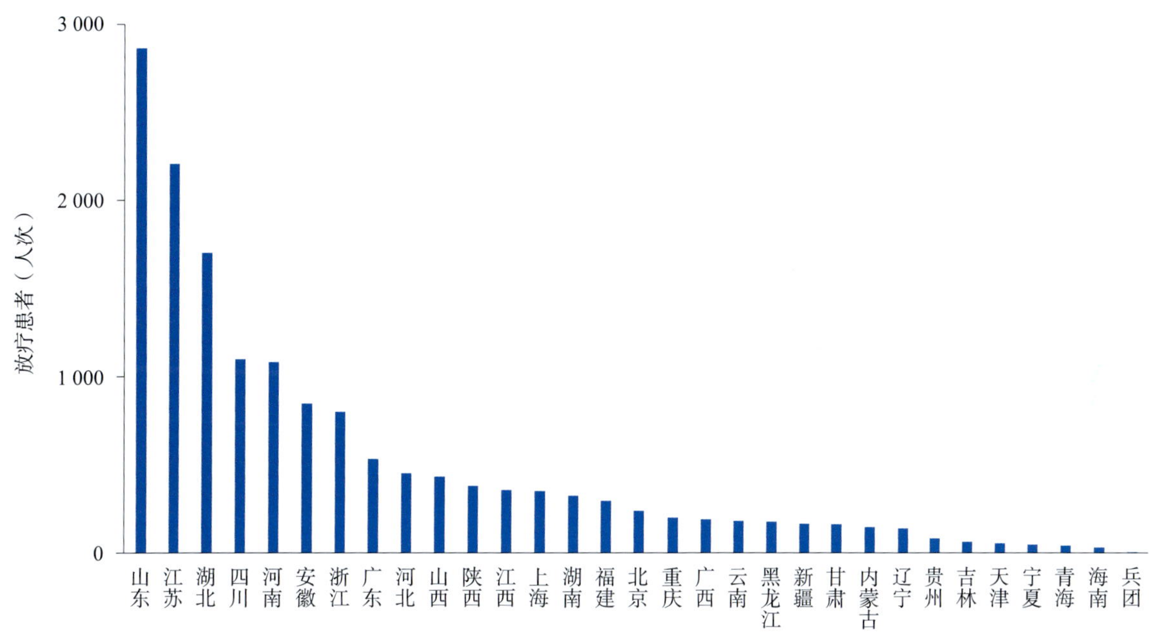

图 1-2-137　2022 年各省（自治区、直辖市）三级公立医院胃癌放疗患者分布

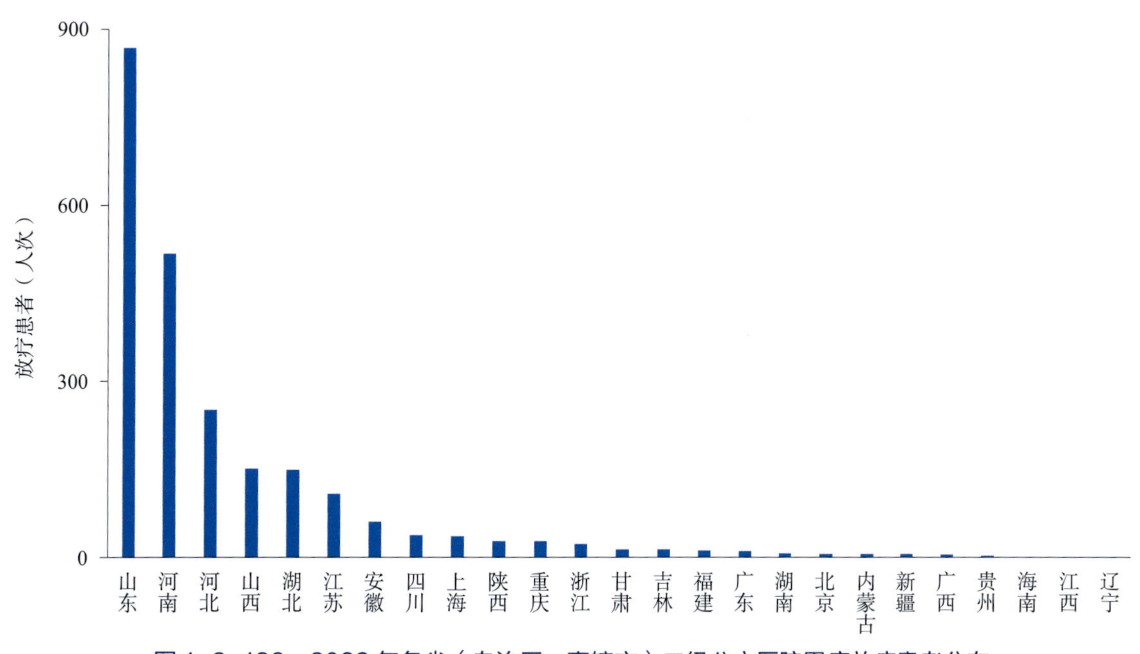

图 1-2-138　2022 年各省（自治区、直辖市）二级公立医院胃癌放疗患者分布

（二）胃癌放疗患者平均住院日

2022 年纳入分析的三级公立医院胃癌放疗患者平均住院日为 22.2 天，其中综合医院为 21.3 天，肿瘤专科医院为 27.0 天，其他专科医院为 28.2 天；从省级维度比较，贵州相对较长，北京相对较短（图 1-2-139）。二级公立医院胃癌放疗患者平均住院日为 27.5 天，其中综合医院为 27.1 天，肿瘤专科医院为 29.5 天，其他专科医院为 33.9 天；从省级维度比较，四川相对较长，海南相对较短（湖南、北京、内蒙古、新疆、广西、贵州、海南、江西和辽宁纳入分析的例数较少，分析结果仅作参考）（图 1-2-140）。

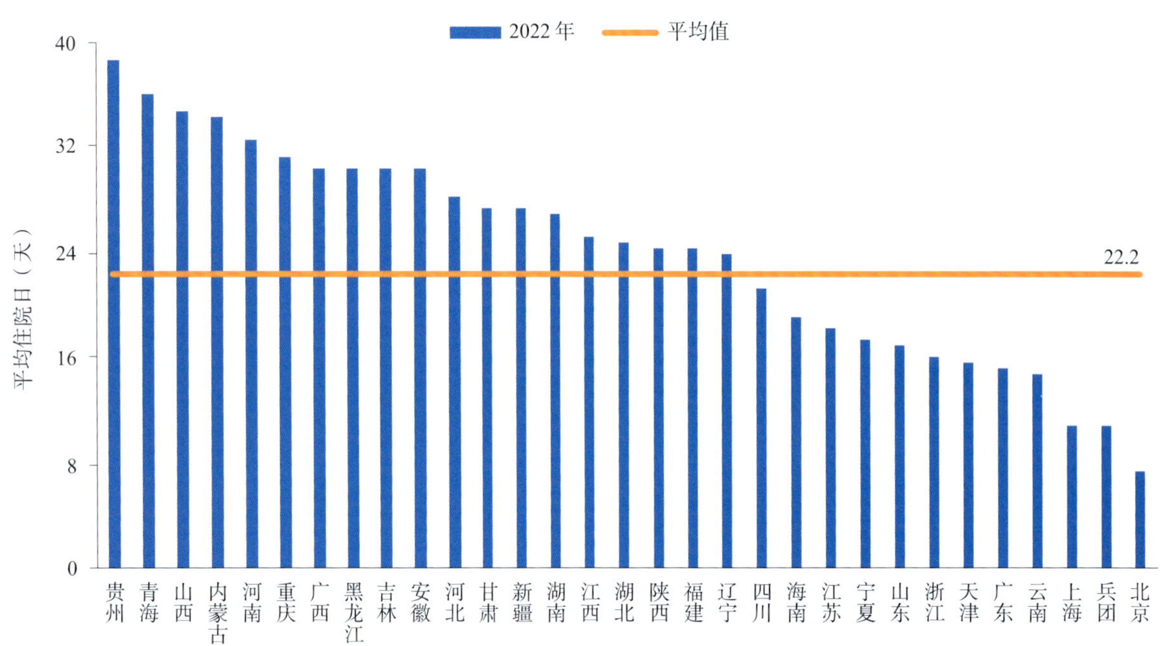

图 1-2-139　2022 年各省（自治区、直辖市）三级公立医院胃癌放疗患者平均住院日

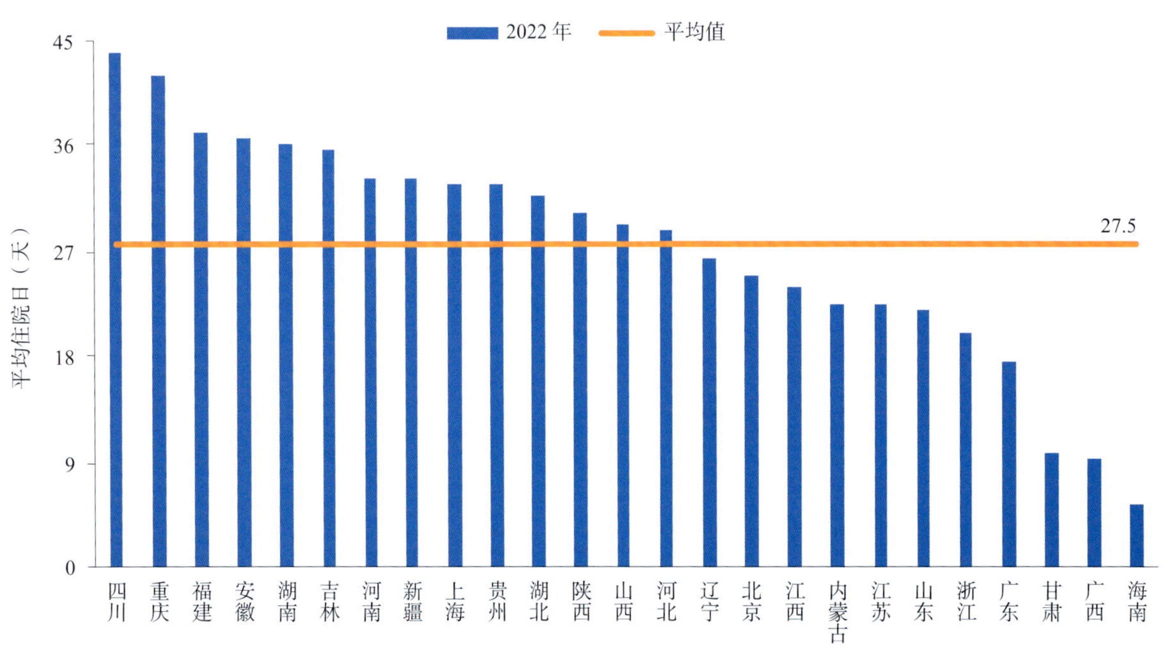

图 1-2-140　2022 年各省（自治区、直辖市）二级公立医院胃癌放疗患者平均住院日

（三）胃癌放疗患者住院死亡率

2022 年纳入分析的三级公立医院胃癌放疗患者住院死亡率为 0.20%，其中综合医院为 0.20%，肿瘤专科医院为 0.16%，其他专科医院为 0.60%；从省级维度比较，天津相对较高，兵团等均为 0（图 1-2-141）。二级公立医院胃癌放疗患者住院死亡率为 0.21%，其中综合医院为 0.25%，肿瘤专科医院为 0，其他专科医院为 0；从省级维度比较，广西相对较高，北京等均为 0（湖南、北京、内蒙古、新疆、广西、贵州、海南、江西和辽宁纳入分析的例数较少，分析结果仅作参考）（图 1-2-142）。

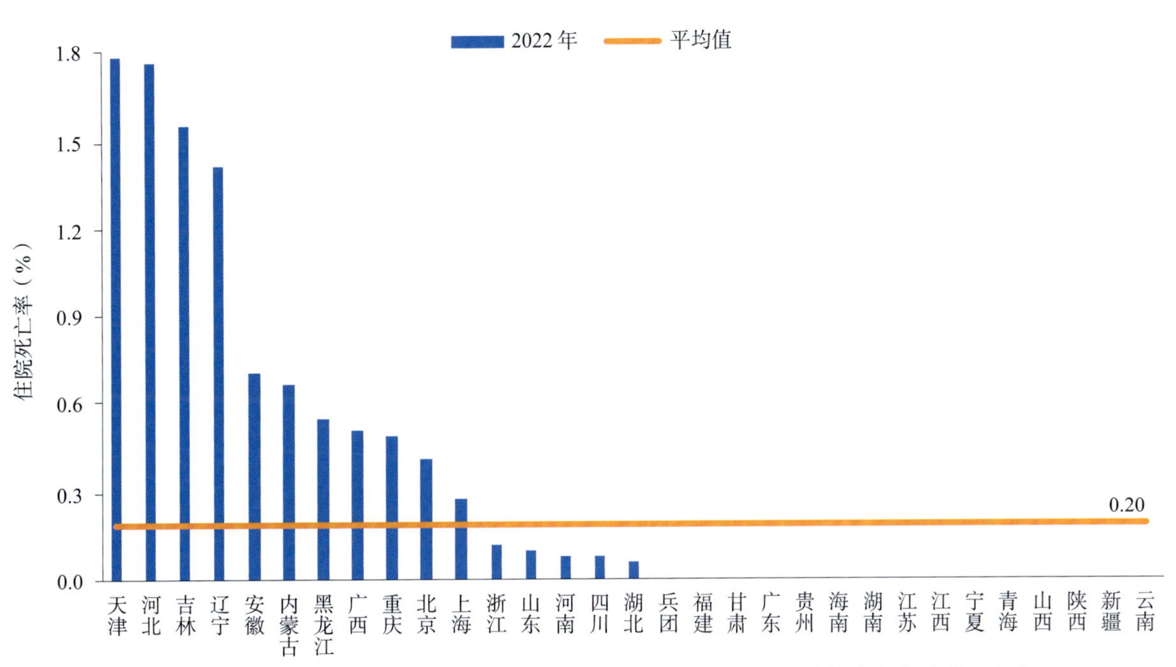

图 1-2-141　2022 年各省（自治区、直辖市）三级公立医院胃癌放疗患者住院死亡率

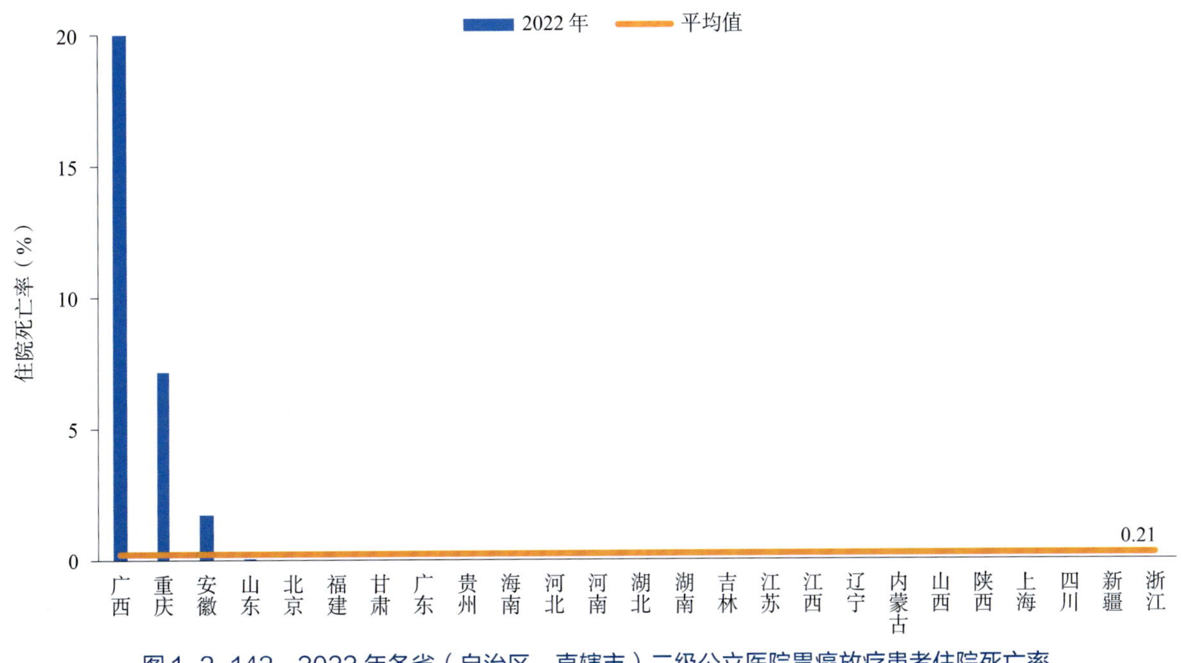

图 1-2-142　2022 年各省（自治区、直辖市）二级公立医院胃癌放疗患者住院死亡率

（四）胃癌放疗患者次均费用

2022年纳入分析的三级公立医院胃癌放疗患者次均费用为36 047.2元，其中综合医院为33 683.0元，肿瘤专科医院为48 261.6元，其他专科医院为42 809.9元；从省级维度比较，北京相对较高，兵团相对较低（图1-2-143）。二级公立医院胃癌放疗患者次均费用为28 249.8元，其中综合医院为27 458.4元，肿瘤专科医院为33 992.5元，其他专科医院为22 096.3元；从省级维度比较，上海相对较高，海南相对较低（湖南、北京、内蒙古、新疆、广西、贵州、海南、江西和辽宁纳入分析的例数较少，分析结果仅作参考）（图1-2-144）。

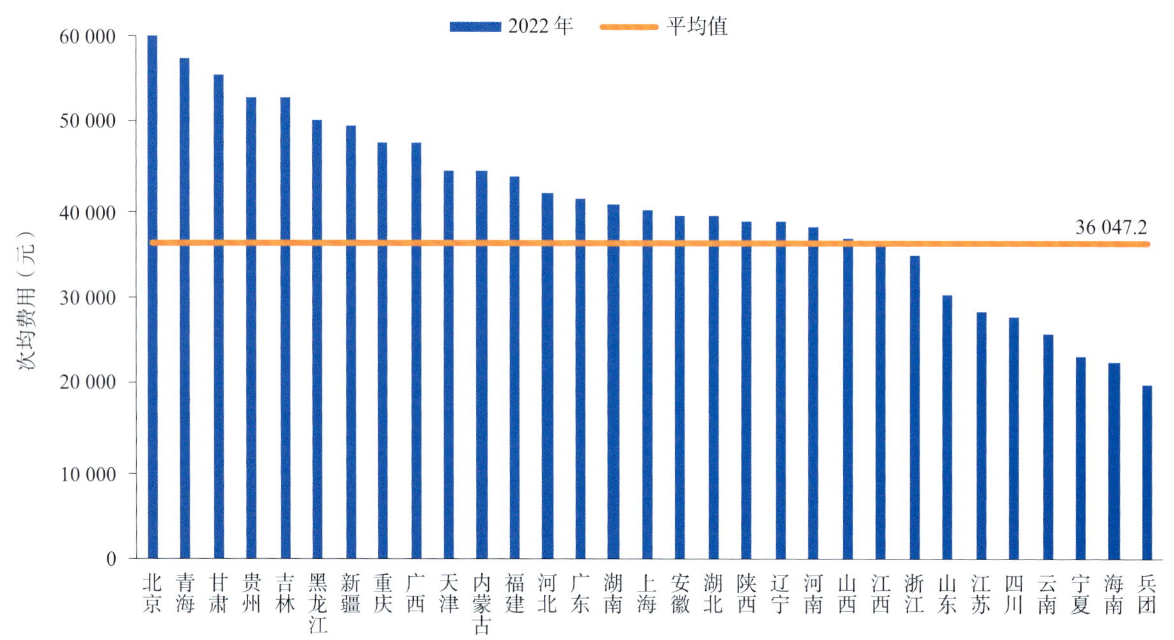

图1-2-143　2022年各省（自治区、直辖市）三级公立医院胃癌放疗患者次均费用

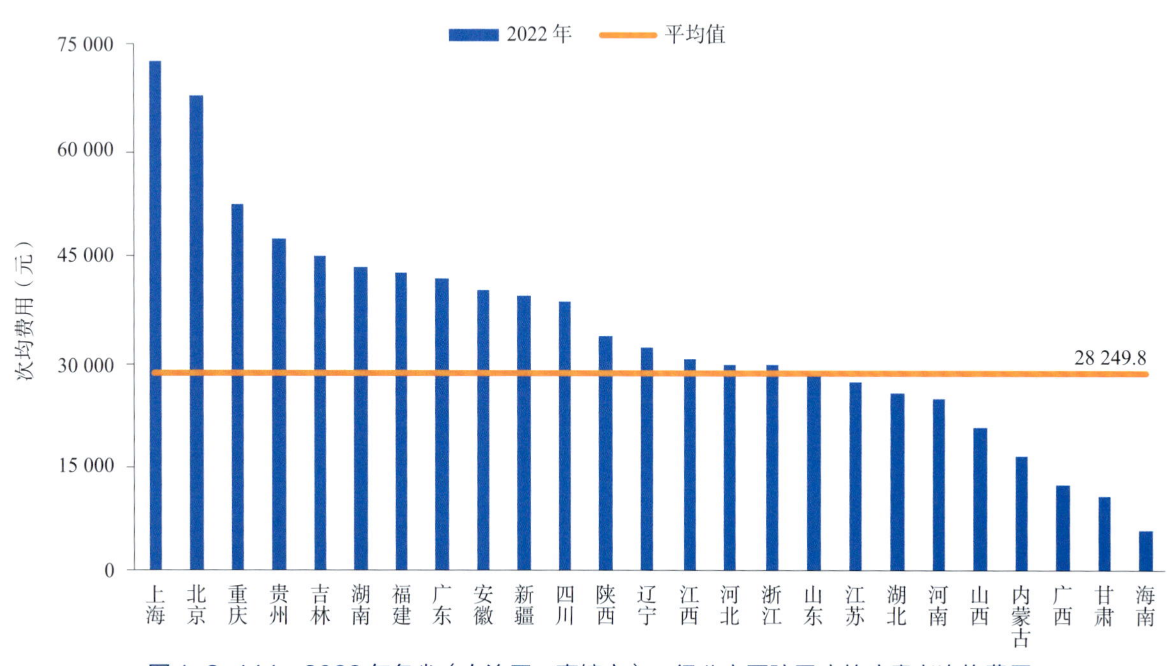

图1-2-144　2022年各省（自治区、直辖市）二级公立医院胃癌放疗患者次均费用

第五节　2022 年肝癌患者医疗服务与质量安全情况

一、肝癌患者医疗服务与质量安全总体情况

（一）肝癌患者收治情况

2022 年纳入分析的三级公立医院肝癌患者共 927 592 人次，其中综合医院 745 215 人次，肿瘤专科医院 118 504 人次，其他专科医院 63 873 人次；从省级维度比较，广东相对较多，西藏相对较少（图 1-2-145）。二级公立医院肝癌患者共 132 706 人次，其中综合医院 124 778 人次，肿瘤专科医院 3 386 人次，其他专科医院 4 542 人次；从省级维度比较，山东相对较多，西藏相对较少（图 1-2-146）。

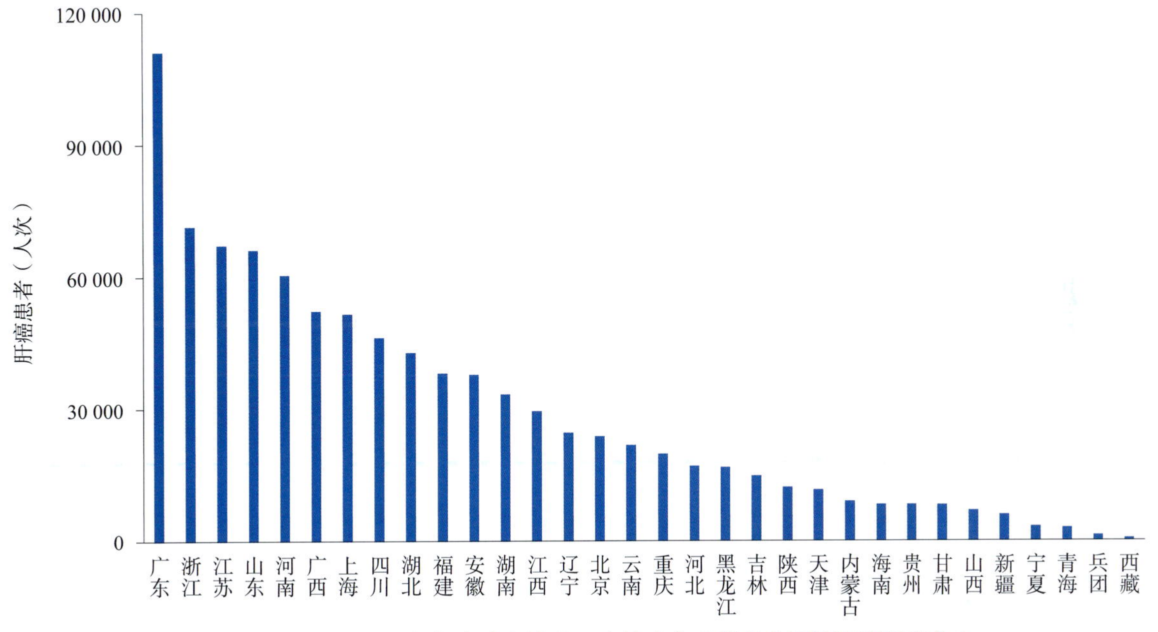

图 1-2-145　2022 年各省（自治区、直辖市）三级公立医院肝癌患者分布

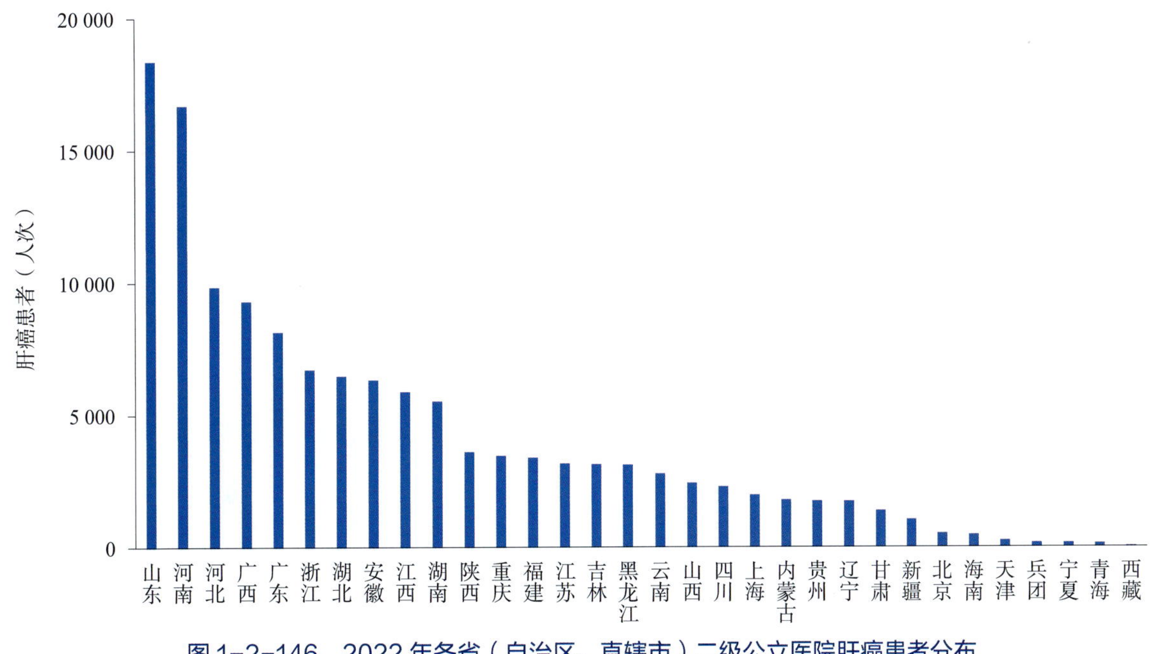

图 1-2-146　2022 年各省（自治区、直辖市）二级公立医院肝癌患者分布

（二）肝癌患者平均住院日

2022 年纳入分析的三级公立医院肝癌患者平均住院日为 7.6 天，其中综合医院为 7.5 天，肿瘤专科医院为 6.6 天，其他专科医院为 10.1 天；从省级维度比较，山西相对较长，浙江相对较短（图 1-2-147）。二级公立医院肝癌患者平均住院日为 8.3 天，其中综合医院为 8.2 天，肿瘤专科医院为 8.9 天，其他专科医院为 12.2 天；从省级维度比较，西藏相对较长，广西相对较短（图 1-2-148）。

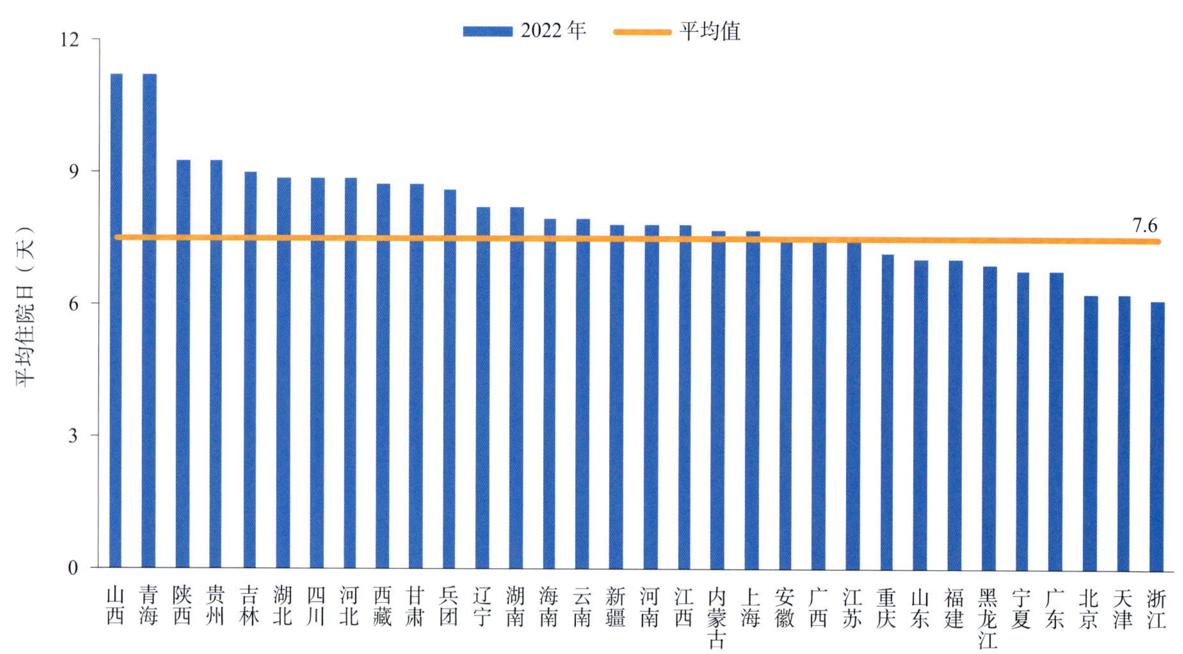

图 1-2-147 2022 年各省（自治区、直辖市）三级公立医院肝癌患者平均住院日

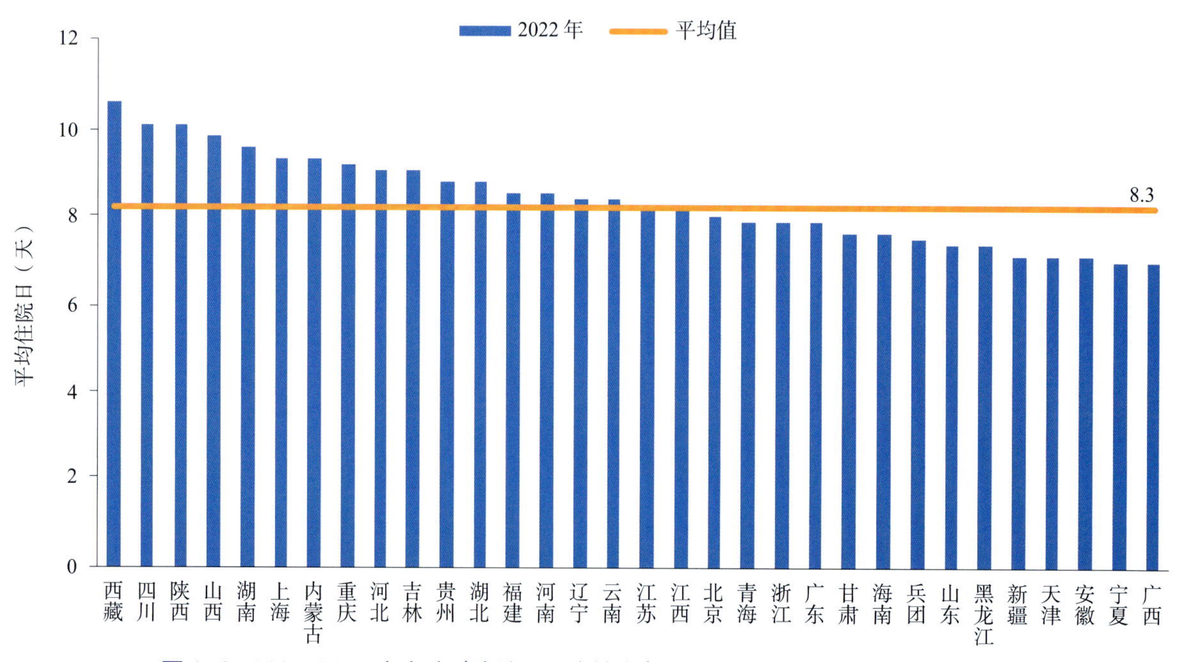

图 1-2-148 2022 年各省（自治区、直辖市）二级公立医院肝癌患者平均住院日

（三）肝癌患者住院死亡率

2022年纳入分析的三级公立医院肝癌患者住院死亡率为1.31%，其中综合医院为1.48%，肿瘤专科医院为0.39%，其他专科医院为1.14%；从省级维度比较，兵团相对较高，江苏相对较低（图1-2-149）。二级公立医院肝癌患者住院死亡率为3.80%，其中综合医院为3.86%，肿瘤专科医院为1.98%，其他专科医院为3.74%；从省级维度比较，北京相对较高，西藏相对较低（图1-2-150）。

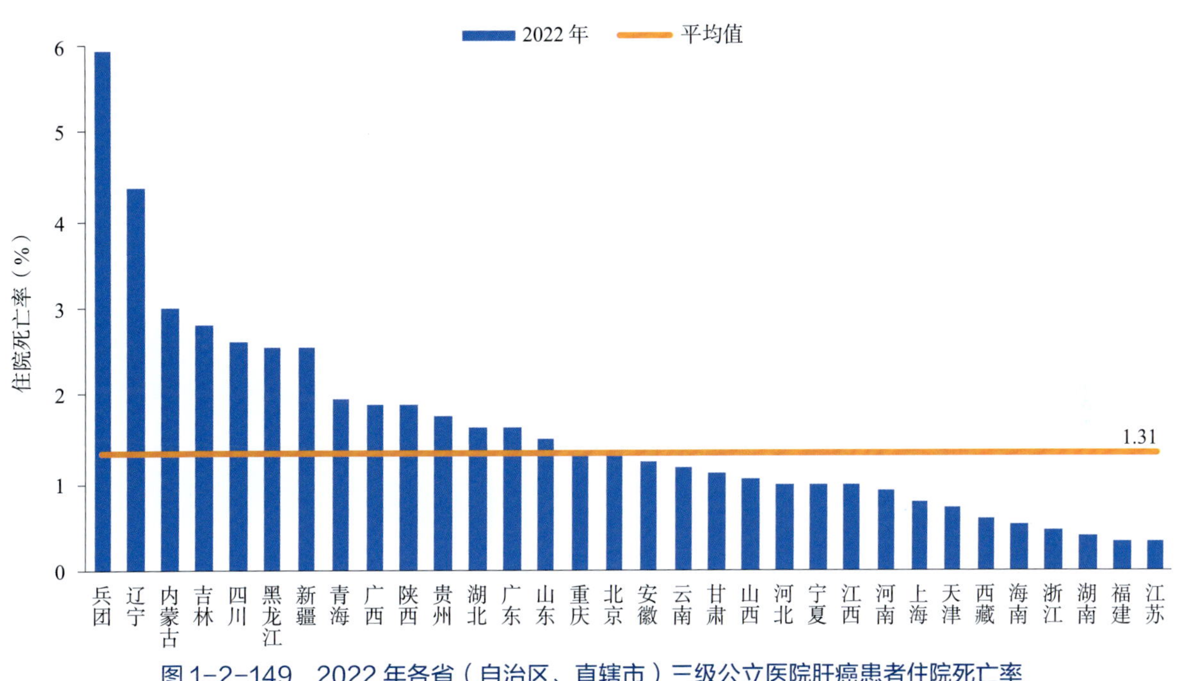

图1-2-149 2022年各省（自治区、直辖市）三级公立医院肝癌患者住院死亡率

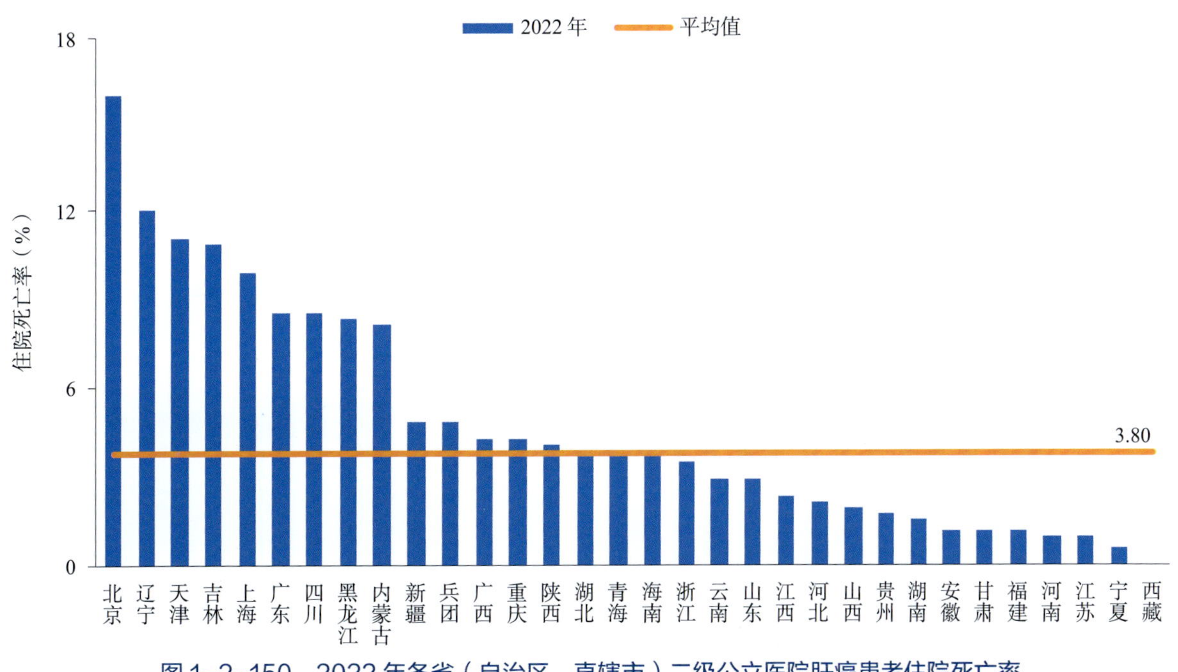

图1-2-150 2022年各省（自治区、直辖市）二级公立医院肝癌患者住院死亡率

（四）肝癌患者次均费用

2022年纳入分析的三级公立医院肝癌患者次均费用为19 690.8元，其中综合医院为18 729.7元，肿瘤专科医院为22 331.9元，其他专科医院为26 004.9元；从省级维度比较，上海相对较高，兵团相对较低（图1-2-151）。二级公立医院肝癌患者次均费用为9 866.6元，其中综合医院为9 503.1元，肿瘤专科医院为12 123.0元，其他专科医院为18 168.5元；从省级维度比较，上海相对较高，甘肃相对较低（图1-2-152）。

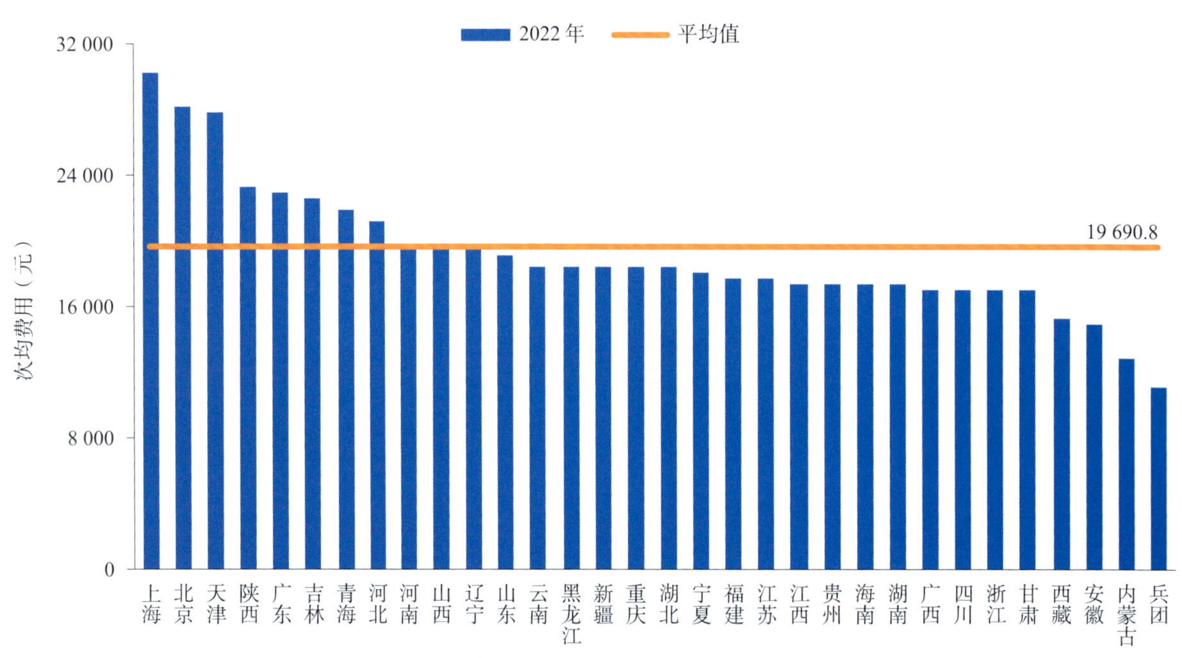

图1-2-151　2022年各省（自治区、直辖市）三级公立医院肝癌患者次均费用

图1-2-152　2022年各省（自治区、直辖市）二级公立医院肝癌患者次均费用

二、肝癌手术患者医疗服务与质量安全情况

（一）肝癌手术患者收治情况

2022 年纳入分析的三级公立医院肝癌手术患者为 156 908 人次，其中综合医院为 120 586 人次，肿瘤专科医院为 25 475 人次，其他专科医院为 10 847 人次；从省级维度比较，广东相对较多，西藏相对较少（图 1-2-153）。二级公立医院肝癌手术患者为 6 605 人次，其中综合医院为 5 686 人次，肿瘤专科医院为 129 人次，其他专科医院为 790 人次；从省级维度比较，山东相对较多，宁夏相对较少（图 1-2-154）。

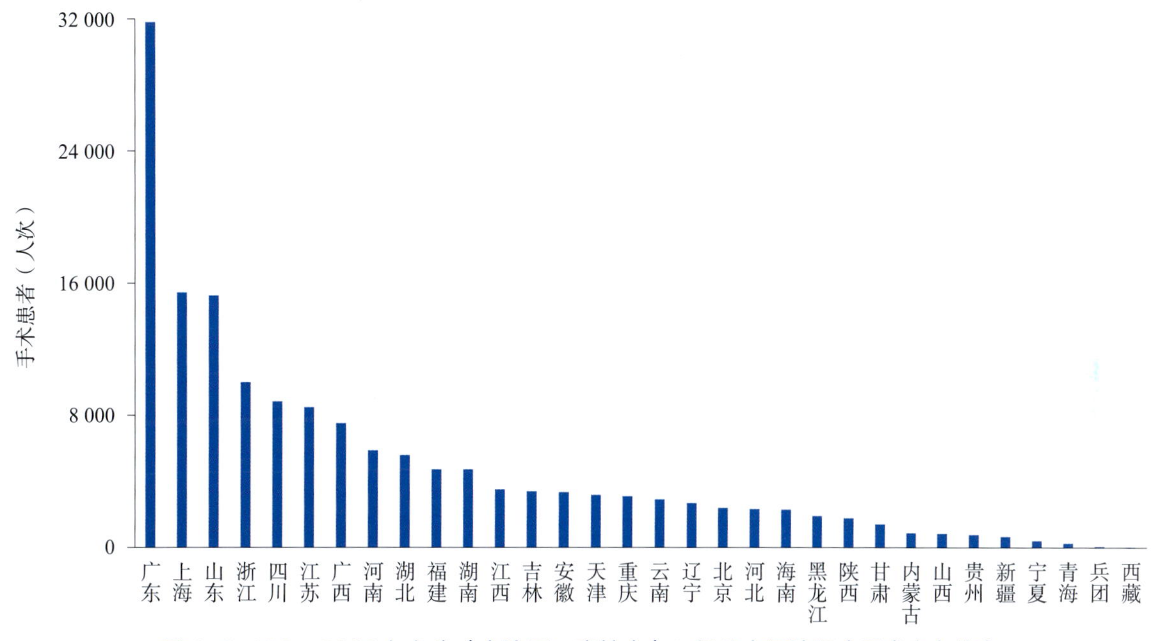

图 1-2-153　2022 年各省（自治区、直辖市）三级公立医院肝癌手术患者分布

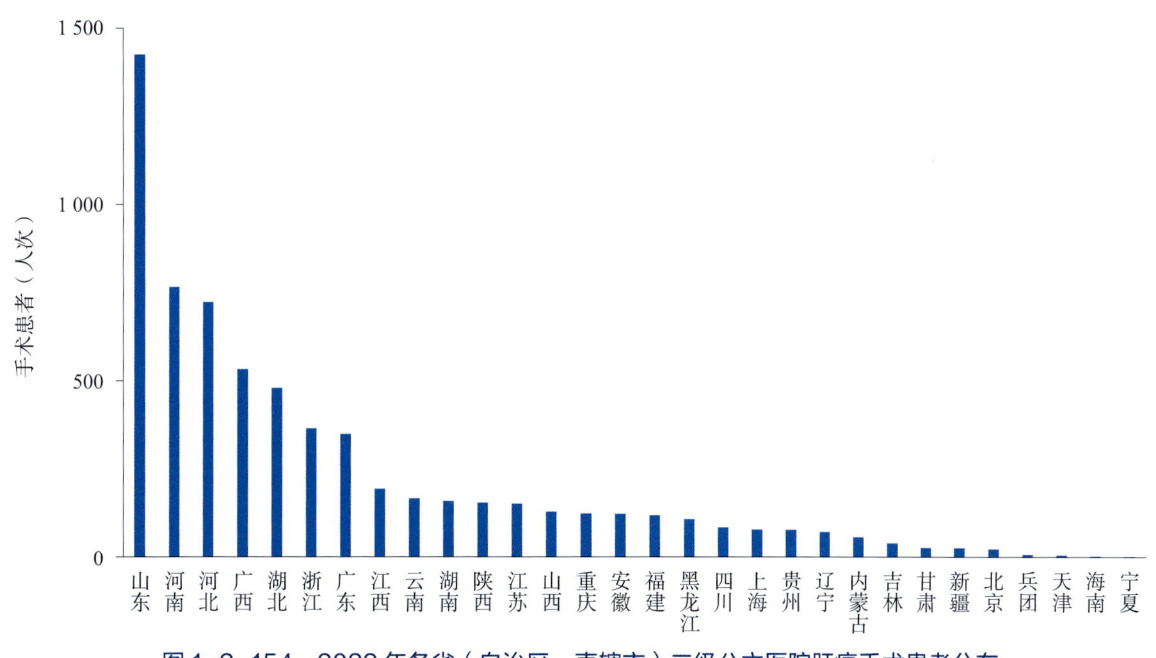

图 1-2-154　2022 年各省（自治区、直辖市）二级公立医院肝癌手术患者分布

（二）肝癌手术患者平均住院日

2022 年纳入分析的三级公立医院肝癌手术患者平均住院日为 12.4 天，其中综合医院为 11.1 天，肿瘤专科医院为 9.3 天，其他专科医院为 16.5 天；从省级维度比较，兵团相对较长，天津相对较短（图 1-2-155）。二级公立医院肝癌手术患者平均住院日为 15.4 天，其中综合医院为 15.2 天，肿瘤专科医院为 16.3 天，其他专科医院为 17.3 天；从省级维度比较，上海相对较长，海南相对较短（兵团、天津、海南和宁夏纳入分析的例数较少，分析结果仅作为参考）（图 1-2-156）。

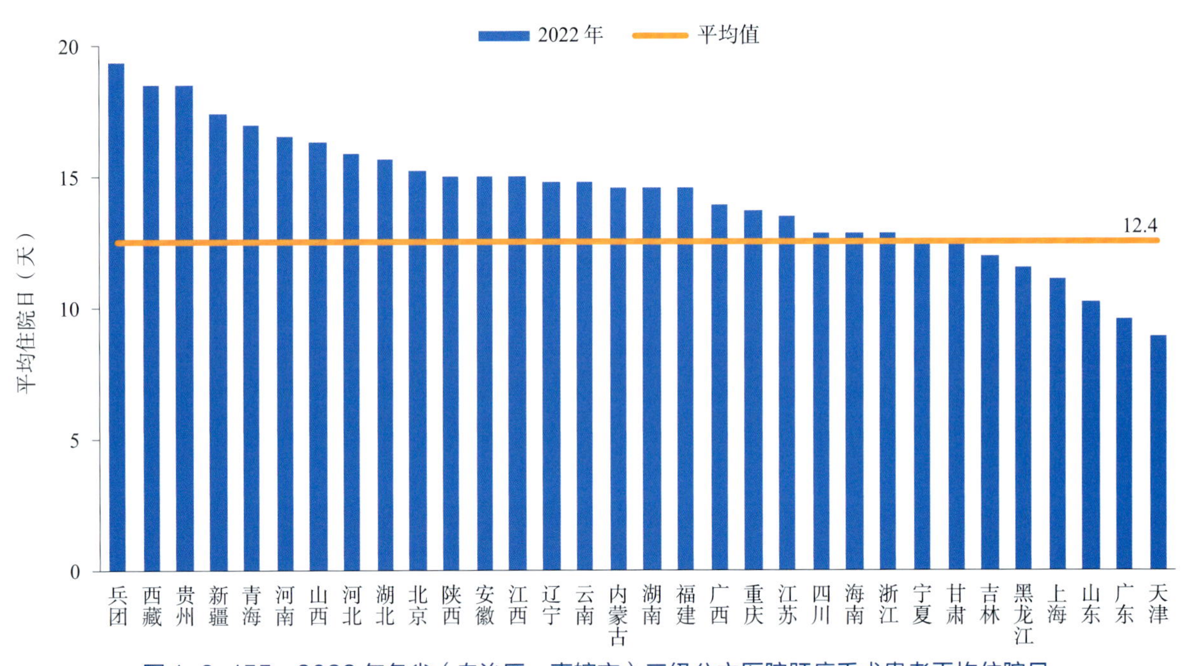

图 1-2-155　2022 年各省（自治区、直辖市）三级公立医院肝癌手术患者平均住院日

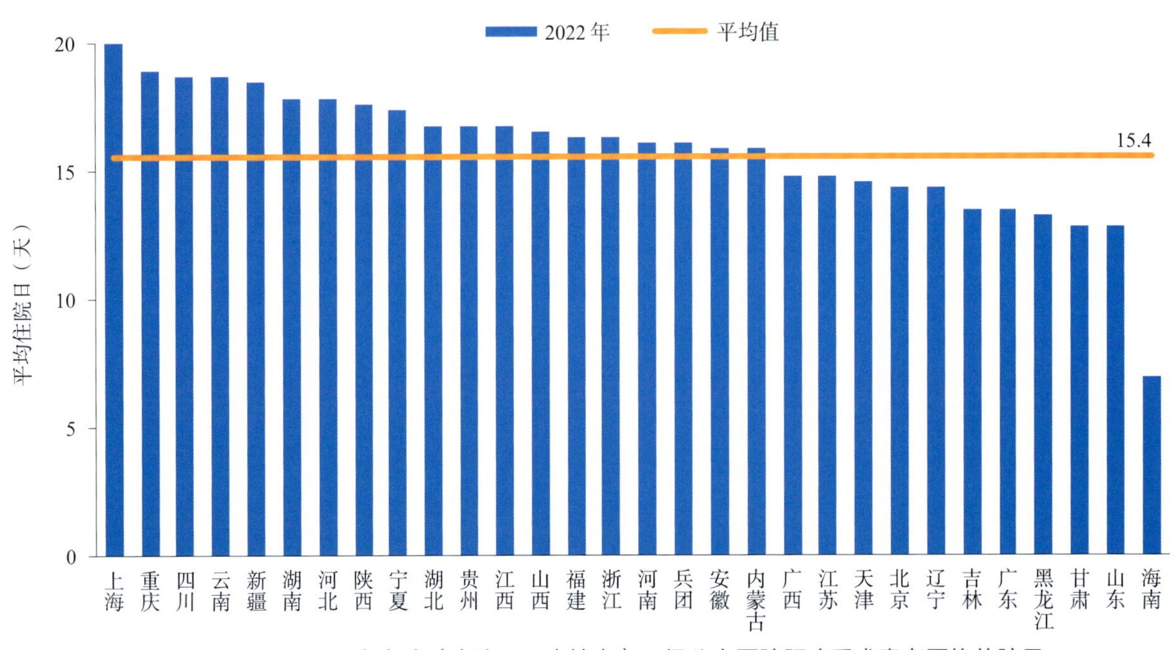

图 1-2-156　2022 年各省（自治区、直辖市）二级公立医院肝癌手术患者平均住院日

（三）肝癌手术患者四级手术比例

2022 年纳入分析的三级公立医院肝癌手术患者四级手术比例为 41.0%，其中综合医院为 41.9%，肿瘤专科医院为 32.4%，其他专科医院为 34.0%；从省级维度比较，北京相对较高，甘肃相对较低（图 1-2-157）。二级公立医院肝癌手术患者四级手术比例为 26.5%，其中综合医院为 29.1%，肿瘤专科医院为 31.0%，其他专科医院为 7.3%；从省级维度比较，宁夏相对较高，黑龙江相对较低（兵团、天津、海南和宁夏纳入分析的例数较少，分析结果仅作为参考）（图 1-2-158）。

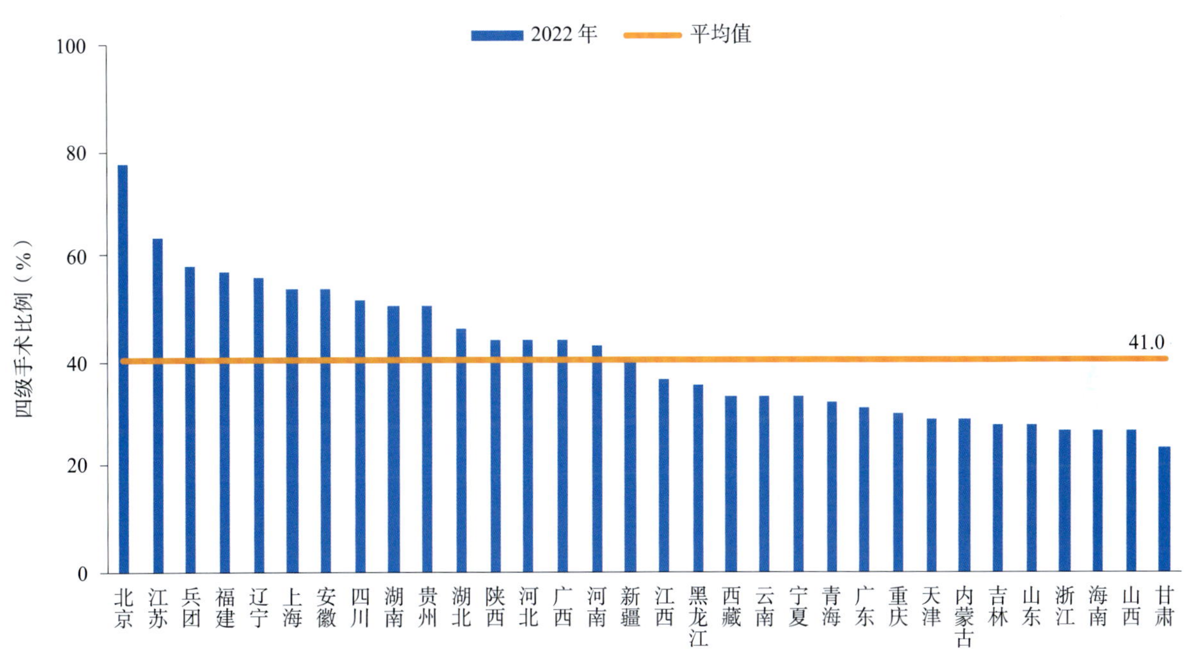

图 1-2-157　2022 年各省（自治区、直辖市）三级公立医院肝癌手术患者四级手术比例

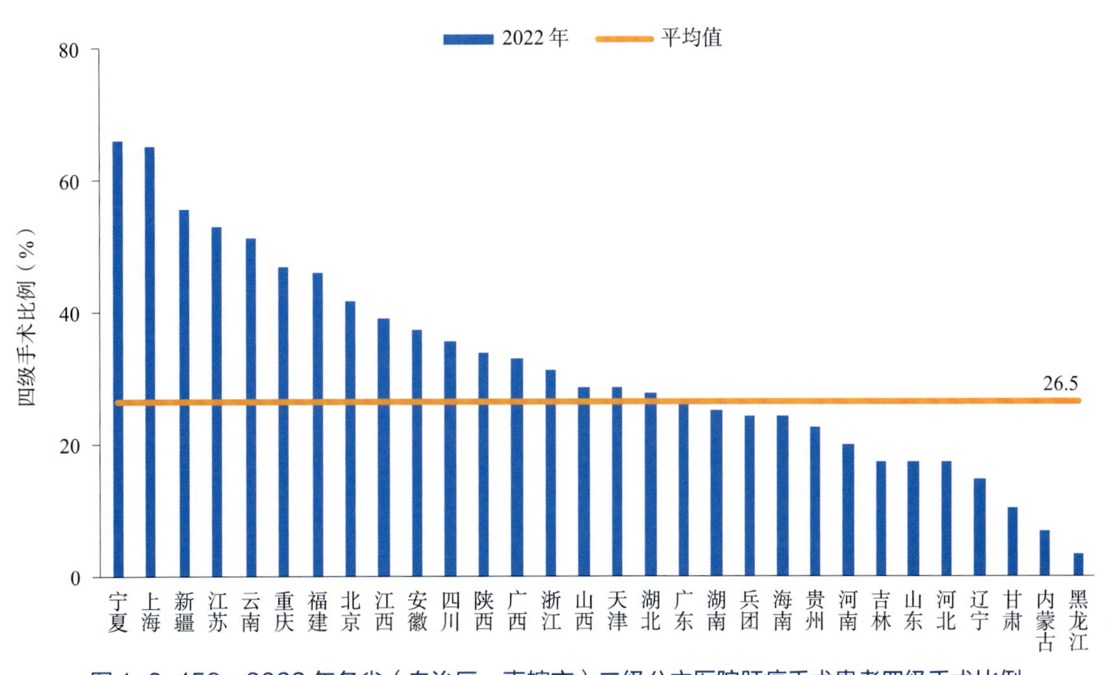

图 1-2-158　2022 年各省（自治区、直辖市）二级公立医院肝癌手术患者四级手术比例

（四）肝癌手术患者Ⅰ类切口手术部位感染率

2022 年纳入分析的三级公立医院肝癌手术患者Ⅰ类切口手术部位感染率总体为 0.01%，其中综合医院为 0.01%，肿瘤专科医院为 0.01%，其他专科医院为 0；从省级维度比较，新疆相对较高，安徽等均为 0（图 1-2-159）。二级公立医院肝癌手术患者Ⅰ类切口手术部位感染率总体为 1.15%，其中综合医院为 1.28%，肿瘤专科医院为 0，其他专科医院为 0；从省级维度比较，吉林相对较高，安徽等均为 0（兵团、天津、海南和宁夏纳入分析的例数较少，分析结果仅作为参考）（图 1-2-160）。

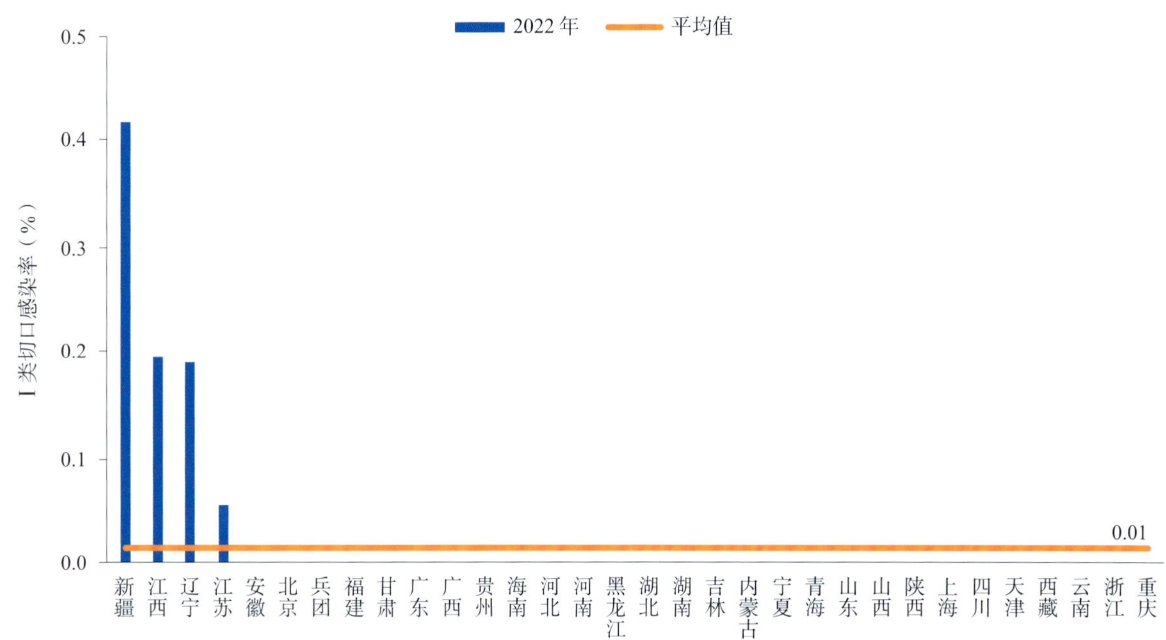

图 1-2-159 2022 年各省（自治区、直辖市）三级公立医院肝癌手术患者Ⅰ类切口手术部位感染率

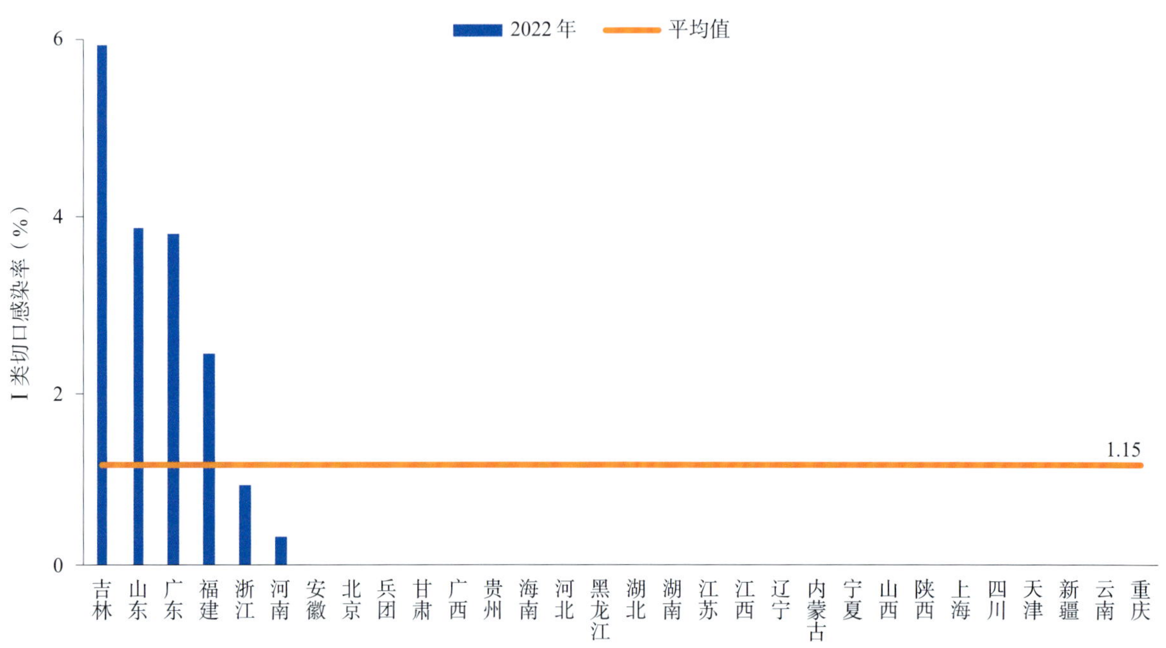

图 1-2-160 2022 年各省（自治区、直辖市）二级公立医院肝癌手术患者Ⅰ类切口手术部位感染率

（五）肝癌手术患者住院死亡率

2022 年纳入分析的三级公立医院肝癌手术患者住院死亡率为 0.41%，其中综合医院为 0.48%，肿瘤专科医院为 0.15%，其他专科医院为 0.30%；从省级维度比较，西藏相对较高，海南相对较低（图 1-2-161）。二级公立医院肝癌手术患者住院死亡率为 0.94%，其中综合医院为 1.02%，肿瘤专科医院为 1.55%，其他专科医院为 0.25%；从省级维度比较，上海相对较高，安徽等均为 0（兵团、天津、海南和宁夏纳入分析的例数较少，分析结果仅作为参考）（图 1-2-162）。

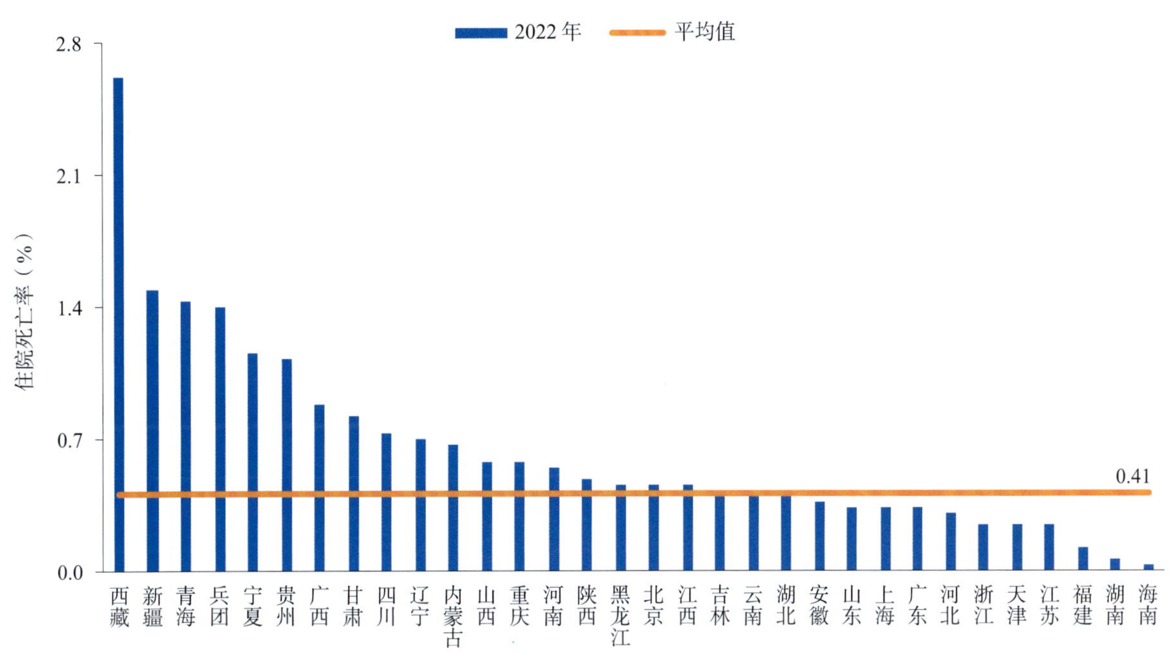

图 1-2-161　2022 年各省（自治区、直辖市）三级公立医院肝癌手术患者住院死亡率

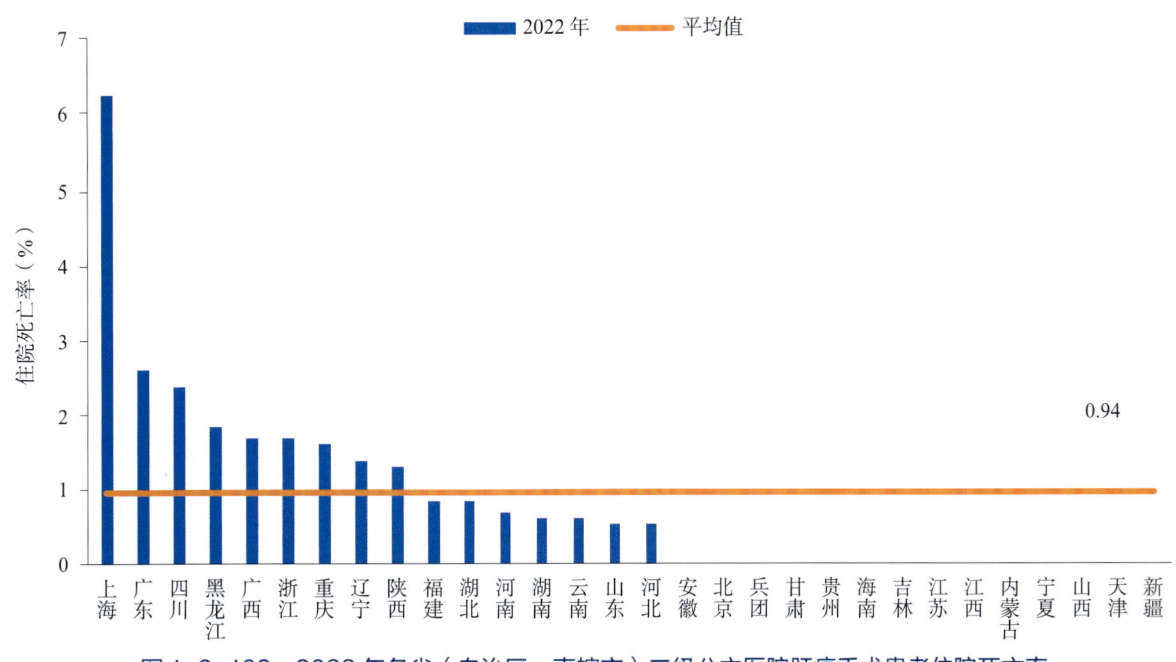

图 1-2-162　2022 年各省（自治区、直辖市）二级公立医院肝癌手术患者住院死亡率

（六）肝癌手术患者次均费用

2022 年纳入分析的三级公立医院肝癌手术患者次均费用为 45 263.0 元，其中综合医院为 45 483.1 元，肿瘤专科医院为 41 241.2 元，其他专科医院为 52 261.3 元；从省级维度比较，北京相对较高，兵团相对较低（图 1-2-163）。二级公立医院肝癌手术患者次均费用为 29 284.2 元，其中综合医院为 29 307.4 元，肿瘤专科医院为 28 672.9 元，其他专科医院为 29 217.5 元；从省级维度比较，上海相对较高，海南相对较低（兵团、天津、海南和宁夏纳入分析的例数较少，分析结果仅作为参考）（图 1-2-164）。

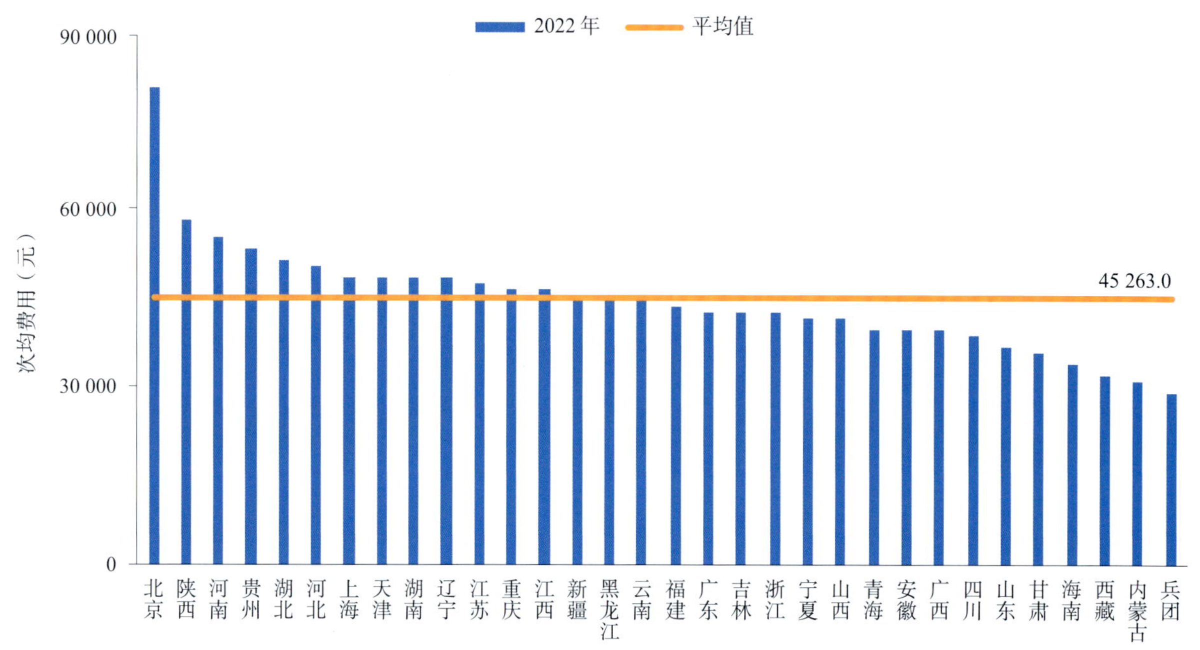

图 1-2-163　2022 年各省（自治区、直辖市）三级公立医院肝癌手术患者次均费用

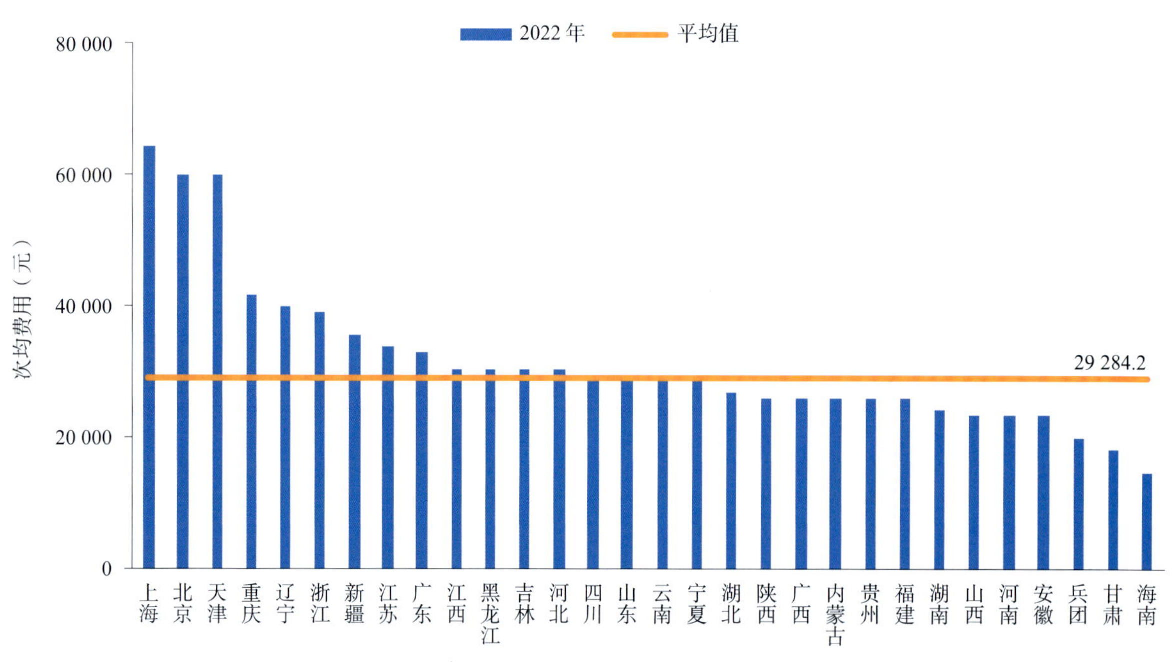

图 1-2-164　2022 年各省（自治区、直辖市）二级公立医院肝癌手术患者次均费用

三、肝癌化疗患者医疗服务与质量安全情况

（一）肝癌化疗患者收治情况

2022 年纳入分析的三级公立医院肝癌化疗患者共 70 599 人次，其中综合医院为 57 651 人次，肿瘤专科医院为 9 151 人次，其他专科医院为 3 797 人次；从省级维度比较，浙江相对较多，西藏相对较少（图 1-2-165）。二级公立医院肝癌化疗患者共 7 499 人次，其中综合医院为 7 113 人次，肿瘤专科医院为 257 人次，其他专科医院为 129 人次；从省级维度比较，山东相对较多，海南相对较少（图 1-2-166）。

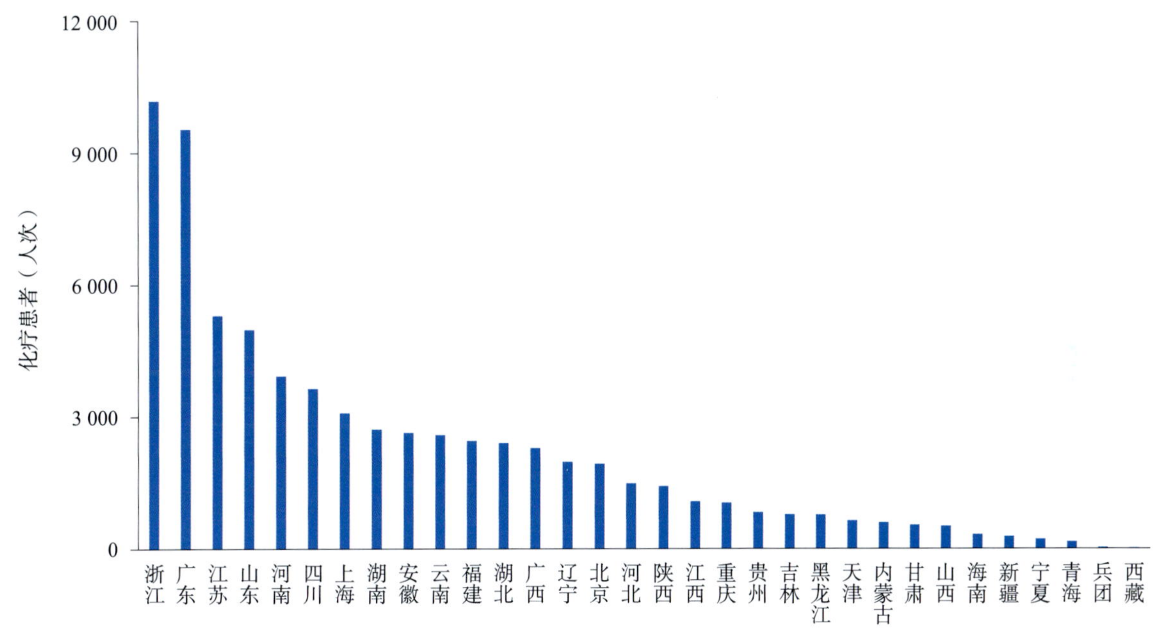

图 1-2-165　2022 年各省（自治区、直辖市）三级公立医院肝癌化疗患者分布

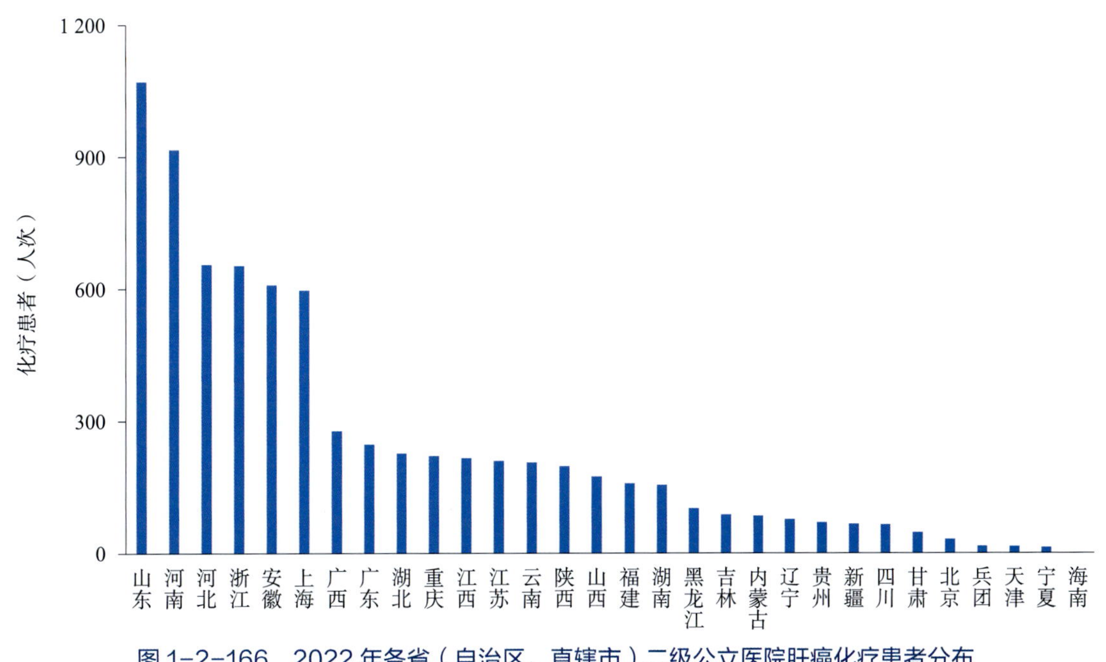

图 1-2-166　2022 年各省（自治区、直辖市）二级公立医院肝癌化疗患者分布

（二）肝癌化疗患者平均住院日

2022 年纳入分析的三级公立医院肝癌化疗患者平均住院日为 5.6 天，其中综合医院为 5.4 天，肿瘤专科医院为 6.0 天，其他专科医院为 7.5 天；从省级维度比较，青海相对较长，浙江相对较短（图 1-2-167）。二级公立医院肝癌化疗患者平均住院日为 6.8 天，其中综合医院为 6.7 天，肿瘤专科医院为 8.3 天，其他专科医院为 8.4 天；从省级维度比较，海南相对较长，宁夏相对较短（海南纳入分析的例数较少，分析结果仅作为参考）（图 1-2-168）。

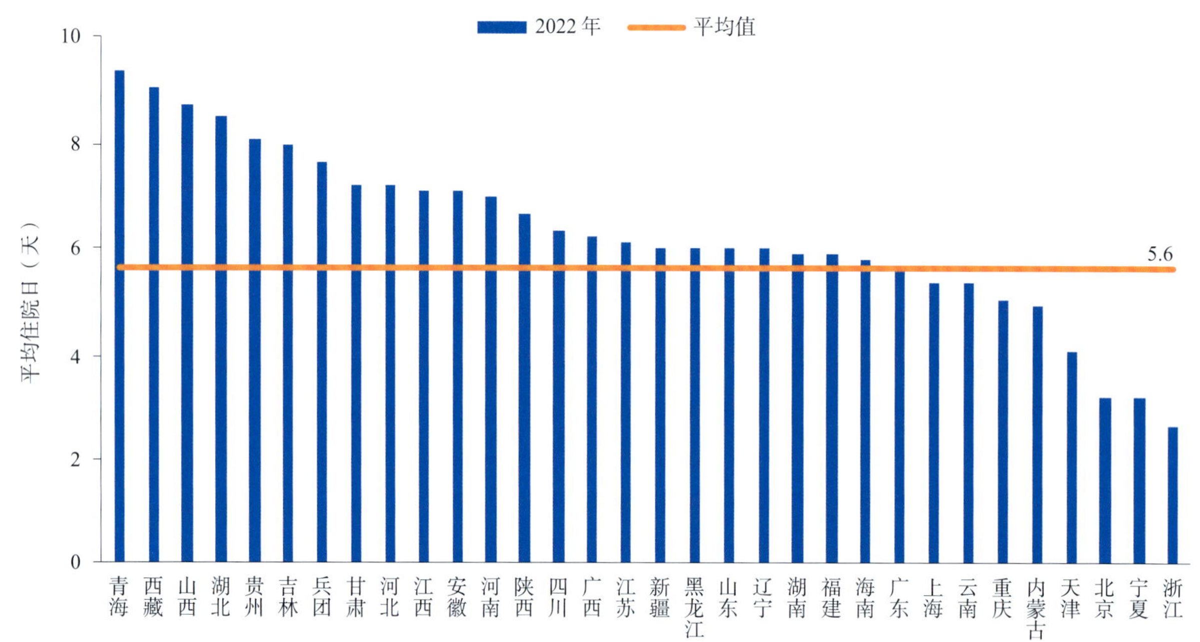

图 1-2-167　2022 年各省（自治区、直辖市）三级公立医院肝癌化疗患者平均住院日

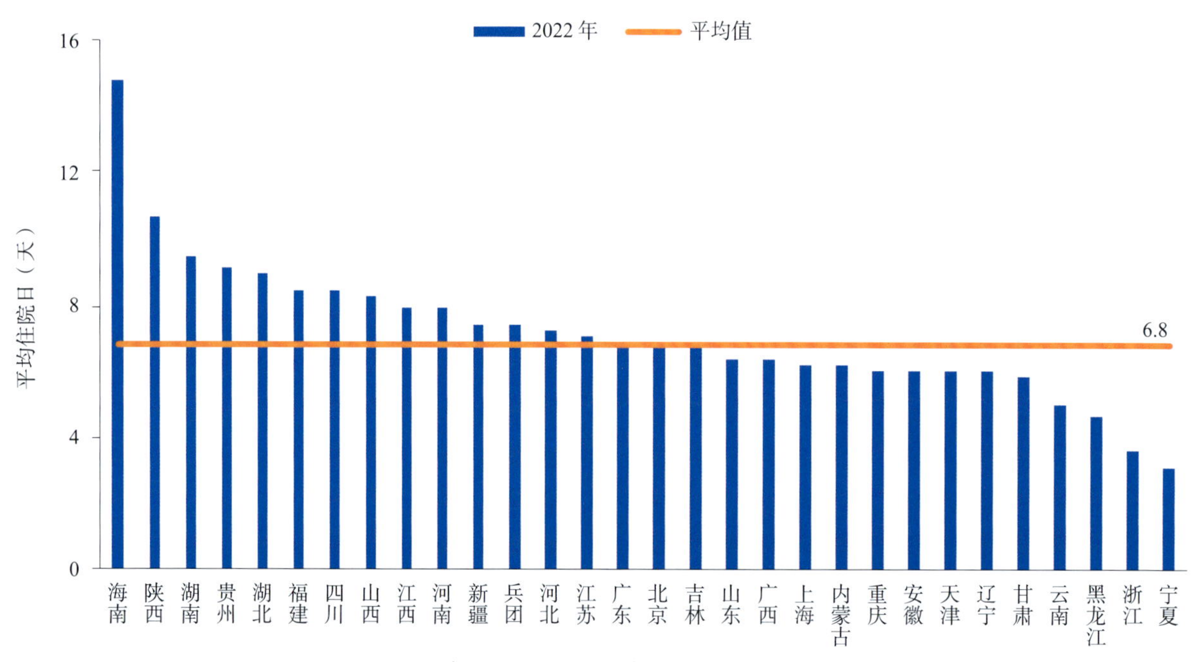

图 1-2-168　2022 年各省（自治区、直辖市）二级公立医院肝癌化疗患者平均住院日

（三）肝癌化疗患者住院死亡率

2022 年纳入分析的三级公立医院肝癌化疗患者住院死亡率为 0.02%，其中综合医院为 0.01%，肿瘤专科医院为 0.01%，其他专科医院为 0.08%；从省级维度比较，内蒙古相对较高，兵团等均为 0（图 1-2-169）。二级公立医院肝癌化疗患者住院死亡率为 0.15%，其中综合医院为 0.15%，肿瘤专科医院为 0，其他专科医院为 0；从省级维度比较，天津相对较高，安徽等均为 0（海南纳入分析的例数较少，分析结果仅作为参考）（图 1-2-170）。

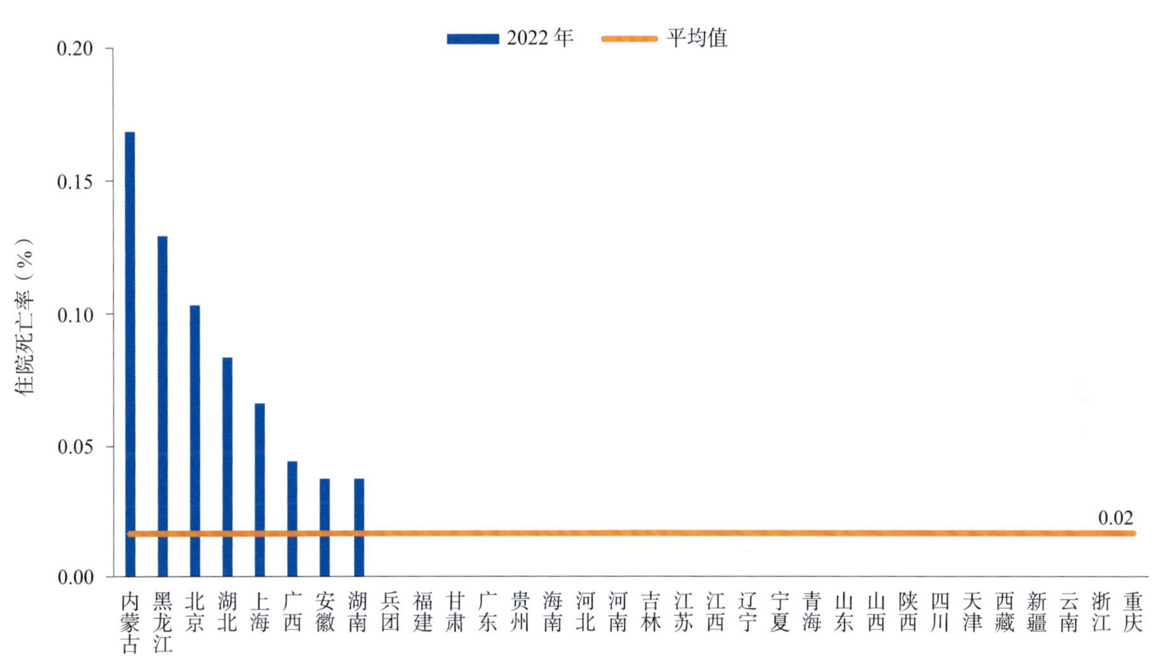

图 1-2-169　2022 年各省（自治区、直辖市）三级公立医院肝癌化疗患者住院死亡率

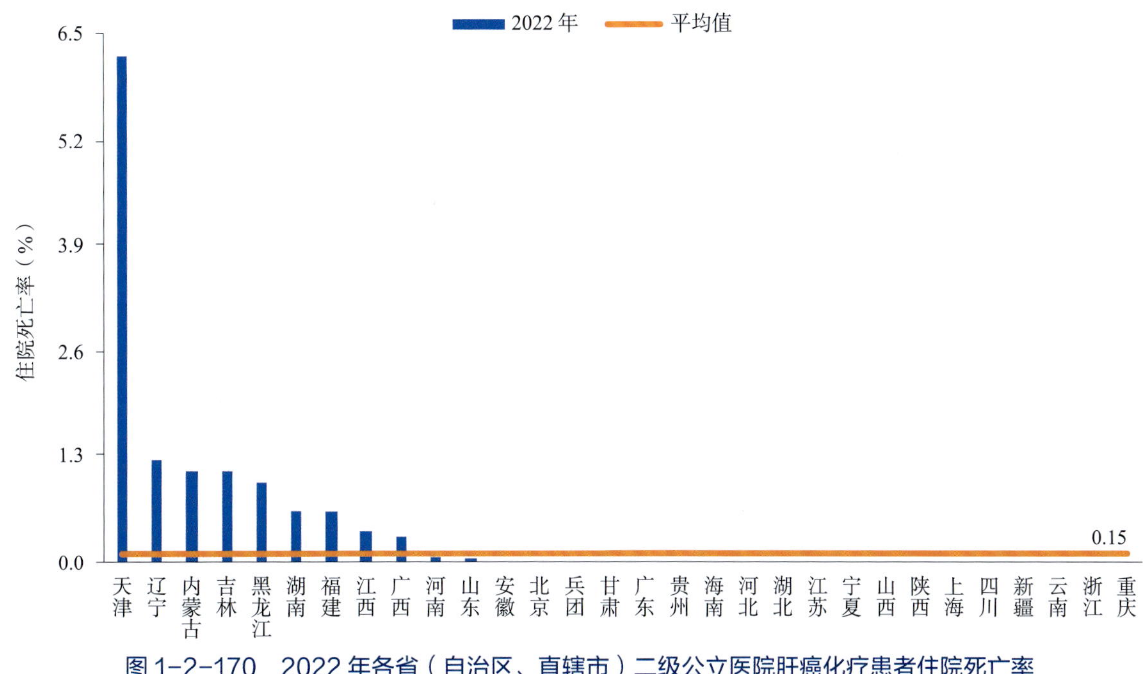

图 1-2-170　2022 年各省（自治区、直辖市）二级公立医院肝癌化疗患者住院死亡率

（四）肝癌化疗患者次均费用

2022 年纳入分析的三级公立医院肝癌化疗患者次均费用为 10 220.9 元，其中综合医院为 9 876.3 元，肿瘤专科医院为 11 647.3 元，其他专科医院为 12 015.2 元；从省级维度比较，贵州相对较高，宁夏相对较低（图 1-2-171）。二级公立医院肝癌化疗患者次均费用为 11 834.8 元，其中综合医院为 11 949.6 元，肿瘤专科医院为 8 904.4 元，其他专科医院为 11 345.3 元；从省级维度比较，江西相对较高，宁夏相对较低（海南纳入分析的例数较少，分析结果仅作为参考）（图 1-2-172）。

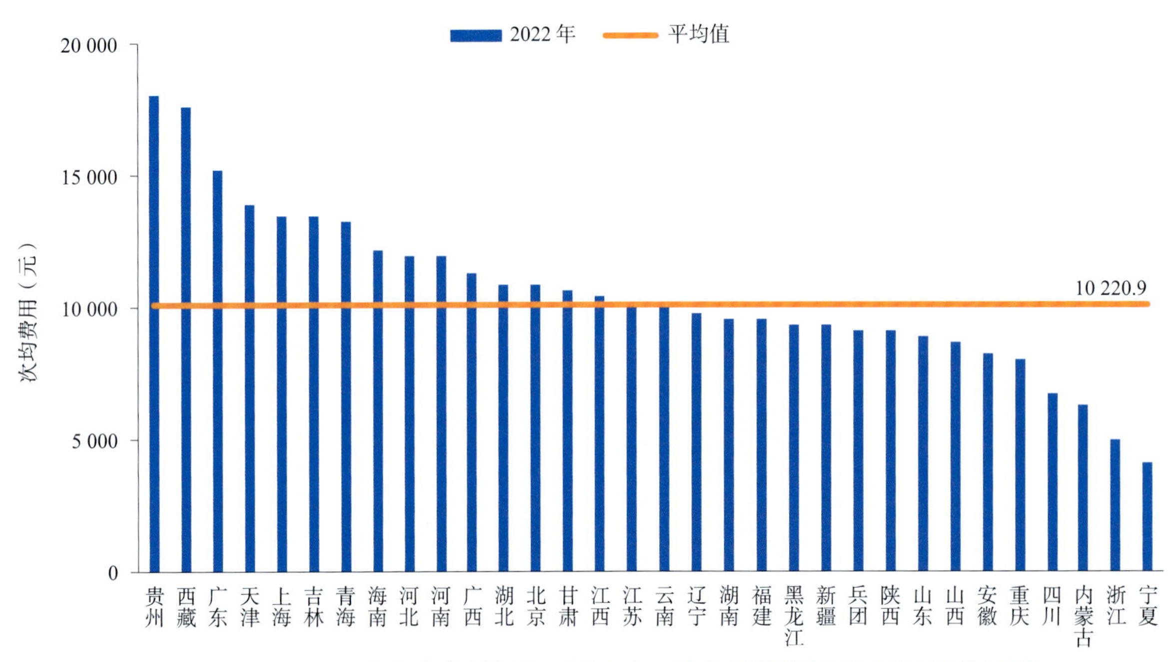

图 1-2-171　2022 年各省（自治区、直辖市）三级公立医院肝癌化疗患者次均费用

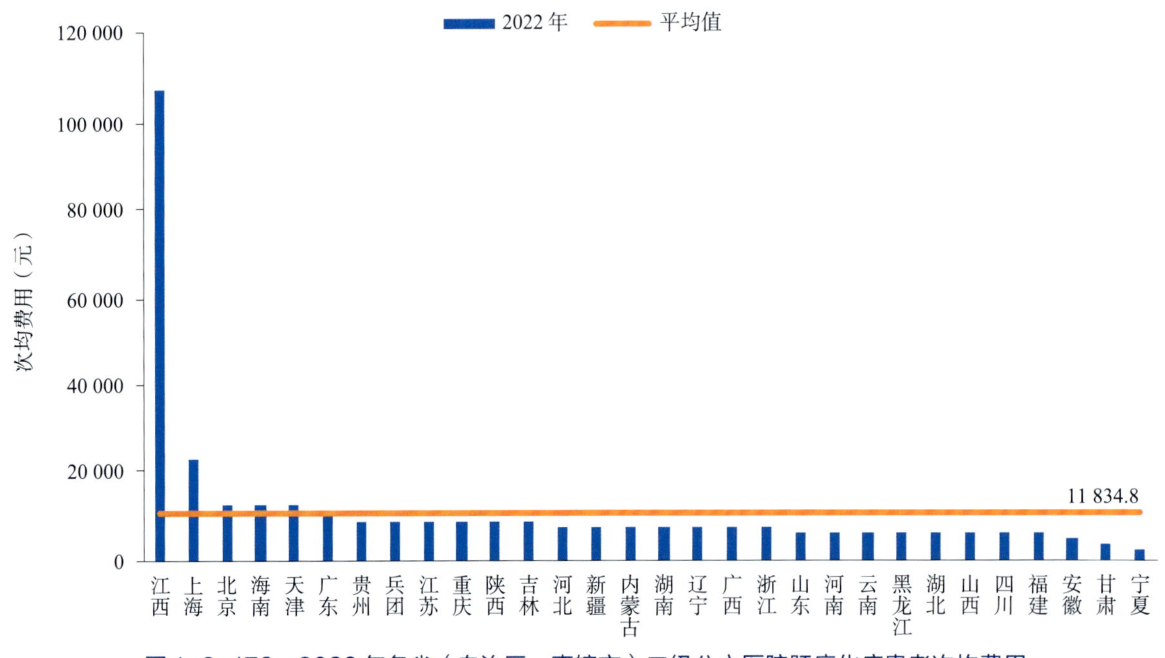

图 1-2-172　2022 年各省（自治区、直辖市）二级公立医院肝癌化疗患者次均费用

四、肝癌放疗患者医疗服务与质量安全情况

（一）肝癌放疗患者收治情况

2022 年纳入分析的三级公立医院肝癌放疗患者总体为 16 721 人次，其中综合医院为 13 001 人次，肿瘤专科医院为 2 431 人次，其他专科医院为 1 289 人次；从省级维度比较，浙江相对较多，兵团相对较少（图 1-2-173）。二级公立医院肝癌放疗患者总体为 857 人次，其中综合医院为 777 人次，肿瘤专科医院为 78 人次，其他专科医院为 2 人次；从省级维度比较，山东相对较多，内蒙古相对较少（图 1-2-174）。

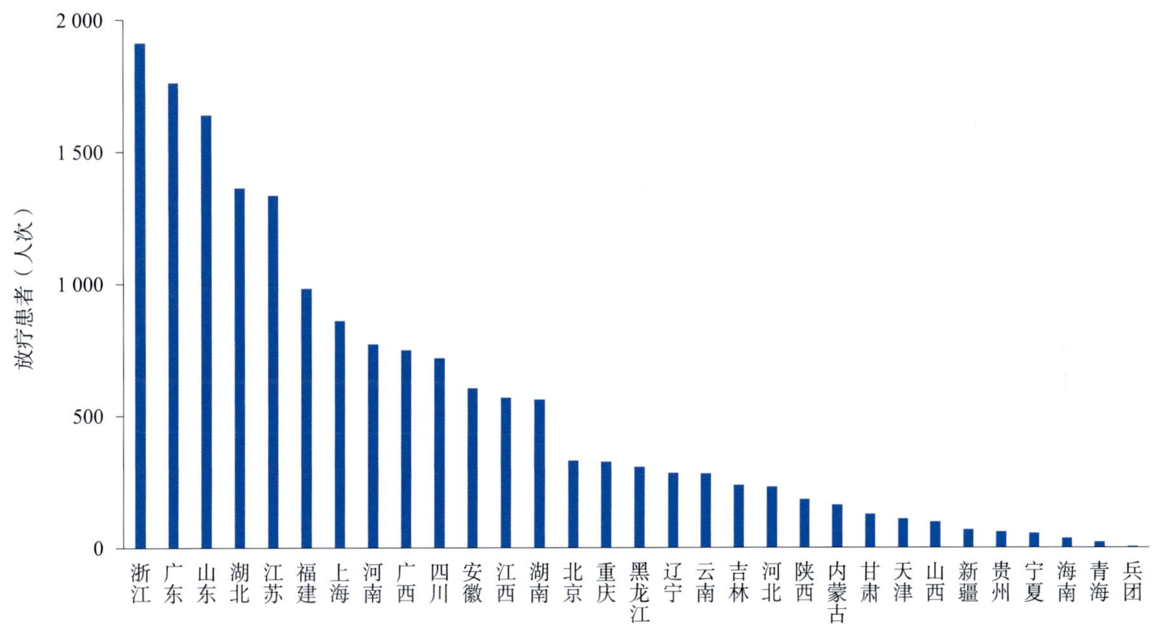

图 1-2-173　2022 年各省（自治区、直辖市）三级公立医院肝癌放疗患者分布

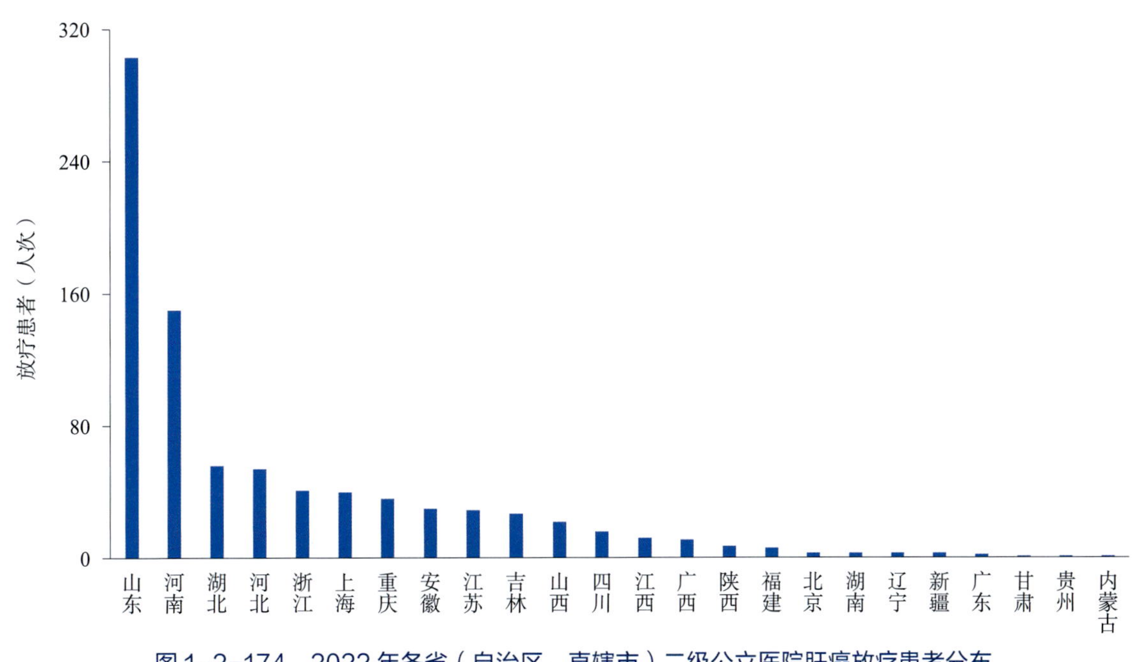

图 1-2-174　2022 年各省（自治区、直辖市）二级公立医院肝癌放疗患者分布

（二）肝癌放疗患者平均住院日

2022 年纳入分析的三级公立医院肝癌放疗患者平均住院日为 16.4 天，其中综合医院为 15.8 天，肿瘤专科医院为 19.0 天，其他专科医院为 18.0 天；从省级维度比较，兵团相对较长，北京相对较短（图 1-2-175）。二级公立医院肝癌放疗患者平均住院日为 21.6 天，其中综合医院为 21.2 天，肿瘤专科医院为 25.1 天，其他专科医院为 26.0 天；从省级维度比较，贵州相对较长，内蒙古相对较短（陕西、福建、北京、湖南、辽宁、新疆、广东、甘肃、贵州和内蒙古纳入分析的例数较少，分析结果仅作参考）（图 1-2-176）。

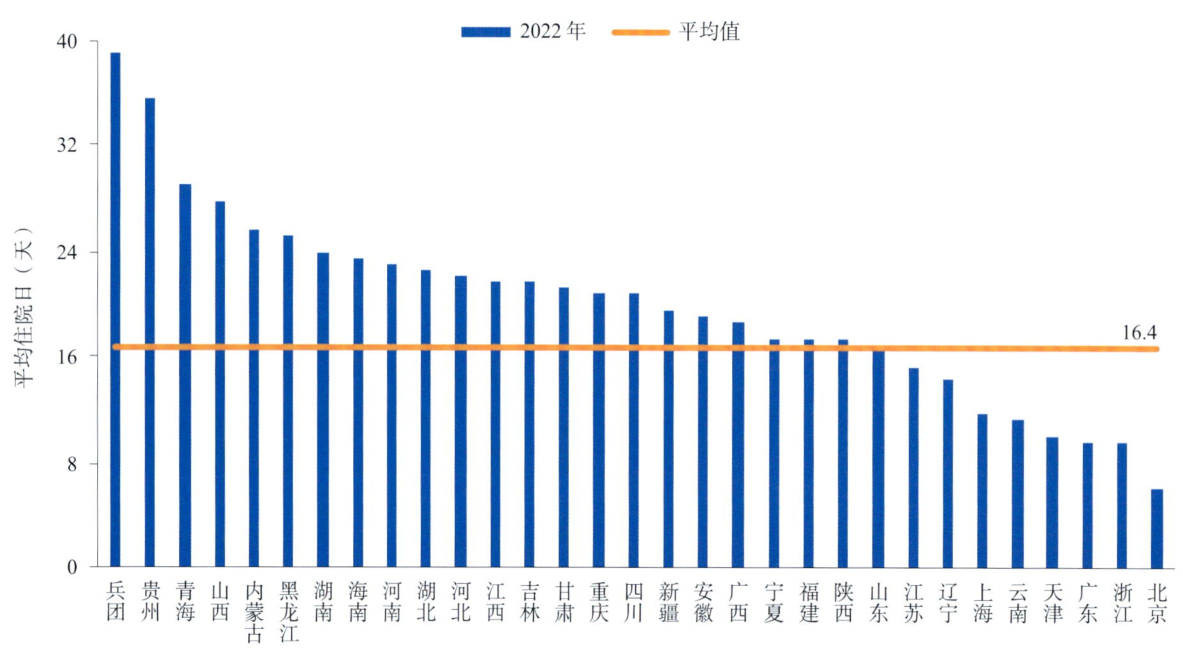

图 1-2-175　2022 年各省（自治区、直辖市）三级公立医院肝癌放疗患者平均住院日

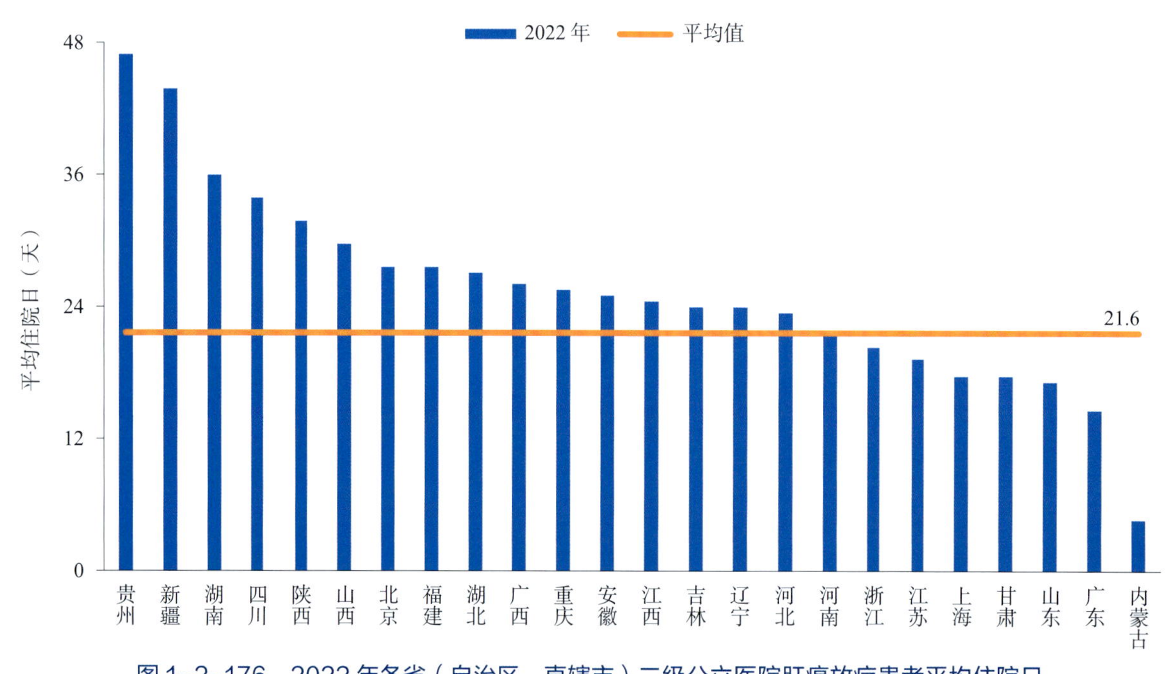

图 1-2-176　2022 年各省（自治区、直辖市）二级公立医院肝癌放疗患者平均住院日

（三）肝癌放疗患者住院死亡率

2022 年纳入分析的三级公立医院肝癌放疗患者住院死亡率为 0.10%，其中综合医院为 0.10%，肿瘤专科医院为 0.12%，其他专科医院为 0.08%；从省级维度比较，内蒙古相对较高，安徽等均为 0（图 1-2-177）。二级公立医院肝癌放疗患者住院死亡率为0.47%，其中综合医院为0.51%，肿瘤专科医院为0，其他专科医院为0；从省级维度比较，北京相对较高，安徽等均为0（陕西、福建、北京、湖南、辽宁、新疆、广东、甘肃、贵州和内蒙古纳入分析的例数较少，分析结果仅作参考）（图 1-2-178）。

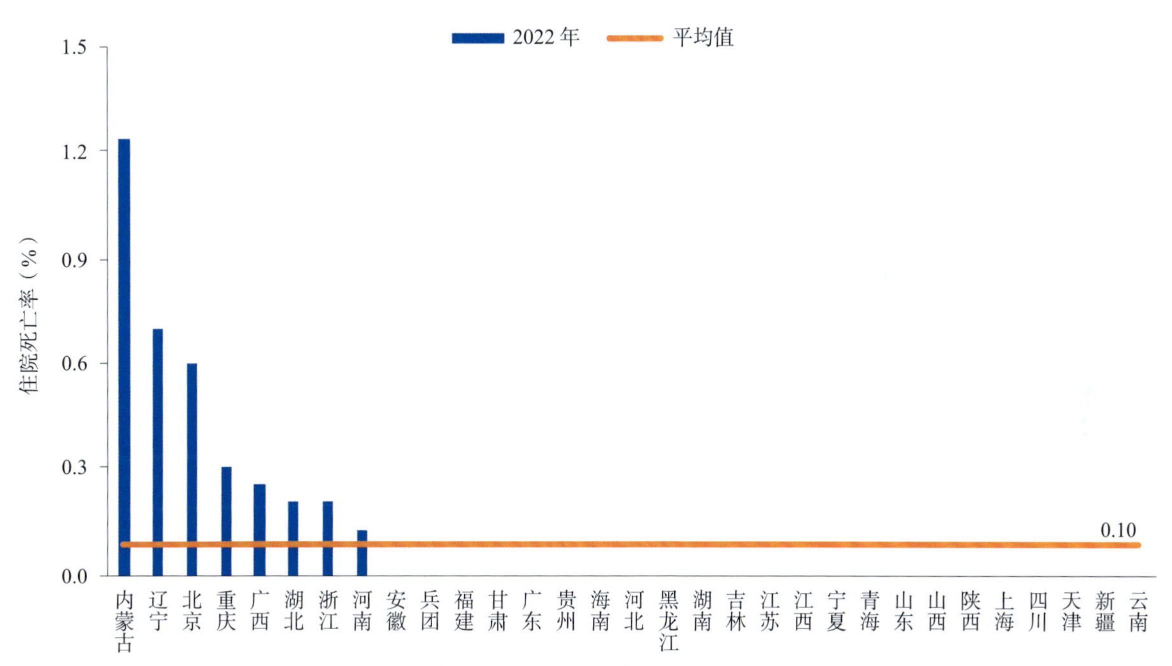

图 1-2-177　2022 年各省（自治区、直辖市）三级公立医院肝癌放疗患者住院死亡率

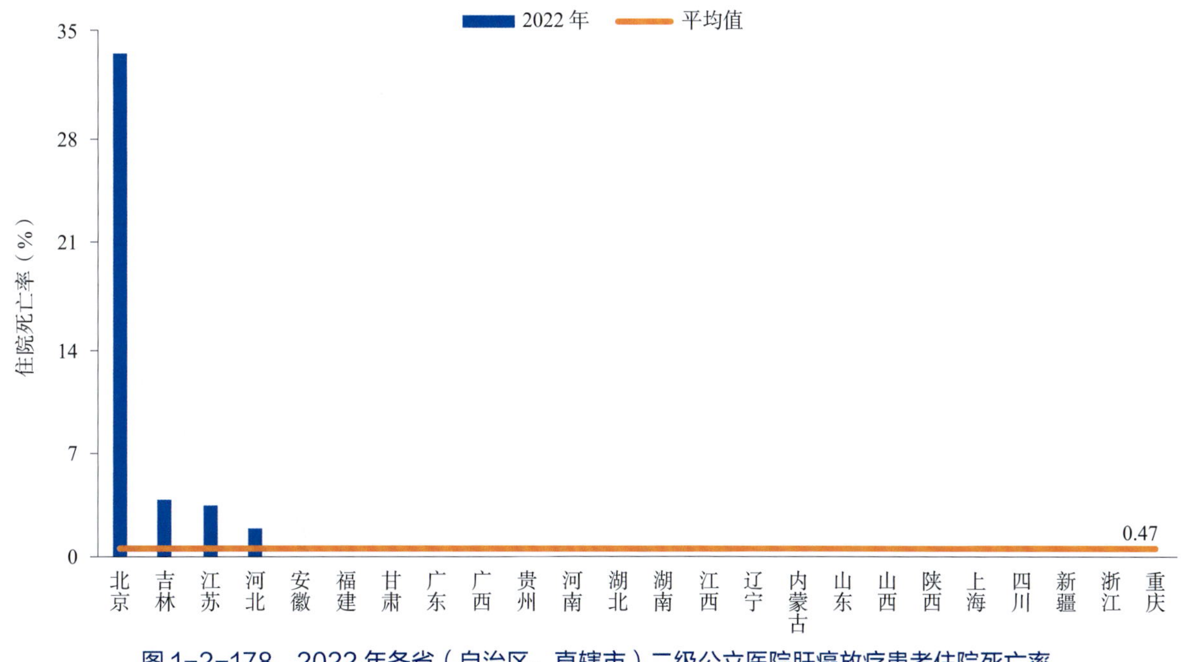

图 1-2-178　2022 年各省（自治区、直辖市）二级公立医院肝癌放疗患者住院死亡率

（四）肝癌放疗患者次均费用

2022 年纳入分析的三级公立医院肝癌放疗患者次均费用为 39 590.6 元，其中综合医院为 37 408.3 元，肿瘤专科医院为 46 950.7 元，其他专科医院为 47 721.5 元；从省级维度比较，北京相对较多，云南相对较少（图 1-2-179）。二级公立医院肝癌放疗患者次均费用为 30 509.6 元，其中综合医院为 30 260.6 元，肿瘤专科医院为 33 195.6 元，其他专科医院为 22 487.7 元；从省级维度比较，北京相对较高，广东相对较低（陕西、福建、北京、湖南、辽宁、新疆、广东、甘肃、贵州和内蒙古纳入分析的例数较少，分析结果仅作参考）（图 1-2-180）。

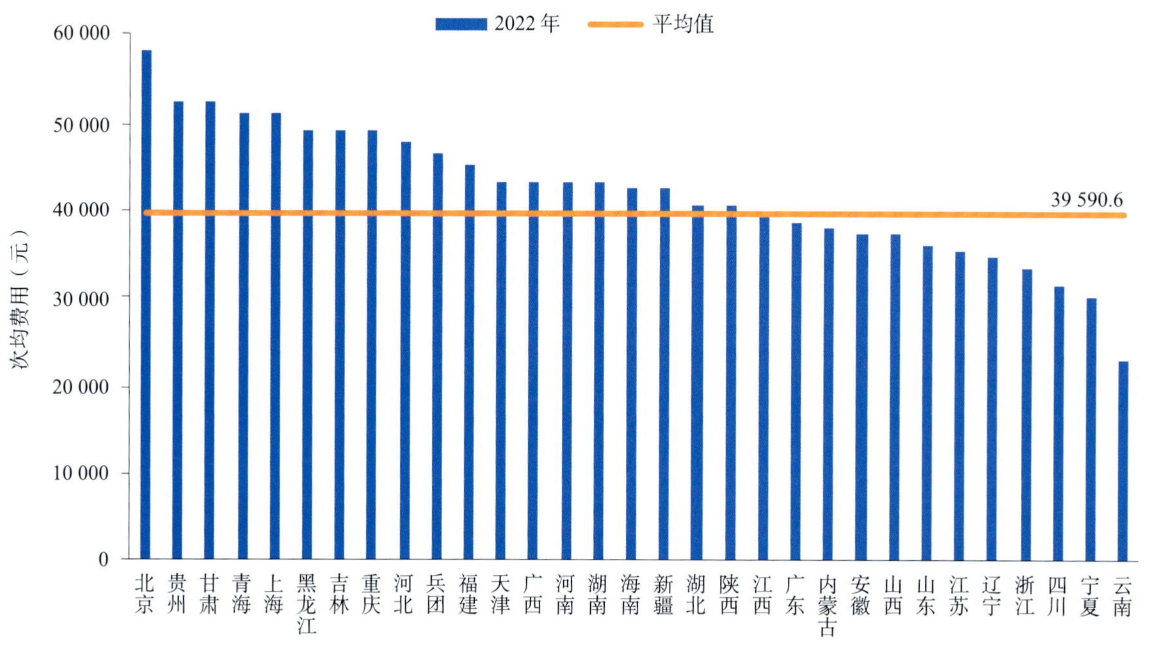

图 1-2-179　2022 年各省（自治区、直辖市）三级公立医院肝癌放疗患者次均费用

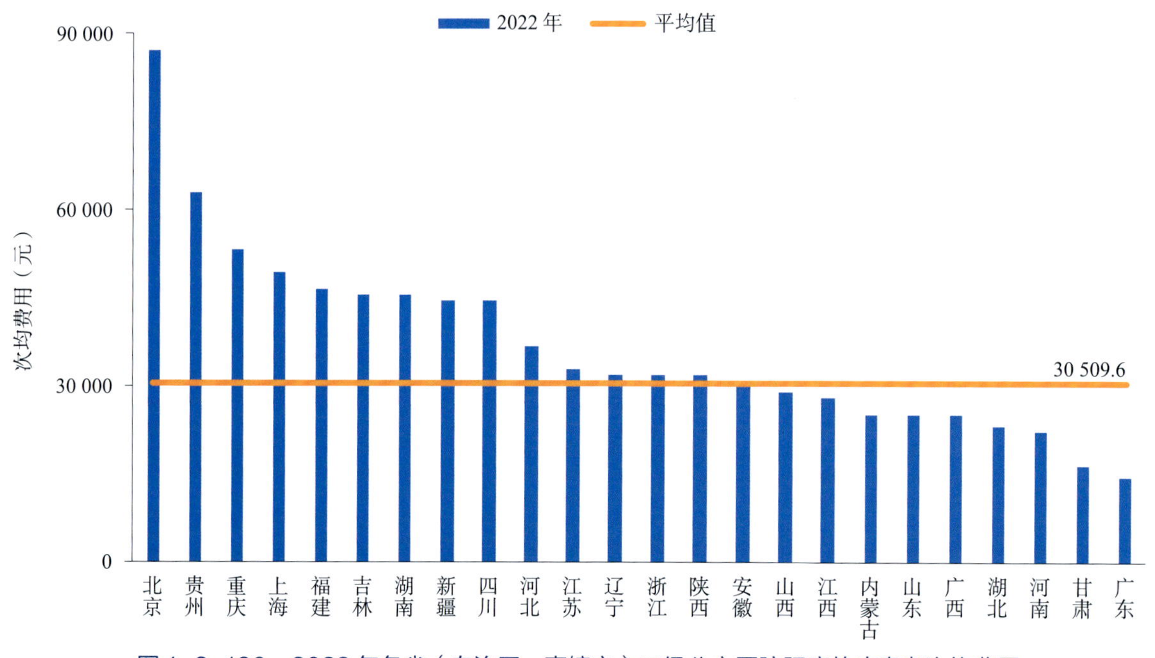

图 1-2-180　2022 年各省（自治区、直辖市）二级公立医院肝癌放疗患者次均费用

第二部分

2023 年肿瘤专业医疗质量安全改进目标优秀案例

为贯彻落实国家卫生健康委《2023 年国家医疗质量安全改进目标》和《全面提升医疗质量行动计划（2023—2025 年）》有关工作要求，推动各级肿瘤相关质控组织及各级医疗机构深入开展肿瘤专业医疗质量安全改进目标工作，促进改进目标工作先进经验交流与分享，提高医疗机构肿瘤治疗前临床 TNM 分期评估率，国家癌症中心、国家肿瘤性疾病医疗质量控制中心于 2023 年 7 月开展了肿瘤专业医疗质量安全改进目标优秀案例征集活动。本年度报告纳入 5 个优秀案例供交流学习。

上下联动，真抓实干，全面提升肿瘤治疗前临床 TNM 分期评估率

江苏省肿瘤专业质控中心

一、改进工作背景

恶性肿瘤是长期以来困扰全球人类健康的一大难题。在临床诊疗的过程中，肿瘤患者治疗前病期是影响治疗方案选择和预后的重要因素之一。TNM 分期系统是目前国内外通用的肿瘤分期系统，也是临床上进行恶性肿瘤分期的标准方法。临床 TNM 分期评估是肿瘤规范化诊疗的基础。“提高肿瘤治疗前临床 TNM 分期评估率”已连续 3 年被纳入国家医疗质量安全改进目标。《肿瘤专业医疗质量控制指标（2023 年版）》和《全面提升医疗质量行动计划（2023—2025 年）》均将首次肿瘤治疗前临床 TNM 分期评估率纳入医院考核指标，以提升肿瘤规范化诊疗水平，保障肿瘤患者诊疗质量与安全。

目前存在的问题如下：

1. 肿瘤诊疗能力存在差异：目前，我省大部分医疗机构均能提供肿瘤诊疗服务，但肿瘤诊疗能力参差不齐。对肿瘤诊疗规范执行不到位，以及对肿瘤治疗前临床 TNM 分期的重视程度不够，导致省内肿瘤治疗前临床 TNM 分期评估率偏低。

2. 电子病历信息化水平存在差异：由于不同医疗机构电子病历信息化水平、数据抓取标准和准确度存在差异，导致结果数据存在偏倚，不能客观反映真实情况。

3. 对肿瘤治疗前临床 TNM 分期的重要性认识不足：以往，等级医院评审、重点专科建设和各级质控中心质控指标均未将治疗前临床 TNM 分期评估率作为考核指标，导致医院未将“提高肿瘤治疗前临床 TNM 分期评估率”作为医疗质量考核指标。

二、改进工作预期目标

2023 年，省级对象单位肿瘤科和非肿瘤科的肿瘤治疗前临床 TNM 分期评估率的目标值分别为 80% 和 65% 以上。

三、改进措施

（一）开展宣传与培训工作

1. 江苏省卫生主管部门已将肿瘤治疗前临床 TNM 分期评估率纳入“2023 年三级医院评审考核指标”。
2. 召开工作会议，邀请专家解读《关于开展全面提升医疗质量行动（2023—2025 年）的通知》精神。
3. 每年举办“常见恶性肿瘤规范化诊疗”培训班（省级继续教育项目）。
4. 组织单病种专家委员会在省内开展专题培训。

（二）完善质控指标，建立月网报制度

1. 更新和完善质控指标，将“肿瘤治疗前临床 TNM 分期评估率”作为核心质控指标。
2. 建立月网报制度，质控中心每季度对上报数据进行汇总、分析、总结和反馈。

（三）开展自查、抽查和现场督查工作

1. 疫情期间，采取自查和抽查病案方式开展“肿瘤治疗前临床 TNM 分期评估率”检查工作，并提出整改意见。

2. 2023 年上半年对省内 13 个地级市共 26 家标杆医院进行现场督查，强化标杆医院分期评估意识，以点带面，带动各医疗机构提升“肿瘤治疗前临床 TNM 分期评估率”。

3. 发挥省级质控中心成员和各市级质控中心功能，2023 年下半年对省内质控对象单位进行全覆盖的现场督查。

（四）建立质控网络，召开质控工作会议

1. 组建省、市质控中心及质控对象单位微信工作群，发布上级行政管理部门和本中心工作动态、文件、通知、质控信息，为质控对象单位提供服务与指导。

2. 每半年召开一次工作会议，通报网报、自查、抽查和现场督查的结果。

（五）参加质控论坛，吸收先进经验

1. 邀请国家癌症中心专家到省内进行专题讲座与指导。

2. 参加国家、长三角地区等组织的质控交流会议。

3. 开展省内医疗机构经验交流。

（六）完善病历信息系统，设立试点单位

将我中心挂靠单位江苏省肿瘤医院作为试点单位，通过以下措施促进实现改进工作预期目标：①将电子病历结构化，如在书写诊断时将 TNM 分期设置为必填项目（图 2-1-1），在书写抗肿瘤病程记录时需要完成临床 TNM 分期后才可保存病程记录（图 2-1-2）。②将医嘱与病历系统联动，未完成 TNM 分期将无法开具抗肿瘤药物的医嘱（图 2-1-3）。将“肿瘤治疗前临床 TNM 分期”作为抗肿瘤治疗前必填项目后，达到 TNM 分期全覆盖。目前。上述做法已经在全省推广应用。

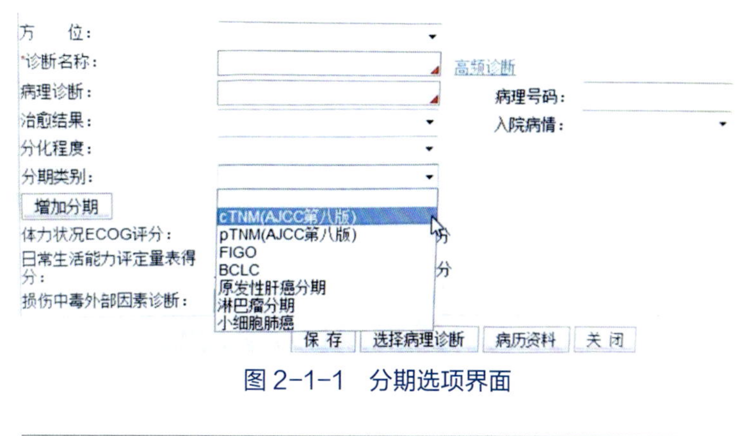

图 2-1-1　分期选项界面

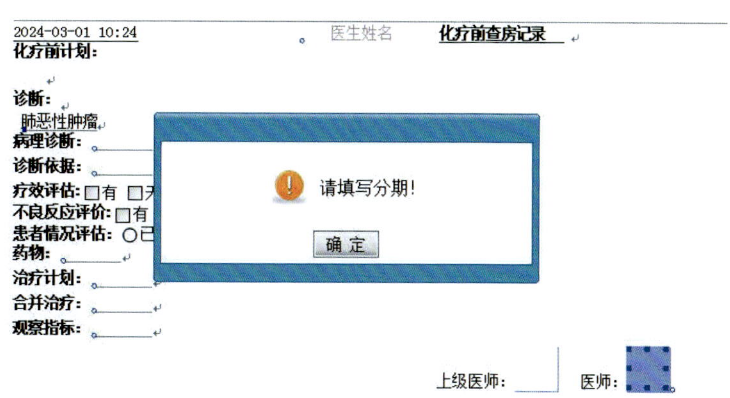

图 2-1-2　病程记录保存界面

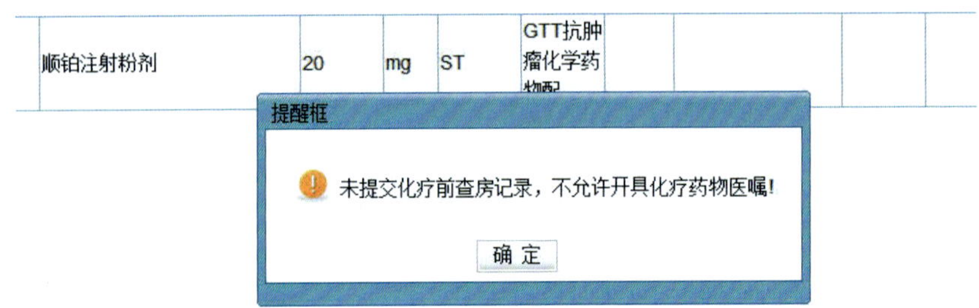

图 2-1-3　开具抗肿瘤药物医嘱界面

四、改进成效

1. 2021—2022 年，我中心通过自查、督查、抽查方式监控肿瘤患者治疗前临床 TNM 分期，结果显示肺癌、肝癌、胃癌、结直肠癌、乳腺癌的治疗前 TNM 分期评估率均有不同程度提高。肿瘤科的 TNM 分期评估率从 72.93% 提升到 81.41%，非肿瘤科从 41.78% 上升到 53.02%（表 2-1-1 和图 2-1-4）。

表 2-1-1　2021—2022 年肿瘤治疗前 TNM 分期评估率

	日期	肺癌	肝癌	胃癌	结直肠癌	乳腺癌	合计
肿瘤科	2021 年 9 月	77.54%	50.93%	72.77%	73.71%	77.56%	72.93%
	2022 年 9 月	83.55%	65.66%	83.13%	84.56%	78.70%	81.41%
非肿瘤科	2021 年 9 月	57.39%	21.15%	41.04%	38.17%	44.20%	41.78%
	2022 年 9 月	64.87%	25.66%	49.13%	57.66%	51.95%	53.02%

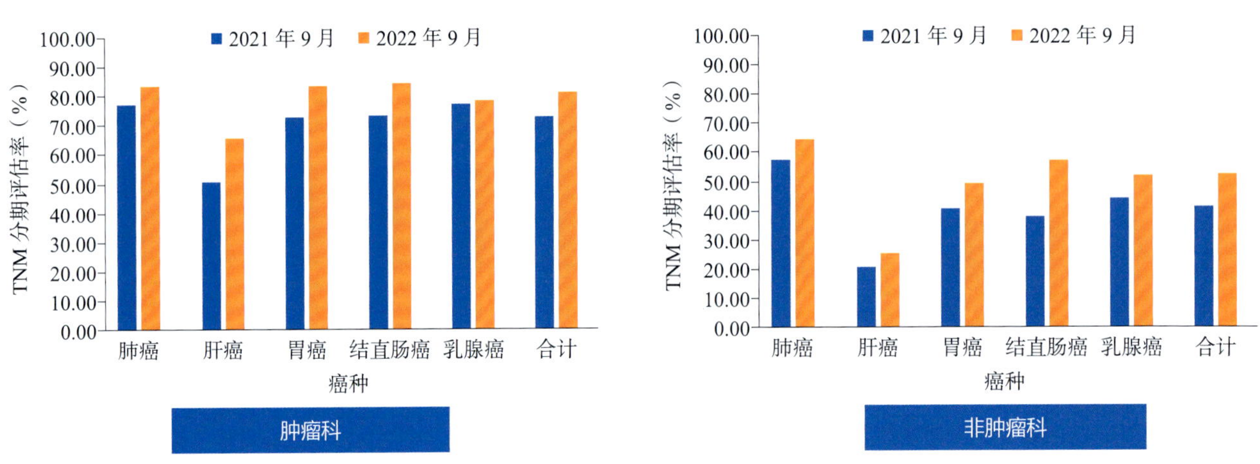

图 2-1-4　2021—2022 年肿瘤治疗前 TNM 分期评估率结果

2. 2023 年 10 月，我中心对全省 100 家质控对象单位进行现场督查，抽取 2021 年、2022 年、2023 年 1—9 月的肺癌、乳腺癌、食管癌、胃癌、肠癌和肝癌六类癌种手术患者和非手术患者病历，查看肿瘤治疗前临床 TNM 分期评估率（图 2-1-5）。手术患者、肿瘤科患者、非手术非肿瘤患者分别从 2021 年的 38.38%、73.99%、52.39% 上升到 2023 年的 53.95%、86.07%、65.60%（图 2-1-6）；全省总体的肿瘤治疗前临床 TNM 分期评估率由 2021 年的 55.85% 提高到 2023 年的 70.66%，已达到国家癌症中心要求的 68%。

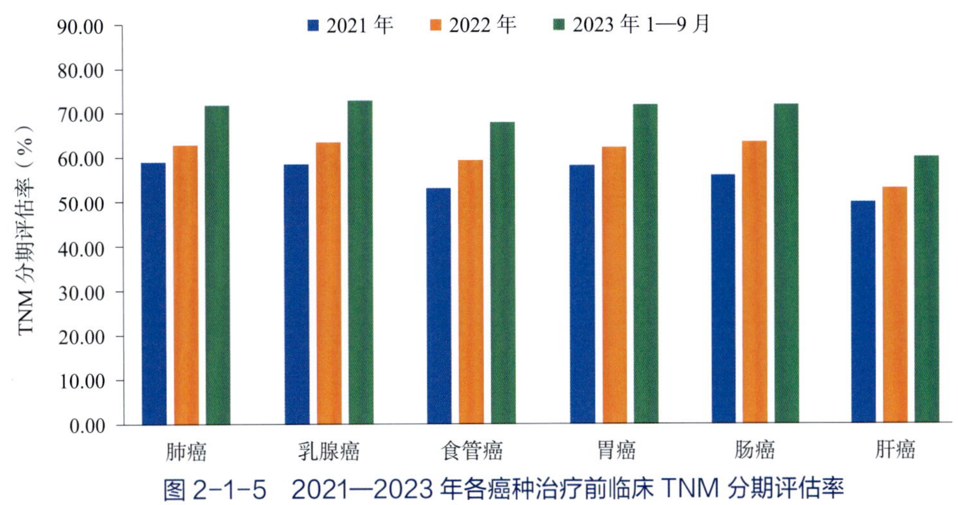

图 2-1-5　2021—2023 年各癌种治疗前临床 TNM 分期评估率

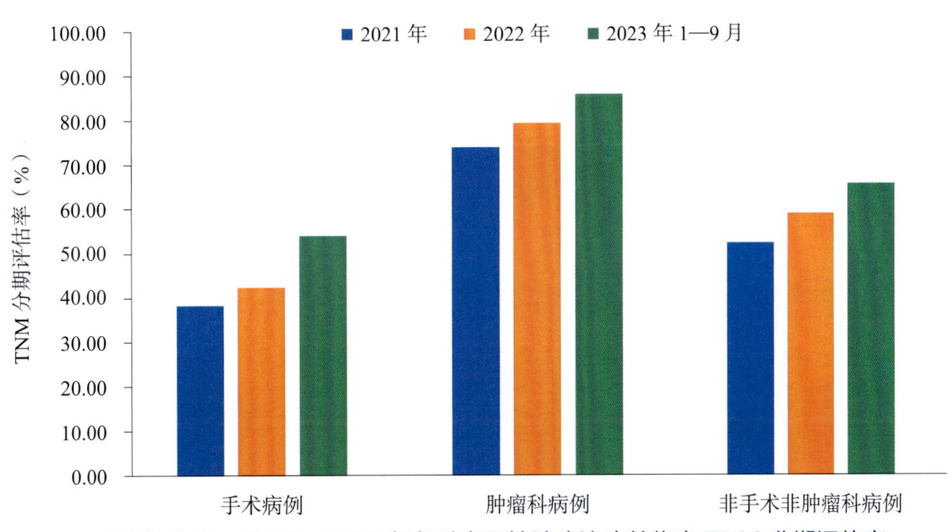

图 2-1-6　2021—2023 年各科室恶性肿瘤治疗前临床 TNM 分期评估率

五、改进工作小结

在国家肿瘤性疾病医疗质量控制中心和国家癌症中心的指导下，在江苏省卫生健康委的领导下，我中心以推动肿瘤诊疗服务高质量发展为目的，通过培训学习、指导交流、督查整改等举措，2021—2023 年全省肿瘤治疗前临床 TNM 分期评估率得到显著提升。今后，我中心将在提升 TNM 分期评估率的基础上，通过培训和督查等方式，提高分期准确性，为全面提升我省肿瘤专业医疗质量做出应有贡献。

以问题为导向，多举措提升肿瘤治疗前临床 TNM 分期评估率

福建医科大学附属第一医院

一、背景

我国居民的主要健康指标总体已优于中高收入国家平均水平，但随着工业化、城镇化、人口老龄化发展和生态环境、生活行为方式的变化，慢性非传染性疾病（心血管疾病、癌症等）已成为居民的主要死亡原因和疾病负担。根据世界卫生组织国际癌症研究机构（IARC）发布的数据，2020 年中国癌症新发病例 457 万例，新发病例数居前十位的癌症分别是肺癌、结直肠癌、胃癌、乳腺癌、肝癌、食管癌、甲状腺癌、胰腺癌、前列腺癌和宫颈癌，这十种癌症占癌症新发病例数的 78.2%（图 2-2-1）。

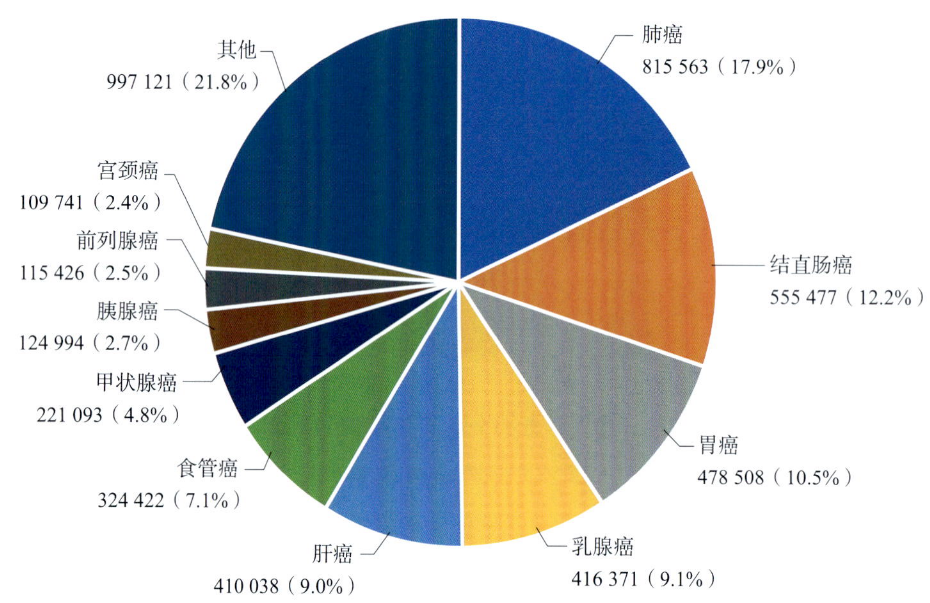

图 2-2-1　2020 年中国癌症新发病例数居前十位的癌种（根据 IARC 发布的数据）

为此，国家成立健康中国行动推进委员会，制定《健康中国行动（2019—2030 年）》，其中癌症防治行动为 15 项重大行动目标之一。国家卫健委发布《关于印发肿瘤诊疗质量提升行动计划的通知》和“国家医疗质量安全改进目标”等，对肿瘤诊疗管理提出进一步指导。

二、问题分析

运用质量管理工具进行全方位分析，以问题为导向进行动态管理。通过绘制鱼骨图分析影响肿瘤治疗前临床 TNM 分期评估率的因素（图 2-2-2），根据“二八法则”和柏拉图分析（图 2-2-3），影响因素中

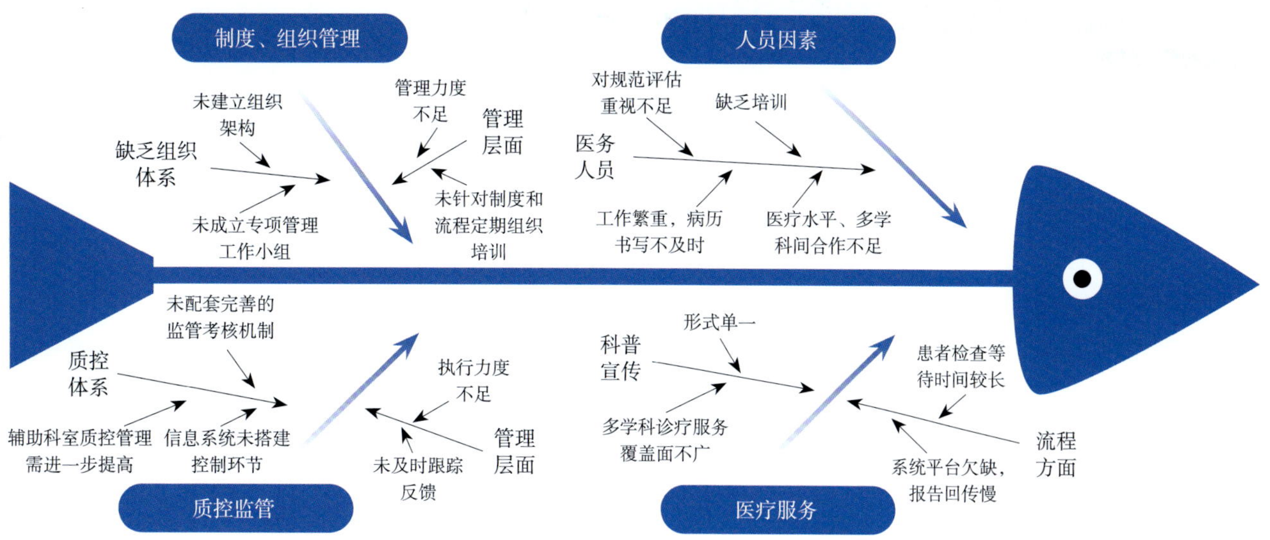

图 2-2-2　影响肿瘤治疗前临床 TNM 分期评估率因素的鱼骨分析图

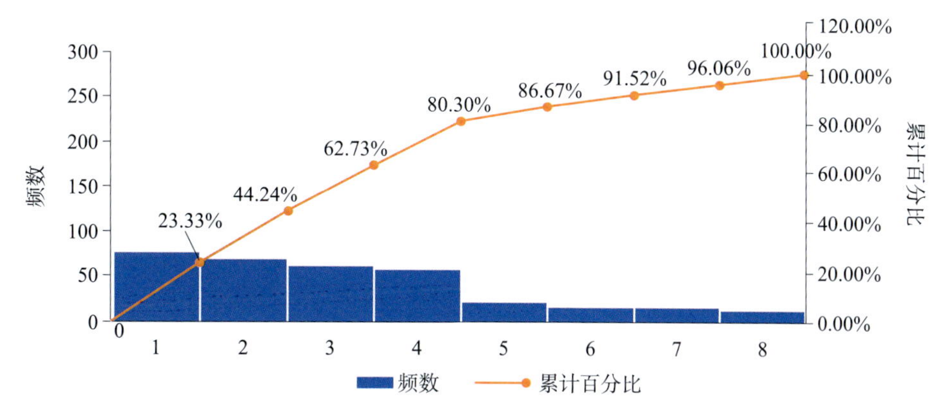

图 2-2-3　影响肿瘤治疗前临床 TNM 分期评估率因素的柏拉图分析

1——缺乏组织体系；2——未配套完善的监管考核机制；3——医疗水平、多学科间合作不足；4——信息系统未搭建控制环节；5——未针对制度和流程定期组织培训；6——患者检查等待时间较长；7——多学科诊疗服务覆盖面不广；8——工作繁重，病历书写不及时

“缺乏组织体系”（23.83%）、“未配套完善的监管考核机制”（20.91%）、“医疗水平、多学科间合作不足”（18.48%）、“信息系统未搭建控制环节”（17.58%）为重点因素，列为重点改进项目。

三、改进方法

（一）强化意识，高度站位，推进体系建设

成立肿瘤诊疗中心，中心主任由分管院领导担任，各相关临床、医技科室行政主任为中心成员，并成立以不同癌种命名的分中心，首批以脑胶质瘤、肝癌、鼻咽癌、肺癌和结直肠癌等 5 个病种为试点，第二批增加宫颈癌、前列腺癌、乳腺癌、食管癌、胃癌等 5 个癌种。成立由分管院长挂帅任组长，医务、质控、临床、病案、统计、信息等部门负责人为组员的肿瘤治疗前临床 TNM 分期专项工作小组，挂靠肿瘤诊疗中心，定期开展肿瘤诊疗规范、指南的培训与再教育，进行数据的收集、分析、反馈，提出改进措施并督促落实。

（二）制定质控标准体系

借鉴“驾照式”交通管理理念，探索顶层设计，紧密围绕 18 项医疗核心制度，率先在福建省建立医疗质量与安全积分制，将病历书写规范、病案首页填写质量纳入积分制考核中，用积分衡量和反映医务人员在医疗质量管理中的综合表现。以国家医疗质量安全改进目标为导向，制定工作方案、推进清单，设置年度医疗质量安全监测考核目标，制定肿瘤 TNM 分期评估率和单病种上报率的标准化考核目标。

为推进学科发展，加大肿瘤专科建设，医院每年修订《科室发展目标考核体系》，将肿瘤单病种上报、开展多学科联合诊疗等纳入三级指标进行评价考核，统筹兼顾稳定与创新，鼓励科室发挥优势。

（三）信息化系统控制提升分期效率和质量

信息提升工程分两期建设：一期将肿瘤的 TNM 分期作为结构化字段嵌入病案首页出院诊断部分，出院主诊断编码涉及原发性恶性肿瘤的，强制填写 TNM 分期，而后方可保存首页信息；二期在临床诊断界面嵌入结构化 TNM 分期字段，在入院通知书和临床诊断界面嵌入“是否首次恶性肿瘤诊疗”选项，通过信息系统规范控制治疗前肿瘤分期的填写，控制内容包括抗肿瘤药物、放射治疗医嘱、手术申请。之后，在上述改造的基础上建立数据分析体系，可以灵活进行不同时间段、不同癌种（主诊断）、不同治疗方式、是否首次治疗等多维度统计。

肺癌分中心试点搭建虚拟病房，在医院 HIS 系统设立中心患者病历资料共享平台，入院第一诊断符合相关诊断（如恶性肿瘤 / 肺肿瘤 / 肺占位性病变 / 肺结节）或者入院第一诊断为恶性肿瘤放化疗、第二诊断符合前述描述诊断的患者，均纳入共享平台进行管理。肝癌分中心基于已审定的肝癌诊疗规范和多学科协作流程构建知识图谱，启动建设“基于智能诊断分期的肝癌辅助决策系统”。针对临床需求，实现自动抓取患者诊疗前相关结构化数据，以进行自动化肝癌筛查与智能诊断、自动分期，智能规划治疗方案，再由医生与系统进行人机交互，生成并审核辅助诊疗结果，保障实施最合理的个体化精准治疗。

四、改进成效

选取 2022 年 6 月、2023 年 6 月出院的首次治疗的 7 个国家和福建省重点、高发癌种肿瘤患者病历，抽查病历数共计 420 份，其中 2022 年度和 2023 年度各 210 份。每年度每个重点癌种各 30 份，其中每个癌种手术治疗病例 20 份，非手术治疗病例 10 份；若该月份某重点癌种患者不足 30 人次，则不区分手术和非手术病例，对实际出院的全部肿瘤患者病历进行查阅。同时选取 2023 年 7 月首次在我院住院治疗的 7 个癌种肿瘤患者病历（图 2-2-4）。

组织医院肿瘤规范化治疗前临床 TNM 分期专项工作小组专家，调取病历，查看病案首页、入院记录、病程记录、术前讨论、出院小结，判断是否完成肿瘤治疗前分期、出院时分期，并通过医院 BI 决策系统计算评估率。结果显示，在 2023 年 7 月上线控制机制后，肺癌、胃癌、肝癌、乳腺癌治疗前临床 TNM 分期评估率直达 100%，工作改进成效显著（图 2-2-4）。

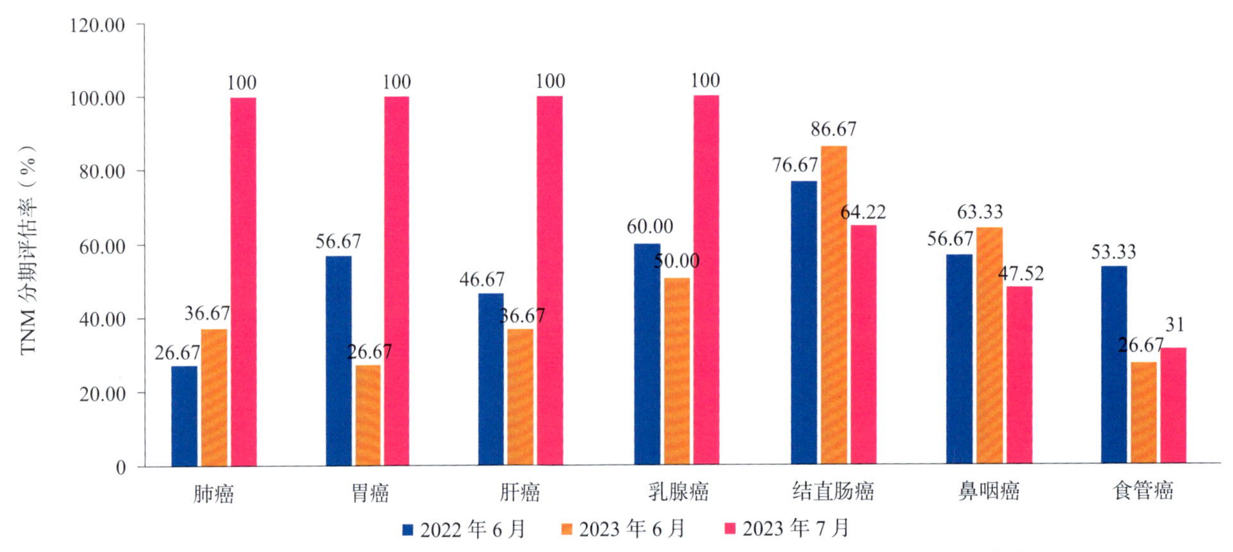

图 2-2-4　2022—2023 年我院 7 个癌种的肿瘤治疗前临床 TNM 分期评估率

五、不足与展望

从评估率分析可见，结直肠癌、鼻咽癌、食管癌评估率改善不显著，结直肠癌和鼻咽癌的评估率不升反降。分析其原因，有部分患者入院仅做胃肠镜检查或者穿刺取样本行病理检查判断良恶性，良性患者最后未做治疗即出院，系统暂无法读取此数据。这也为下一步规范化治疗和管理提出了新的方向。

肿瘤 TNM 分期系统是进行肿瘤诊断、治疗及临床研究的“国际语言”。肿瘤分期不是目的，而是临床诊断治疗的依据。为进一步提高鼻咽癌、食管癌、结直肠癌评估率，一要进一步调整诊疗服务及病种结构，仅做胃肠镜检查或穿刺活检的患者全部纳入择日住院 / 日间手术 / 门诊治疗；二要完善病历书写，敦促临床补入首页的诊断分型，为今后临床和管理的科研工作完善基础数据。此外，还要细化学科服务，实现病房与健康管理中心的信息共享，推进健康管理中心主动为出院后患者提供服务，结合互联网医疗和智能健康管理平台，帮助群众进行早期癌症筛查和预防，及早发现肿瘤风险、采取干预措施，并定期提醒相关患者进行复诊。

基于人工智能技术提升首次抗肿瘤治疗前临床 TNM 分期评估率，助力肿瘤规范化诊疗

北京肿瘤医院

一、背景

全面科学评估肿瘤患者病情是肿瘤规范化治疗的基础。提高肿瘤患者治疗前完成临床 TNM 分期评估的比例可以提高肿瘤患者诊疗方案的科学性、合理性，提升肿瘤患者的诊疗效果和生存率。2021 年，国家卫健委等三部委发布《关于印发肿瘤诊疗质量提升行动计划的通知》（国卫办医函［2021］513 号），明确要求将"肿瘤诊疗质量提升行动"作为 2021 年至 2024 年重点工作。在 2021—2024 年国家医疗质量安全改进目标中，"提高肿瘤治疗前临床 TNM 分期评估率"更是连续 4 年成为国家级质控指标，突显该指标在肿瘤规范化治疗中的重要性。根据《关于印发〈提高肿瘤治疗前临床 TNM 分期评估率专项行动指导意见〉的通知》（国卫医政质控便函［2023］14 号）要求，到 2023 年底，二级以上医院重点癌种治疗前临床 TNM 分期评估率平均值不低于 68%，为提升肿瘤规范化治疗明确了阶段性目标。有研究表明，进行质量控制（QC）可以提升 TNM 分期评估率，但通过抽查的方式无法覆盖全院病历。我院开发基于人工智能技术的病历内涵质控系统（以下简称"AI 质控系统"），结合 PDCA 管理工具，提升肿瘤治疗前临床 TNM 分期评估率。

二、方法

（一）P 阶段

1. 组建工作团队，即组建以医务处、信息部、病案统计室、各临床科室等为主的工作团队，明确分工，相互配合，稳步推进相关工作。

2. 调研 TNM 分期书写规则。根据国家卫健委发布的肿瘤诊疗规范、国内指南、国际指南、专家共识等，召开专家咨询会议，制定 TNM 分期规范及病历书写规则。

3. 明确 TNM 分期书写要求。根据《提高肿瘤治疗前临床 TNM 分期评估率专项行动指导意见》中的要求，明确我院 TNM 分期书写规范如下：

（1）规范的肿瘤治疗前诊断应包含 cTNM 分期评估，如"右肺上叶恶性肿瘤，cT1N1M0，Ⅱ B 期"。

（2）完善检查后仍无法确定分期的可用"x"代替，x 的个数不超过 1，如"右肺上叶恶性肿瘤，cT2NxM1"。

（3）统一要求在入院记录的初步诊断中主要诊断明确记录 TNM 分期，并针对淋巴瘤、妇科肿瘤（FIGO 分期）、骨与软组织肿瘤、肝癌（CNLC 分期）等专科分期规则的特殊性开发了适用于科室的相应书写规则。

（二）D 阶段

1. 开发 TNM 分期病历书写模块。在电子病历的"诊断平台"开发 TNM 分期结构化录入模块，设计了 T、N、M 及临床分期的下拉菜单栏，方便临床录入（图 2-3-1）。

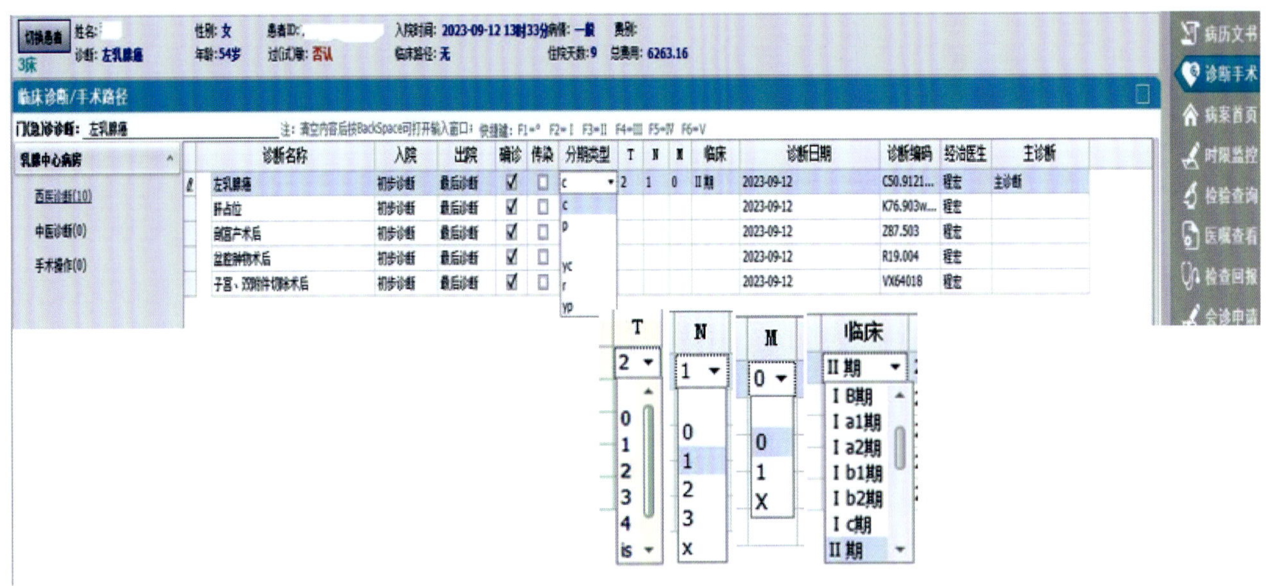

图 2-3-1　电子病历诊断平台录入 TNM 分期页面

2. 基于自然语言处理（NLP）技术开发 TNM 分期质控规则。为实现自动智能质控，我院于 2022 年 7 月利用 NLP 结合智能分词技术，研究开发 TNM 分期质控规则。智能分词到肿瘤诊断、TNM 分期、临床分期（Ⅰ / Ⅱ / Ⅲ / Ⅳ期）（图 2-3-2）。

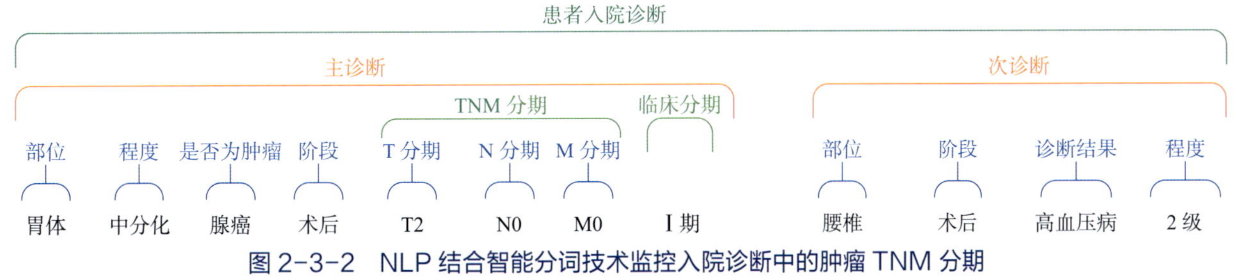

图 2-3-2　NLP 结合智能分词技术监控入院诊断中的肿瘤 TNM 分期

在入院记录书写完成点击保存后，该质控规则运行并提示临床医生书写问题，可以做到实时提醒、前置审核（图 2-3-3）。医生根据提醒修改后，系统再次对书写是否规范进行质控。每 4 小时质检系统自动审核一次。

（三）C 阶段

每月统计 TNM 分期评估率。在 AI 审核基础上，每月对存在问题的病历进行人工复核，以确保 AI 质控的准确性。若为特殊癌种，无法使用 TNM 分期，则由人工判定该病历是否合格，并进一步完善质控规则。

（四）A 阶段

我院将肿瘤治疗前 TNM 分期评估率列为 2023 年院级质量指标进行月度监测，在全院进行公示，并于 2023 年 8 月将其纳入终末病历质量绩效考核。未按书写规范记录的病历被评为乙级病历，在绩效考核中扣除相应分数。

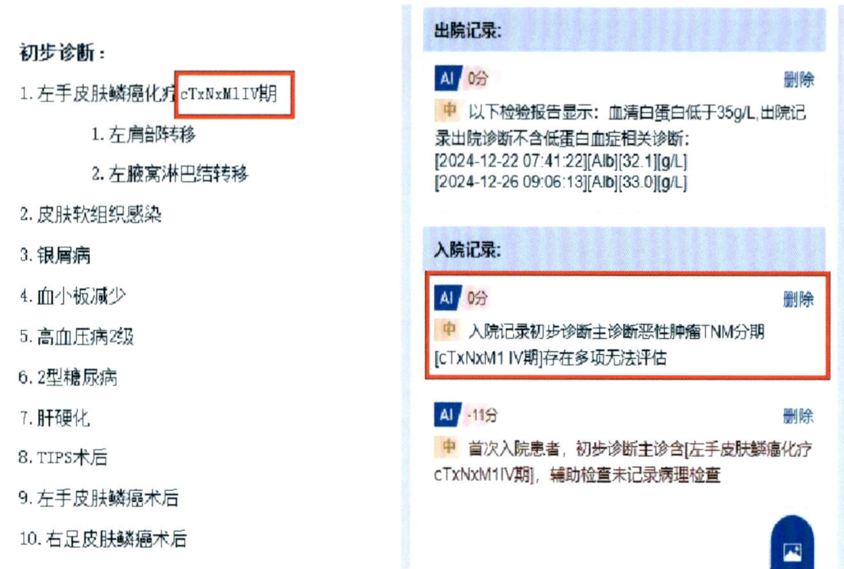

图 2-3-3 肿瘤临床 TNM 分期专科质控规则 AI 质控界面

三、结果

2022 年 8 月首次抗肿瘤治疗患者 1 873 例，监测全院总体首次治疗前 TNM 分期评估率为 47.5%，放射治疗患者 TNM 分期评估率（77.8%）高于抗肿瘤药物治疗患者（51.7%），高于手术治疗患者（41.6%）。采用以上质量改进措施后，截至 2023 年 11 月，每月统计的首次住院患者治疗前 TNM 分期评估率从 47.5% 提升至 97.2%（χ^2=1 187.23，$P < 0.001$）。放射治疗患者 TNM 分期评估率由 2022 年 8 月的 77.8% 提升至 2023 年 9 月的 94.6%（χ^2=10.71，P=0.001），抗肿瘤药物治疗患者由 51.7% 提升至 96.2%（χ^2=433.09，$P < 0.001$），手术患者由 41.6% 提升至 98.3%（χ^2=755.92，$P < 0.001$）（表 2-3-1）。

表 2-3-1 使用 AI 质控系统后 TNM 分期评估率的变化情况

治疗方式	2022 年 8 月 应评估患者例数（评估率）	2023 年 11 月 应评估患者例数（评估率）	χ^2	P 值
手术治疗	995（41.6%）	971（98.3%）	755.92	< 0.001
抗肿瘤药物治疗	797（51.7%）	821（96.2%）	433.09	< 0.001
放射治疗	81（77.8%）	88（94.6%）	10.71	0.013
合计	1 873（47.5%）	1 880（97.2%）	1 187.23	< 0.001

TNM 分期评估率逐月提升。经一般线性模型统计，随着病历质控系统监控时间的延长，TNM 分期评估率有显著提升（R^2=0.745，$P < 0.001$）。2023 年 8 月，我院将 TNM 分期评估情况纳入终末病历质量绩效考核后，TNM 分期评估率有显著提升（图 2-3-4）。截至 2023 年 11 月，首次抗肿瘤治疗患者的治疗前 TNM 分期评估率达到 97.2%，放射治疗患者、抗肿瘤药物治疗患者、手术治疗患者的治疗前 TNM 分期评估率均已达到“针对首次抗肿瘤治疗患者，TNM 分期评估率提升至 68%”的工作目标。

四、小结

基于 AI 技术提升肿瘤 TNM 分期评估率，可实现“前置审核、全面覆盖、过程监管、闭环管理”模式，提升质控覆盖率、质控时效性及质控准确率，总体提升了质控效能。自 AI 质控系统上线以来，我院

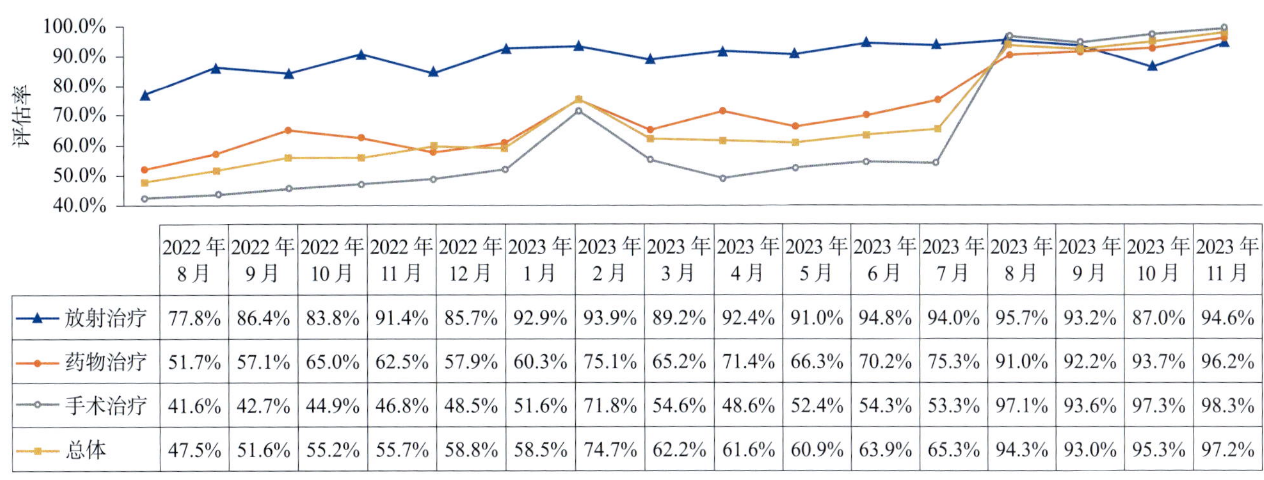

	2022 年 8 月	2022 年 9 月	2022 年 10 月	2022 年 11 月	2022 年 12 月	2023 年 1 月	2023 年 2 月	2023 年 3 月	2023 年 4 月	2023 年 5 月	2023 年 6 月	2023 年 7 月	2023 年 8 月	2023 年 9 月	2023 年 10 月	2023 年 11 月
放射治疗	77.8%	86.4%	83.8%	91.4%	85.7%	92.9%	93.9%	89.2%	92.4%	91.0%	94.8%	94.0%	95.7%	93.2%	87.0%	94.6%
药物治疗	51.7%	57.1%	65.0%	62.5%	57.9%	60.3%	75.1%	65.2%	71.4%	66.3%	70.2%	75.3%	91.0%	92.2%	93.7%	96.2%
手术治疗	41.6%	42.7%	44.9%	46.8%	48.5%	51.6%	71.8%	54.6%	48.6%	52.4%	54.3%	53.3%	97.1%	93.6%	97.3%	98.3%
总体	47.5%	51.6%	55.2%	55.7%	58.8%	58.5%	74.7%	62.2%	61.6%	60.9%	63.9%	65.3%	94.3%	93.0%	95.3%	97.2%

图 2-3-4　2022 年 8 月至 2023 年 11 月 TNM 分期评估率趋势图

利用 PDCA 质量管理工具，使首次治疗前肿瘤 TNM 分期评估率从 47.5% 提升至 97.2%。TNM 分期评估是肿瘤规范化诊疗的开始，提高医院 TNM 分期评估比例可以提高肿瘤患者诊疗方案的科学性、合理性，并提升肿瘤患者诊疗效果和生存率。推广肿瘤患者 TNM 分期评估率改进措施，能显著提高医院对肿瘤患者诊疗的规范性，对增加患者总体生存率、改善患者预后有积极作用。

运用 FOCUS-PDCA 管理模式提高肿瘤治疗前临床 TNM 分期评估率的实践探索

国药东风总医院

一、改进工作背景及存在的问题

（一）工作背景

为进一步聚焦肿瘤诊疗过程中的薄弱环节和关键点，国家卫健委于 2021 年、2022 年和 2023 年均将"提高肿瘤治疗前临床 TNM 分期评估率"纳入国家医疗质量安全改进目标，旨在以目标为导向，加强肿瘤诊疗规范化管理。

（二）现状与分析

虽然肿瘤治疗前临床 TNM 分期评估的重要性已经被广泛认知和接受，我院的评估率却并不理想。从我院 2020—2021 年出院患者病案首页提取数据的结果显示：肺癌、胃癌、肝癌、结直肠癌、乳腺癌等常见肿瘤患者治疗前完成临床 TNM 分期评估的比例在 2020 年为 62.57%，在 2021 年为 69.32%。我院肿瘤患者治疗前临床 TNM 分期评估率虽然有所增长，但提升缓慢，整体水平仍偏低。因此，提高肿瘤治疗前临床 TNM 分期评估率成为我院亟待解决的医疗质量管理问题之一。

（三）存在的问题

结合我院实际情况，发现在提升肿瘤患者治疗前临床 TNM 分期评估率过程中存在以下问题：

1. 标准操作程序缺失。
2. 医务人员的培训和教育不足。
3. 监测和反馈机制缺乏。
4. 医生参与度低。

二、改进工作预期目标

在此项改进工作中，我们关注的是提高肿瘤治疗前临床 TNM 分期评估率以及评估质量。为此我们设定了预期目标：

1. 提高肿瘤患者治疗前临床 TNM 分期评估率：自 2022 年 1 月起，通过实施改进措施，逐步提高肿瘤治疗前临床 TNM 分期评估率，使其≥ 85%。
2. 提升评估质量。
3. 改善治疗选择和预后。
4. 提升患者满意度。
5. 提升医疗服务质量。

三、改进工作具体做法

FOCUS-PDCA 的核心是以问题为导向，通过更仔细地了解和分析程序中的环节，旨在发现问题并有效解决。它包括查找（Find）、组织（Organize）、明确（Clarify）、理解（Understand）、选择（Select）、计划（Plan）、实施（Do）、检查（Check）和执行（Act）9 个步骤（图 2-4-1）。

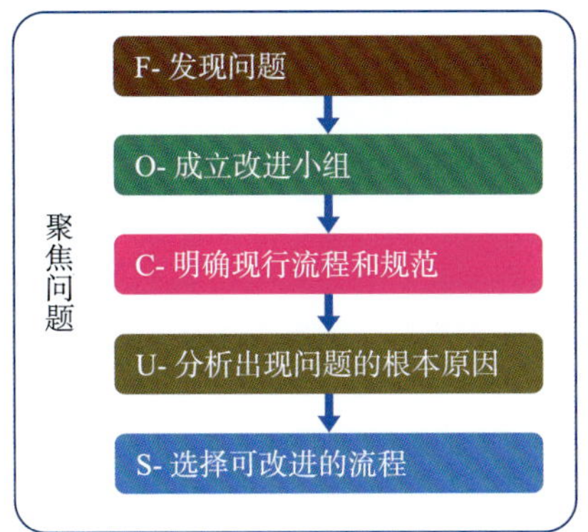

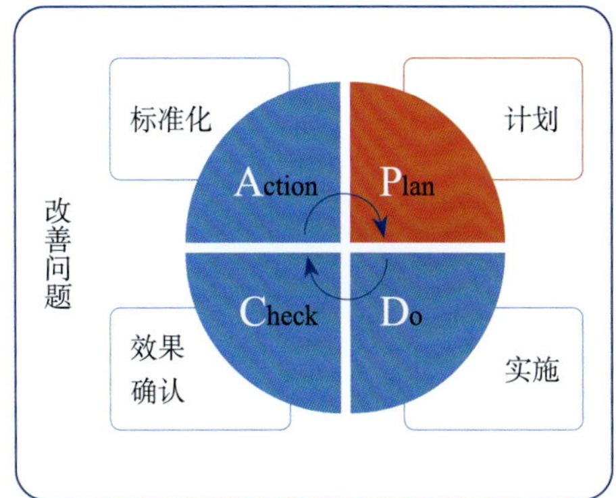

图 2-4-1　FOCUS-PDCA 图

我院于 2022 年 1 月至 2023 年 6 月运用 FOCUS-PDCA 管理模式对肿瘤治疗前临床 TNM 分期的评估质量进行持续改进，具体做法如下。

1. 发现问题（F 阶段）：通过对病案首页、首次病程记录进行数据提取分析和调查发现，病案中的肿瘤患者治疗前临床 TNM 分期评估率还有待进一步提高。

2. 成立质量改进小组（O 阶段）：2022 年 1 月由肿瘤科牵头，连同医政科、影像科、病案室、信息中心、病理科等肿瘤治疗相关科室，共同组建持续质量改进（continuous quality improvement，CQI）小组，主要人员共 13 人。

3. 明确现行流程和规范（C 阶段）：进一步评估各环节流程，明确病案信息数据的提取、审核、监管流程及相关部门各自职责。

4. 分析根本原因（U 阶段）：对评估效能低、执行力不强等问题通过“头脑风暴”、查阅文献等方法进行讨论分析，查找影响因素。经 CQI 小组讨论决定，最终确定四大根本原因：①标准操作程序缺失；②医务人员的培训和教育不足；③监测和反馈机制缺乏；④医生参与度低。

5. 选择质量改进方案（S 阶段）：CQI 小组对上述四大根本原因进行讨论，确定以下改进措施。

（1）医院成立专项工作小组，建立工作机制，明确各部门职责，完善管理制度，修订评估的标准操作流程，确定质量改进目标值。

（2）制定肿瘤治疗前临床 TNM 分期评估流程及病案书写规范，面向全院定期开展标准操作程序的培训及考核。

（3）完善监测和反馈机制。

（4）结合工作实际，优化病案管理流程。

（5）与信息中心沟通，设置逻辑审核条件，加强环节质控。

6. 计划（P 阶段）：CQI 小组采用“5W1H”分析法制订详细的实施计划，明确各阶段负责人及完成日期（图 2-4-2）。

7. 实施（D 阶段）：按照计划严格实施。

（1）成立专项工作小组，完善工作流程。

（2）加强临床医生病案质量相关培训。

（3）联系信息中心，针对病案首页及病程提取数据中的常见错误设置逻辑审核条件，并在医生书写病历界面增加事中质控接口。

（4）将评估完成指标纳入院内绩效考核体系。

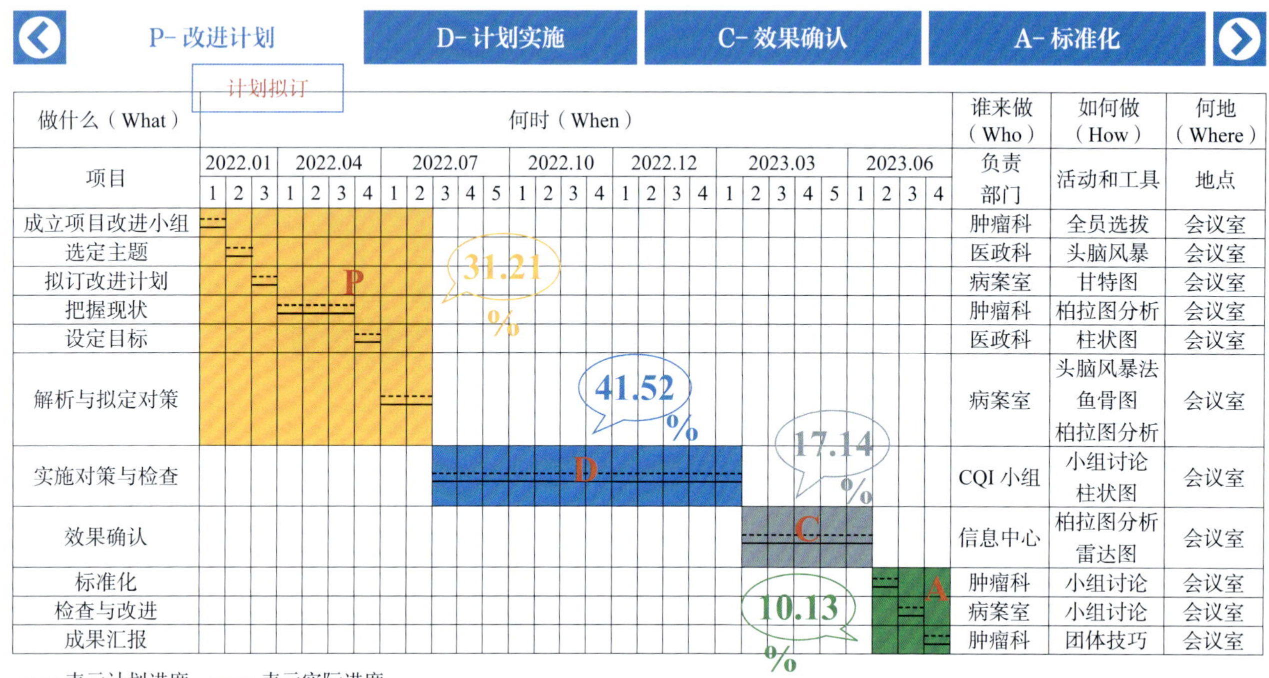

做什么（What）	谁来做（Who）	如何做（How）	何地（Where）
项目	负责部门	活动和工具	地点
成立项目改进小组	肿瘤科	全员选拔	会议室
选定主题	医政科	头脑风暴	会议室
拟订改进计划	病案室	甘特图	会议室
把握现状	肿瘤科	柏拉图分析	会议室
设定目标	医政科	柱状图	会议室
解析与拟定对策	病案室	头脑风暴法 鱼骨图 柏拉图分析	会议室
实施对策与检查	CQI 小组	小组讨论 柱状图	会议室
效果确认	信息中心	柏拉图分析 雷达图	会议室
标准化	肿瘤科	小组讨论	会议室
检查与改进	病案室	小组讨论	会议室
成果汇报	肿瘤科	团体技巧	会议室

------- 表示计划进度，—— 表示实际进度。

图 2-4-2 “5W1H”分析法制订实施计划

8. 检查（C 阶段）：CQI 小组对整个实施过程进行监控，结合工作实际，对实施效果进行检查考核，加强评估质量的管理。

9. 执行（A 阶段）：实施优化后的工作流程，加强环节质控，完善逻辑审核条件，加强评估质量的培训，定期分析评估指标。

四、改进工作具体成效

自 2022 年 1 月起至今，通过 18 个月的持续改进，我院肿瘤治疗前临床 TNM 分期评估率结果有显著变化（图 2-4-3）。

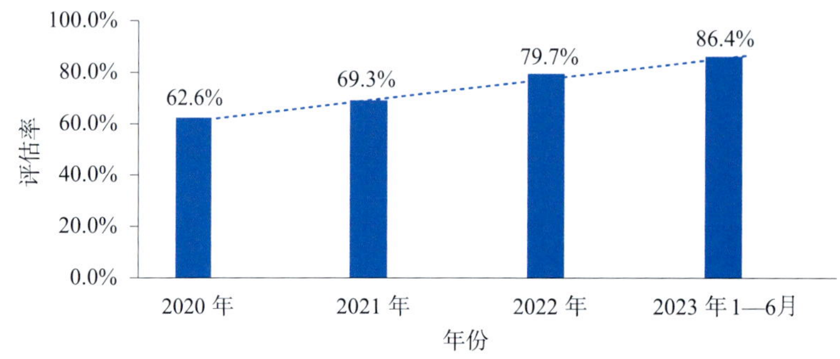

图 2-4-3　肿瘤治疗前临床 TNM 分期评估率变化情况

此项改进工作在实施过程中通过规范化操作流程和加强医护人员培训，提升了临床医生在肿瘤治疗前进行 TNM 分期评估的准确性和一致性，帮助临床医生更准确地选择治疗方案，提高了治疗效果并改善了患者预后。患者对我院服务的满意度及医院的整体服务质量也较前提升（图 2-4-4 和图 2-4-5）。

五、改进工作小结

通过全院医务人员的共同努力，我院肿瘤治疗前 TNM 分期评估率得到了明显提高，同时评估质量也

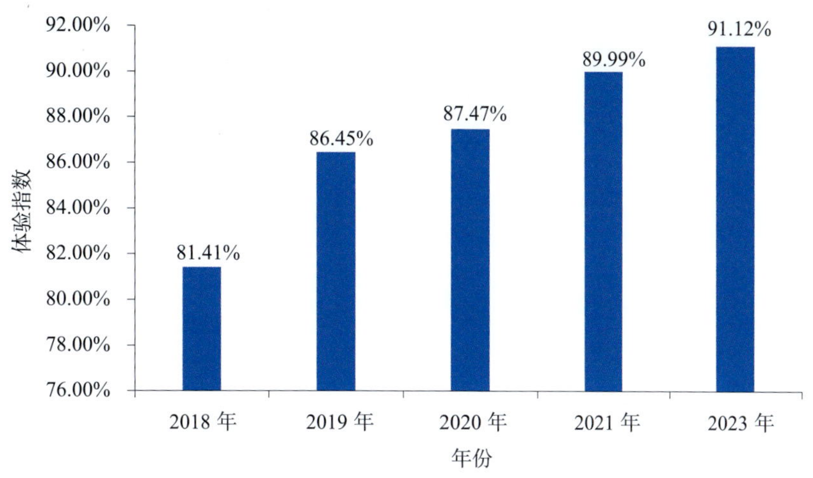

图 2-4-4 医院整体患者体验（内在质量）指数

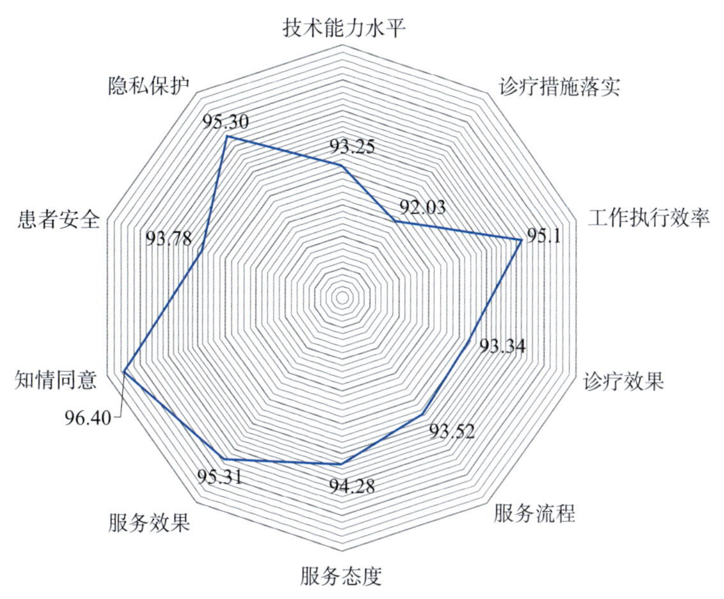

图 2-4-5 第三方医院品质管理统计结果

得到了优化，实现了以下成效。

1. 评估率提高：从 62.6% 提高到了 86.4%，超过了预期目标。

2. 评估质量提高：通过电子化系统，我们实现了评估信息的实时共享和更新，减少了错误和遗漏。

3. 患者受益：通过更精准的分期评估，为患者提供了更合适的治疗方案，提高了治疗效果和生活质量。

4. 创新管理模式：坚持运用 FOCUS-PDCA 模式进行质量持续改进，从而提高医院质量管理水平，促进医院可持续发展。

5. 落实国家政策，加强了专科建设：依据国家政策指引，持续开展针对肿瘤临床 TNM 分期的系统化培训，提升了医务人员肿瘤诊疗能力，从而推动了肿瘤规范化诊疗行为。

规范化诊疗驱动下肿瘤治疗前 TNM 分期评估率的持续改进与提升

天津市肿瘤医院

一、工作背景

恶性肿瘤在我国位于居民死因排序首位。全面科学评估肿瘤患者病情是肿瘤规范化治疗的基础。提高肿瘤患者治疗前 TNM 分期评估率可有效提高肿瘤患者诊疗方案的科学性、合理性，提升肿瘤患者诊疗效果和生存率。TNM 分期是评估肿瘤患者病情严重程度、制定个体化治疗方案的重要依据。

2021 年 2 月，国家卫健委发布《2021 年国家医疗质量安全改进目标》，设定十大改进目标，并按年度进行更新。"提高肿瘤治疗前临床 TNM 分期评估率" 作为医院医疗管理工作的重点，于 2021 年、2022 年、2023 年连续三年被纳入国家医疗质量安全改进十大目标，各医疗机构应按指标要求持续开展相关改进工作。

二、改进工作预期目标

根据国家癌症中心《提高肿瘤治疗前临床 TNM 分期评估率专项行动指导意见》的要求，到 2023 年底，重点癌种（肺癌、胃癌、肝癌、结直肠癌、乳腺癌）治疗前临床 TNM 分期评估率不低于 68%。根据国家要求，医院制定改进策略，计划于 2023 年第四季度肿瘤治疗前临床 TNM 分期评估率达到 75%。

三、改进工作具体做法

医院针对工作中存在的科学化和精细化不足等问题，运用 PDCA 管理工具开展质量改进工作。

（一）P 阶段

1. 问题现状：2023 年第一季度，通过对全院当月出院患者进行抽查，发现完成肿瘤治疗前临床 TNM 分期的患者仅占 51.13%，亟须整改。

2. 原因分析：通过运用鱼骨图来进行原因分析（图 2-5-1），发现目前存在不了解 TNM 分期工作的意义及背景、不了解最新指南内容、信息化不足及数据分析能力差、缺乏院级 TNM 分期专项督导培训及奖惩机制、未通过科室绩效考核等方法建立长效管理机制等问题。

3. 真因验证：根据柏拉图分析，按照二八法则，找到占比 80% 的主要问题，将这些问题（分期记录位置错误、医生重视程度不足、信息化系统建设滞后）列入首先制定的计划中（图 2-5-2）。

4. 对策计划

根据真因进行充分讨论，运用 "5W2H" 分析法制定相应的实施计划与对策（表 2-5-1），进入执行阶段。

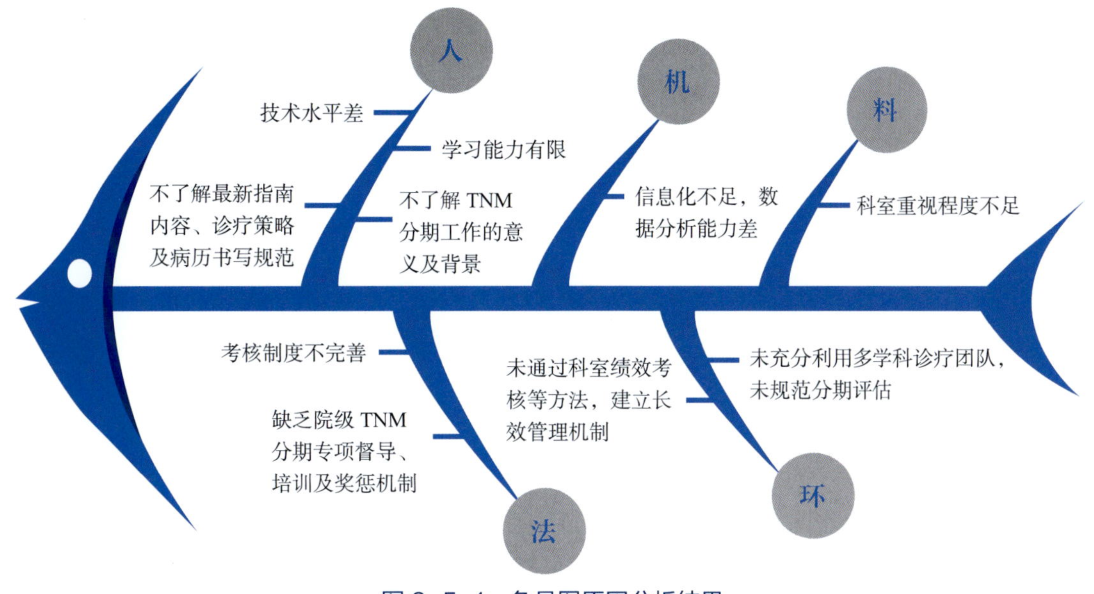

图 2-5-1　鱼骨图原因分析结果

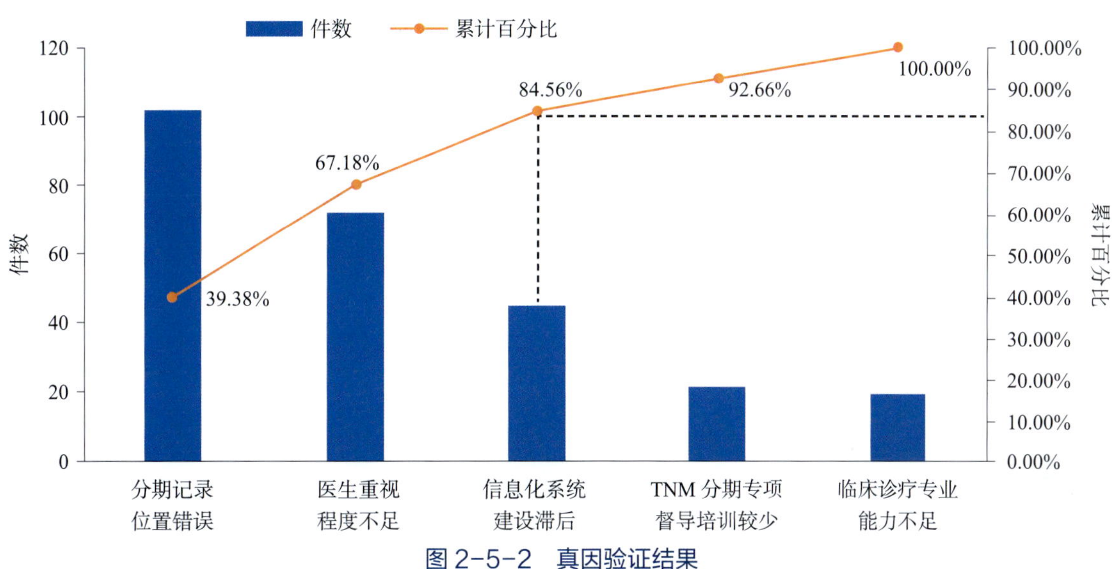

图 2-5-2　真因验证结果

表 2-5-1　“5W2H”分析法制订实施计划

为什么（Why）	做什么（What）	如何做（How）	频率（How often）	何时（When）	何处（Where）	谁来做（Who）
医生重视程度不足	提高临床重视程度	组建专项整治管理团队，修订完善各类管理制度	每年	2023 年 1 月	全院	王伟平 马泽华
		纳入科室质控管理系统，与科室绩效挂钩	每月	2023 年 1 月—2023 年 10 月	全院	王洪涛 马泽华
临床诊疗专业能力不足	规范肿瘤诊疗	组织召开工作会议，明确整改目标	每年	2020 年 1 月 2021 年 7 月	全院	马泽华 张　博
		举办规范化诊疗单病种培训，针对分期进行培训	每月	2020—2023 年	全院	马泽华 周西蓓
信息化系统建设滞后	上线管理系统，实施嵌入式管理	上线肿瘤分期功能模块并根据使用反馈不断改进优化	每年	2022 年 5 月上线，不断优化	全院	马泽华 杨欣明

（二）D 阶段

1. 完善组织架构及分工：医院切实根据肿瘤学科的特征和诊疗特点，组建由医务处牵头，由医疗主管院长为主要负责人的肿瘤分期专项整治管理团队，并在其指导下成立涵盖医务、病案、肿瘤、影像、病理、信息及其他相关临床专业的专项工作小组，制定医院具体实施方案，加强对肿瘤疾病规范化诊疗的管理。

2. 组织开展肿瘤单病种规范化诊疗系列培训：医院通过线上培训的方式开展肿瘤单病种规范化诊疗系列培训，分管理专场及肿瘤单病种系列培训专场。其中管理专场重点对肿瘤治疗前临床 TNM 分期评估实施方案进行解读，肿瘤单病种系列培训专场主要从各肿瘤病种的抗肿瘤药物治疗、手术治疗、放射治疗、病理诊断、影像诊断、内镜诊断等方面进行培训。

3. 推广肿瘤多学科综合诊疗模式：医院建立常见肿瘤多学科综合诊疗团队，积极推行多学科诊疗（MDT）模式，成立相对固定的不同癌种 MDT 专家组，建立多学科信息化平台，定期开展多学科综合诊疗协作工作。重点加强非肿瘤专业临床科室对肿瘤疾病（尤其是初诊患者）的诊疗能力，提升各肿瘤病种治疗前临床分期的准确性，推动各肿瘤亚专科诊疗服务水平提升。

4. 开展科室质控，纳入绩效考核：为推动落实医疗质量改进重点工作，发挥绩效分配的“杠杆”作用，每月对科室肿瘤治疗前临床 TNM 分期情况进行考核，按期进行指标公示，每月将各科数据指标于院周会上展示，每季度随医疗运行指标于临床医技科主任会上分享。考核情况纳入月度绩效分配，作为重点质控指标进行监控。

5. 推进信息化建设：医院开发并上线肿瘤分期模块（图 2-5-3），并对肿瘤分期模块功能进行持续改进，通过信息化手段推进肿瘤治疗前临床 TNM 分期评估。

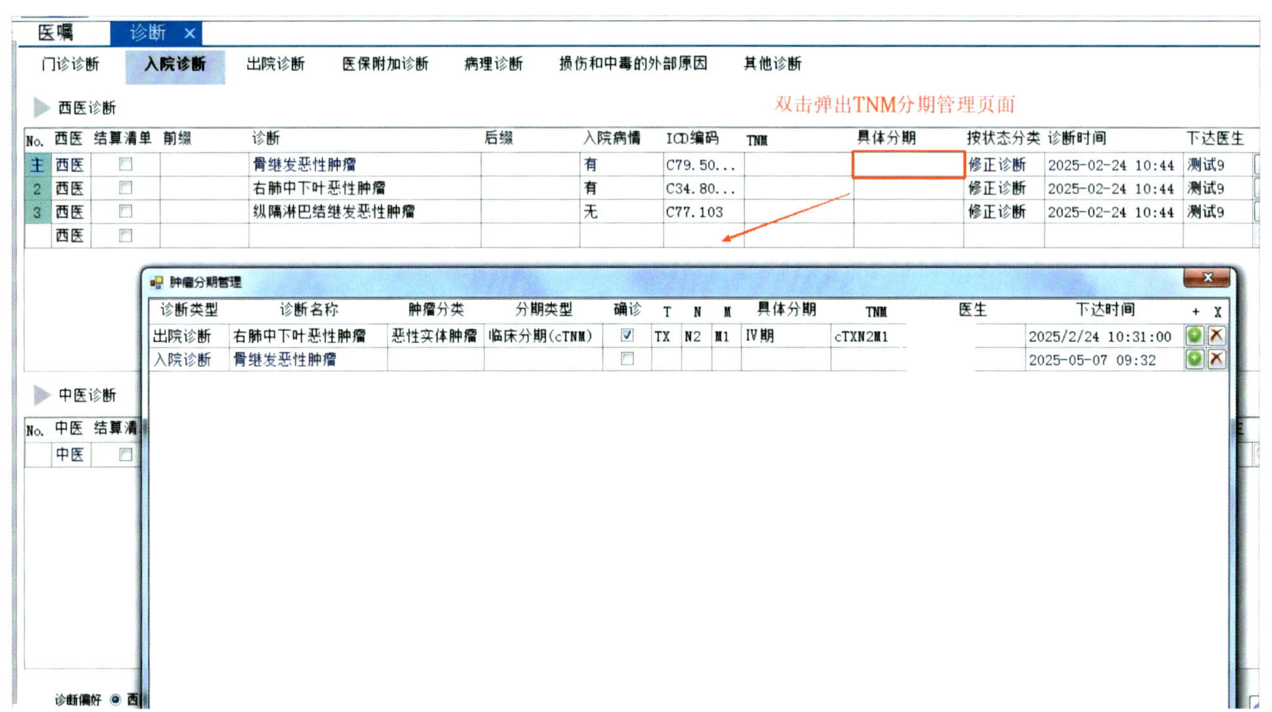

图 2-5-3　肿瘤分期模块页面

四、改进工作具体成效

持续改进工作进入 C 阶段，即医院已建成相应组织架构，制定《天津市肿瘤医院提高肿瘤治疗前临床 TNM 分期评估率工作实施方案》，并使用 PDCA 质量改进工具开展精细化管理。通过实施上述管理措施，我院肿瘤治疗前临床 TNM 分期评估率持续提高：2023 年内肿瘤治疗前分期评估率持续上升，第四季度达到 76.5%，较第一季度上涨 25.37 个百分点，已达到国家肿瘤性疾病医疗质量控制中心要求，初步实现预设目标。

五、改进工作小结

完成上述工作后，持续改进工作进入 A 阶段：

1. 指标改进后，我院肿瘤治疗前临床 TNM 分期已达到国家肿瘤性疾病医疗质量控制中心指标要求。我院将持续开展数据监测，继续推动改进工作。

2. 我院将在目前已上线的信息化系统基础上，开展对全部肿瘤患者 TNM 分期数据的监测，数据范围将由“抽样”扩展至“全体”，更具代表性。

3. 我院每月组织临床专家开展交叉审查和点评，通报监测结果，分析存在的问题，并将提升肿瘤 TNM 分期评估准确性作为下一个 PDCA 循环的议题。

六、总结

我院通过完善组织架构及分工、开展肿瘤单病种规范化诊疗系列培训、推广肿瘤多学科综合诊疗模式、开展科室质控以及推进信息化建设等措施，推进肿瘤治疗前临床 TNM 分期评估率的提升，不仅有效激发和提升了医疗质量以及安全管理的工作效能和水平，同时带动了医院的高质量发展和向内涵式方向转变。同时，我院作为天津市肿瘤质量控制中心挂靠单位，将本案例的经验向全市进行推广介绍，为提高天津市各医疗机构肿瘤治疗前临床 TNM 分期评估率及肿瘤诊疗规范化提供了案例参考和借鉴依据。

第三部分

2023 年各级肿瘤相关质控中心建设现状

为充分了解各级肿瘤相关质控组织建设现状，推动国家-省-市-区县四级肿瘤质控体系的不断健全，国家肿瘤性疾病医疗质量控制中心于2023年7月开展了各级肿瘤相关质控组织建设现状调查。调查内容主要包括质控组织的基本情况、日常管理情况、体系建设情况、重点质控工作开展情况等方面。调查结果如下。

一、参与调查的质控组织基本情况

本次参与调查的222家肿瘤相关质控组织分别来自29个省（自治区、直辖市），其中省级肿瘤相关质控组织31家，市级肿瘤相关质控组织135家，区县级肿瘤相关质控组织56家（表3-1-1）。

表3-1-1　各省参与调查的肿瘤相关质控组织基本情况（单位：家）

省份	省级质控组织	市级质控组织	区县级质控组织	合计
四川	1	21	10	32
湖北	1	11	20	32
浙江	1	10	20	31
安徽	1	18	0	19
甘肃	1	12	1	14
河北	1	9	0	10
河南	1	9	0	10
吉林	1	8	0	9
江西	1	7	0	8
云南	1	7	0	8
江苏	1	5	2	8
湖南	1	6	0	7
陕西	1	6	0	7
山东	1	3	0	4
北京	1	0	3	4
广西	3	0	0	3
辽宁	0	2	0	2
广东	1	1	0	2
新疆	2	0	0	2
福建	1	0	0	1
海南	1	0	0	1
黑龙江	1	0	0	1
内蒙古	1	0	0	1
宁夏	1	0	0	1
青海	1	0	0	1
山西	1	0	0	1
天津	1	0	0	1
西藏	1	0	0	1
重庆	1	0	0	1
合计	31	135	56	222

在质控组织挂靠单位负责科室方面，参与调查的各级肿瘤相关质控组织中挂靠在医院临床科室的 195 家（87.84%），挂靠在医院行政科室的 27 家（12.16%）。按质控组织级别划分，31 家省级肿瘤相关质控组织中挂靠在临床科室的 16 家（51.61%），挂靠在医院行政科室的 15 家（48.39%），省级肿瘤相关质控组织挂靠科室差异不大；135 家市级肿瘤相关质控组织中挂靠在临床科室的 124 家（91.85%），挂靠在医院行政科室的 11 家（8.15%），市级肿瘤相关质控组织中挂靠在临床科室的占比相对较大；56 家区县级肿瘤相关质控组织中挂靠在临床科室的 55 家（98.21%），挂靠在医院行政科室的 1 家（1.79%），区县级肿瘤相关质控组织挂靠在临床科室的占比相对较大（图 3-1-1）。

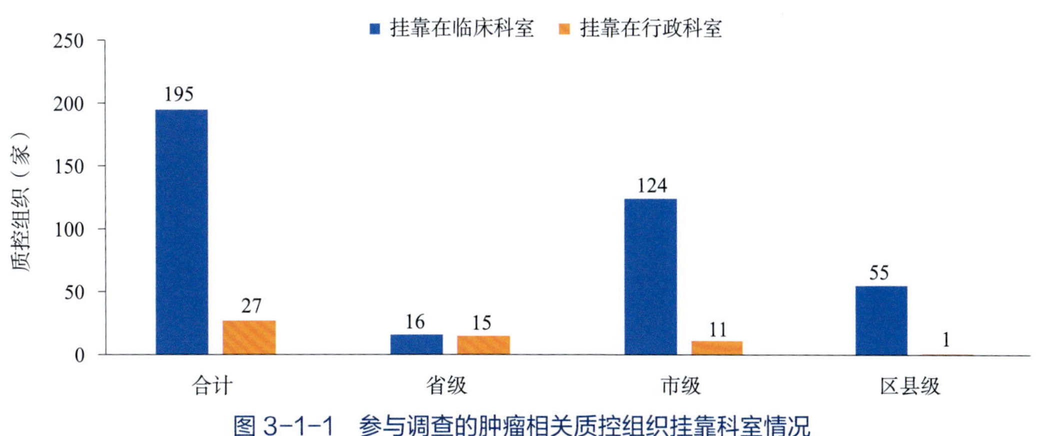

图 3-1-1　参与调查的肿瘤相关质控组织挂靠科室情况

在质控组织年度经费预算方面，参与调查的各级肿瘤相关质控组织中有经费预算的 166 家（74.77%），其中经费预算最高为 59 万元，最低为 0.2 万元；无经费预算的 56 家（25.23%）。按质控组织级别划分，省级肿瘤相关质控组织中有经费预算的 29 家（93.55%），无经费预算的 2 家（6.45%），有经费预算支持的省级肿瘤相关质控组织占比相对较大；市级肿瘤相关质控组织中有经费预算的 104 家（77.04%），无经费预算的 31 家（22.96%），区县级肿瘤相关质控组织中有经费预算的 33 家（58.93%），无经费预算的 23 家（41.07%），市级、区县级肿瘤相关质控组织无经费预算支持的占比相对较大（表 3-1-2）。

表 3-1-2　各省（自治区、直辖市）参与调查的肿瘤相关质控组织经费预算情况（单位：家）

省份	省级		市级		区县级		合计	
	有经费	无经费	有经费	无经费	有经费	无经费	有经费	无经费
安徽	1	0	17	1	—	—	18	1
北京	1	0	—	—	3	0	4	0
重庆	1	0	—	—	—	—	1	0
福建	1	0	—	—	—	—	1	0
甘肃	1	0	8	4	1	0	10	4
广东	1	0	1	0	—	—	2	0
广西	3	0	—	—	—	—	3	0
海南	1	0	—	—	—	—	1	0

续表

省份	省级		市级		区县级		合计	
	有经费	无经费	有经费	无经费	有经费	无经费	有经费	无经费
河北	1	0	4	5	—	—	5	5
河南	1	0	8	1	—	—	9	1
黑龙江	0	1	—	—	—	—	0	1
湖北	1	0	9	2	12	8	22	10
湖南	1	0	4	2	—	—	5	2
吉林	1	0	3	5	—	—	4	5
江苏	1	0	3	2	1	1	5	3
江西	1	0	4	3	—	—	5	3
辽宁	—	—	1	1	—	—	1	1
内蒙古	1	0	—	—	—	—	1	0
宁夏	1	0	—	—	—	—	1	0
青海	1	0	—	—	—	—	1	0
山东	1	0	3	0	—	—	4	0
山西	0	1	—	—	—	—	0	1
陕西	1	0	6	0	—	—	7	0
四川	1	0	18	3	5	5	24	8
天津	1	0	—	—	—	—	1	0
西藏	1	0	—	—	—	—	1	0
新疆	2	0	—	—	—	—	2	0
云南	1	0	5	2	—	—	6	2
浙江	1	0	10	0	11	9	22	9

注：“—”表示未成立质控组织或质控组织未参与调查，下同。

二、质控组织日常管理情况

在制定质控组织内部管理制度（如工作制度、专家委员会制度等）方面，参与调查的各级肿瘤相关质控组织中已制定相关管理制度的189家（85.14%），未制定相关管理制度的33家（14.86%）。按质控组织级别划分，31个省级肿瘤相关质控组织均已制定相关管理制度（100%）；市级肿瘤相关质控组织中已制定相关管理制度的116家（85.93%），未制定相关管理制度的19家（14.07%）；区县级肿瘤相关质控组织中已制定相关管理制度的42家（75.00%），未制定相关管理制度的14家（25.00%），区县级肿瘤相关质控组织未制定相关管理制度的占比相对较大（表3-1-3）。

表 3-1-3　各省（自治区、直辖市）参与调查的肿瘤相关质控组织已制定管理制度情况（单位：家）

省份	省级		市级		区县级		合计	
	已制定	未制定	已制定	未制定	已制定	未制定	已制定	未制定
安徽	1	0	17	1	—	—	18	1
北京	1	0	—	—	3	0	4	0
重庆	1	0	—	—	—	—	1	0
福建	1	0	—	—	—	—	1	0
甘肃	1	0	7	5	1	0	9	5
广东	1	0	1	0	—	—	2	0
广西	3	0	—	—	—	—	3	0
海南	1	0	—	—	—	—	1	0
河北	1	0	7	2	—	—	8	2
河南	1	0	9	0	—	—	10	0
黑龙江	1	0	—	—	—	—	1	0
湖北	1	0	11	0	15	5	27	5
湖南	1	0	6	0	—	—	7	0
吉林	1	0	5	3	—	—	6	3
江苏	1	0	2	3	1	1	4	4
江西	1	0	6	1	—	—	7	1
辽宁	—	—	1	1	—	—	1	1
内蒙古	1	0	—	—	—	—	1	0
宁夏	1	0	—	—	—	—	1	0
青海	1	0	—	—	—	—	1	0
山东	1	0	2	1	—	—	3	1
山西	1	0	—	—	—	—	1	0
陕西	1	0	6	0	—	—	7	0
四川	1	0	21	0	7	3	29	3
天津	1	0	—	—	—	—	1	0
西藏	1	0	—	—	—	—	1	0
新疆	2	0	—	—	—	—	2	0
云南	1	0	7	0	—	—	8	0
浙江	1	0	8	2	15	5	24	7

在成立质控组织专家委员会方面，参与调查的各级肿瘤相关质控组织中已成立专家委员会的 176 家（79.28%），未成立专家委员会的 46 家（20.72%）。按质控组织级别划分，省级肿瘤相关质控组织中已成立专家委员会的 26 家（83.87%），未成立专家委员会的 5 家（16.13%）；市级肿瘤相关质控组织中已成立

专家委员会的 111 家（82.22%），未成立专家委员会的 24 家（17.78%）；区县级肿瘤相关质控组织中已成立专家委员会的 39 家（69.64%），未成立专家委员会的 17 家（30.36%）（表 3-1-4）。

表 3-1-4　各省（自治区、直辖市）参与调查的肿瘤相关质控组织成立专家委员会情况（单位：家）

省份	省级		市级		区县级		合计	
	已成立	未成立	已成立	未成立	已成立	未成立	已成立	未成立
安徽	1	0	15	3	—	—	16	3
北京	1	0	—	—	3	0	4	0
重庆	1	0	—	—	—	—	1	0
福建	1	0	—	—	—	—	1	0
甘肃	1	0	9	3	1	0	11	3
广东	0	1	1	0	—	—	1	1
广西	3	0	—	—	—	—	3	0
海南	1	0	—	—	—	—	1	0
河北	0	1	6	3	—	—	6	4
河南	1	0	9	0	—	—	10	0
黑龙江	1	0	—	—	—	—	1	0
湖北	1	0	11	0	12	8	24	8
湖南	1	0	5	1	—	—	6	1
吉林	1	0	5	3	—	—	6	3
江苏	1	0	3	2	1	1	5	3
江西	1	0	7	0	—	—	8	0
辽宁	—	—	2	0	—	—	2	0
内蒙古	1	0	—	—	—	—	1	0
宁夏	1	0	—	—	—	—	1	0
青海	1	0	—	—	—	—	1	0
山东	1	0	3	0	—	—	4	0
山西	1	0	—	—	—	—	1	0
陕西	0	1	5	1	—	—	5	2
四川	1	0	16	5	7	3	24	8
天津	1	0	—	—	—	—	1	0
西藏	0	1	—	—	—	—	0	1
新疆	1	1	—	—	—	—	1	1
云南	1	0	6	1	—	—	7	1
浙江	1	0	8	2	15	5	24	7

在召开质控组织年度工作会方面，参与调查的各级肿瘤相关质控组织中已计划召开 2023 年度工作会的 172 家（77.48%），未计划召开 2023 年度工作会的 50 家（22.52%）。按质控组织级别划分，省级肿瘤相关质控组织中已计划召开 2023 年度工作会的 27 家（87.10%），未计划召开 2023 年度工作会的 4 家（12.90%）；市级肿瘤相关质控组织中已计划召开 2023 年度工作会的 110 家（81.48%），未计划召开 2023 年度工作会的 25 家（18.52%）；区县级肿瘤相关质控组织中已计划召开 2023 年度工作会的 35 家（62.50%），未计划召开 2023 年度工作会的 21 家（37.50%）（表 3-1-5）。

表 3-1-5　各省（自治区、直辖市）参与调查的肿瘤相关质控组织召开年度工作会情况（单位：家）

省份	省级		市级		区县级		合计	
	已计划	未计划	已计划	未计划	已计划	未计划	已计划	未计划
安徽	1	0	18	0	—	—	19	0
北京	1	0	—	—	3	0	4	0
重庆	1	0	—	—	—	—	1	0
福建	1	0	—	—	—	—	1	0
甘肃	1	0	6	6	1	0	8	6
广东	1	0	1	0	—	—	2	0
广西	3	0	—	—	—	—	3	0
海南	1	0	—	—	—	—	1	0
河北	0	1	7	2	—	—	7	3
河南	1	0	8	1	—	—	9	1
黑龙江	0	1	—	—	—	—	0	1
湖北	1	0	11	0	8	12	20	12
湖南	1	0	4	2	—	—	5	2
吉林	1	0	6	2	—	—	7	2
江苏	1	0	3	2	1	1	5	3
江西	0	1	5	2	—	—	5	3
辽宁	—	—	2	0	—	—	2	0
内蒙古	1	0	—	—	—	—	1	0
宁夏	1	0	—	—	—	—	1	0
青海	1	0	—	—	—	—	1	0
山东	0	1	3	0	—	—	3	1
山西	1	0	—	—	—	—	1	0
陕西	1	0	5	1	—	—	6	1
四川	1	0	14	7	7	3	22	10
天津	1	0	—	—	—	—	1	0
西藏	1	0	—	—	—	—	1	0
新疆	2	0	—	—	—	—	2	0
云南	1	0	7	0	—	—	8	0
浙江	1	0	10	0	15	5	26	5

在质控组织开展肿瘤专业规范化诊疗及质控培训方面，参与调查的各级肿瘤相关质控组织中已计划开展培训的 188 家（84.68%），未计划开展培训的 34 家（15.32%）。按质控组织级别划分，省级肿瘤相关质控组织中已计划开展培训的 30 家（96.77%），未计划开展培训的 1 家（3.23%）；市级肿瘤相关质控组织中已计划开展培训的 115 家（85.19 %），未计划开展培训的 20 家（14.81%）；区县级肿瘤相关质控组织中已计划开展培训的 43 家（76.79%），未计划开展培训的 13 家（23.21%）（表 3-1-6）。

表 3-1-6 各省（自治区、直辖市）参与调查的肿瘤相关质控组织开展质控培训情况（单位：家）

省份	省级		市级		区县级		合计	
	已计划	未计划	已计划	未计划	已计划	未计划	已计划	未计划
安徽	1	0	18	0	—	—	19	0
北京	1	0	—	—	3	0	4	0
重庆	1	0	—	—	—	—	1	0
福建	1	0	—	—	—	—	1	0
甘肃	1	0	8	4	1	0	10	4
广东	1	0	1	0	—	—	2	0
广西	3	0	—	—	—	—	3	0
海南	1	0	—	—	—	—	1	0
河北	1	0	9	0	—	—	10	0
河南	0	1	7	2	—	—	7	3
黑龙江	1	0	—	—	—	—	1	0
湖北	1	0	11	0	13	7	25	7
湖南	1	0	5	1	—	—	6	1
吉林	1	0	7	1	—	—	8	1
江苏	1	0	3	2	1	1	5	3
江西	1	0	4	3	—	—	5	3
辽宁	—	—	2	0	—	—	2	0
内蒙古	1	0	—	—	—	—	1	0
宁夏	1	0	—	—	—	—	1	0
青海	1	0	—	—	—	—	1	0
山东	1	0	3	0	—	—	4	0
山西	1	0	—	—	—	—	1	0
陕西	1	0	6	0	—	—	7	0
四川	1	0	15	6	9	1	25	7
天津	1	0	—	—	—	—	1	0
西藏	1	0	—	—	—	—	1	0
新疆	2	0	—	—	—	—	2	0
云南	1	0	7	0	—	—	8	0
浙江	1	0	9	1	16	4	26	5

在质控组织开展医疗机构肿瘤专业规范化诊疗及质控相关调研督导方面，参与调查的各级肿瘤相关质控组织中已计划开展调研督导的 182 家（81.98%），未计划开展调研督导的 40 家（18.02%）。按质控组织级别划分，省级肿瘤相关质控组织中已计划开展调研督导的 29 家（93.55%），未计划开展调研督导的 2 家（6.45%）；市级肿瘤相关质控组织中已计划开展调研督导的 108 家（80.00%），未计划开展调研督导的 27 家（20.00%）；区县级肿瘤相关质控组织中已计划开展调研督导的 45 家（80.36%），未计划开展调研督导的 11 家（19.64%）（表 3-1-7）。

表 3-1-7　各省（自治区、直辖市）参与调查的肿瘤相关质控组织开展质控调研督导情况（单位：家）

省份	省级		市级		区县级		合计	
	已计划	未计划	已计划	未计划	已计划	未计划	已计划	未计划
安徽	1	0	17	1	—	—	18	1
北京	1	0	—	—	3	0	4	0
重庆	1	0	—	—	—	—	1	0
福建	1	0	—	—	—	—	1	0
甘肃	1	0	5	7	1	0	7	7
广东	1	0	1	0	—	—	2	0
广西	3	0	—	—	—	—	3	0
海南	1	0	—	—	—	—	1	0
河北	0	1	8	1	—	—	8	2
河南	1	0	9	0	—	—	10	0
黑龙江	1	0	—	—	—	—	1	0
湖北	1	0	10	1	12	8	23	9
湖南	1	0	4	2	—	—	5	2
吉林	1	0	6	2	—	—	7	2
江苏	1	0	3	2	1	1	5	3
江西	1	0	6	1	—	—	7	1
辽宁	—	—	2	0	—	—	2	0
内蒙古	1	0	—	—	—	—	1	0
宁夏	1	0	—	—	—	—	1	0
青海	1	0	—	—	—	—	1	0
山东	1	0	3	0	—	—	4	0
山西	1	0	—	—	—	—	1	0
陕西	1	0	1	5	—	—	2	5
四川	1	0	18	3	10	0	29	3
天津	1	0	—	—	—	—	1	0
西藏	0	1	—	—	—	—	0	1
新疆	2	0	—	—	—	—	2	0
云南	1	0	7	0	—	—	8	0
浙江	1	0	8	2	18	2	27	4

三、质控组织体系建设情况

基于本次调查结果及既往国家肿瘤性疾病质控中心收集的各级肿瘤相关质控组织基本信息，截至 2023 年 7 月，全国 31 个省份已累计成立 45 家省级肿瘤相关质控组织，250 家市级肿瘤相关质控组织，202 家区县级肿瘤相关质控组织。8 个省份（四川、山东、湖北、安徽、浙江、河北、吉林、甘肃）基本实现市级肿瘤相关质控组织全覆盖，新疆、海南、宁夏、西藏无市级肿瘤相关质控组织；浙江（40 家）、湖北（31 家）、四川（31 家）、云南（30 家）等省份成立区县级肿瘤相关质控组织相对较多（表 3-1-8）。

表 3-1-8 各省（自治区、直辖市）肿瘤相关质控组织数量情况（单位：家）

序号	省份	省级	市级	区县级
1	四川	2（四川省肿瘤性疾病医疗质量控制中心、四川省肿瘤放疗质控中心）	21	31
2	山东	1（山东省肿瘤质量控制中心）	19	4
3	安徽	2 [安徽省肿瘤（肺癌除外）质控中心、安徽省肺癌质控中心]	30[a]	24
4	湖北	1（湖北省肿瘤医学质量控制中心）	16	31
5	甘肃	3（甘肃省肿瘤性疾病质控中心、甘肃省肿瘤化疗质控中心、甘肃省放射治疗质控中心）	14	3
6	河南	1（河南省肿瘤性疾病质量控制中心）	13	3
7	河北	1（河北省肿瘤内科质量管理与控制中心）	12	16
8	湖南	1（湖南省肿瘤诊疗医疗质量控制中心）	12	—
9	江苏	1（江苏省肿瘤专业质控中心）	11	2
10	浙江	1（浙江省肿瘤诊治质控中心）	11	40
11	辽宁	1（辽宁省肿瘤规范化诊疗质量控制中心）	9	3
12	福建	1（福建省肿瘤性疾病医疗质量控制中心）	9	2
13	江西	1（江西省肿瘤性疾病质量控制中心）	9	—
14	陕西	1（陕西省肿瘤医学质控中心）	8	1
15	云南	1（云南省肿瘤诊疗质量控制中心）	8	30
16	吉林	1（吉林省肿瘤性疾病医疗质量控制中心）	8	2
17	山西	1（山西省肿瘤医学质控中心）	7	—
18	贵州	2（贵州省肿瘤性疾病医疗质量控制中心、贵州省肿瘤放疗质控中心）	6	—
19	广东	2（广东省肿瘤性疾病医疗质量控制中心、广东省放射治疗专业质控中心）	5	—
20	广西	4（广西肿瘤性疾病医疗质量控制中心、广西肿瘤化学治疗质量控制中心、广西放射治疗质量控制中心、广西妇科肿瘤治疗质量控制中心）	15[b]	—

续表

序号	省份	省级	市级	区县级
21	内蒙古	1（内蒙古自治区肿瘤性疾病质量控制中心）	3	—
22	青海	1（青海省肿瘤专业质控中心）	3	—
23	黑龙江	1（黑龙江省肿瘤性疾病质控中心）	1	—
24	北京	2（北京市肿瘤治疗质量控制和改进中心、北京市放疗质控中心）	—	6
25	重庆	2（重庆市肿瘤医疗质量控制中心、重庆市放射治疗医疗质量控制中心）	—	4[c]
26	上海	2（上海市肿瘤化疗质量控制中心、上海市放射治疗质量控制中心）	—	—
27	天津	1（天津市肿瘤质量控制中心）	—	—
28	新疆	3（新疆维吾尔自治区肿瘤专业质量控制中心、新疆维吾尔自治区乳腺癌质量控制中心、新疆生产建设兵团肿瘤性疾病医疗质量控制中心）	—	—
29	宁夏	1（宁夏回族自治区放射治疗质量控制中心）	—	—
30	海南	1（海南省肿瘤性疾病质控中心）	—	—
31	西藏	1（西藏自治区肿瘤质控中心）	—	—
合计		45	250	202

[a] 其中 16 家为肿瘤（肺癌除外）质控中心，14 家为肺癌质控中心。
[b] 其中 3 家为肿瘤性疾病医疗质量控制中心，5 家为肿瘤化学治疗质量控制中心，2 家为放射治疗质量控制中心，5 家为妇科肿瘤治疗质量控制中心。
[c] 其中 2 家为肿瘤医疗质量控制中心，2 家为放射治疗医疗质量控制中心。
说明：直辖市内的区级肿瘤相关质控组织按照区县级质控组织统计。

在上下级质控组织建立工作联系方面，参与调查的 31 家省级肿瘤专业相关质控组织中，有 25 家在辖区内成立了 221 家市级（或直辖市辖区的区县级）肿瘤相关质控组织且均建立了工作联系，有 6 家省级肿瘤相关质控组织尚未在辖区内成立市级或区县级肿瘤相关质控组织。参与调查的 135 家市级肿瘤相关质控组织中，有 47 家在辖区内成立了 176 家区县级肿瘤相关质控组织且均建立了工作联系，同时有 16 家市级肿瘤相关质控组织在辖区内正在成立 64 家区县级肿瘤相关质控组织。

四、质控组织重点工作开展情况

在编写辖区年度肿瘤专业医疗质量报告方面，各级肿瘤相关质控组织中编写肿瘤专业医疗质量报告的 88 家（39.64%），编写报告的质控数据主要来源于质控组织的质控检查数据（46%）、医院上报调查数据（40%）和卫生行政部门的信息平台数据（11%）；未编写肿瘤专业医疗质量报告的 134 家（60.36%），参与调查的各级肿瘤相关质控组织中未编写肿瘤专业医疗质量报告的占比相对较多。按质控组织级别划分，省级肿瘤相关质控组织中编写肿瘤专业医疗质量报告的 21 家（67.74%），未编写肿瘤专业医疗质量报告的 10 家（32.26%）；市级肿瘤相关质控组织中编写肿瘤专业医疗质量报告的 59 家（43.70%），未编写肿瘤专业医疗质量报告的 76 家（56.30%）；区县级肿瘤相关质控组织中编写肿瘤专业医疗质量报告的 8 家（14.29%），未编写肿瘤专业医疗质量报告的 48 家（85.71%）。

在了解《提高肿瘤治疗前临床 TNM 分期评估率专项行动指导意见》方面，参与调查的各级肿瘤相关质控组织中非常了解的 170 家（76.58%），一般了解的 47 家（21.17%），不了解的 5 家（2.25%）。按质控组织级别划分，省级肿瘤相关质控组织中非常了解的 27 家（87.10%），一般了解的 4 家（12.90%）；市级肿瘤相关质控组织中非常了解的 102 家（75.56%），一般了解的 29 家（21.48%），不了解的 4 家（2.96%）；

区县级肿瘤相关质控组织中非常了解的 41 家（73.21%），一般了解的 14 家（25.00%），不了解的 1 家（1.79%）。

在开展年度肿瘤专业医疗质量安全改进目标工作方面（注：包括制定方案、开展培训、调研、评估工作等其中一项或多项，“已开展”指至少开展其中一项），参与调查的各级肿瘤相关质控组织中已开展肿瘤专业医疗质量安全改进目标工作的 191 家（86.04%），未开展肿瘤专业医疗质量安全改进目标工作的 31 家（13.96%）。按质控组织级别划分，省级肿瘤相关质控组织中已开展肿瘤专业医疗质量安全改进目标工作的 30 家（96.77%），未开展肿瘤专业医疗质量安全改进目标工作的 1 家（3.23%）；市级肿瘤相关质控组织中已开展肿瘤专业医疗质量安全改进目标工作的 117 家（86.67%），未开展肿瘤专业医疗质量安全改进目标工作的 18 家（13.33%）；区县级肿瘤相关质控组织中已开展肿瘤专业医疗质量安全改进目标工作的 44 家（78.57%），未开展肿瘤专业医疗质量安全改进目标工作的 12 家（21.43%）。在具体改进目标工作进展方面，已制定工作方案的 144 家（64.86%），已开展改进目标培训的 85 家（38.29%），已开展改进目标质控检查的 75 家（33.78%），已开展改进目标评估分析的 40 家（18.02%）。

在了解《肿瘤专业医疗质量控制指标（2023 年版）》方面，参与调查的各级肿瘤相关质控组织中非常了解的 145 家（65.32%），一般了解的 71 家（31.98%），不了解的 6 家（2.70%）。按质控组织级别划分，省级肿瘤相关质控组织中非常了解的 28 家（90.32%），一般了解的 3 家（9.68%）；市级肿瘤相关质控组织中非常了解的 86 家（63.70%），一般了解的 45 家（33.33%），不了解的 4 家（2.96%）；区县级肿瘤相关质控组织中非常了解的 31 家（55.36%），一般了解的 23 家（41.07%），不了解的 2 家（3.57%）。

在开展辖区肿瘤专业医疗质量控制指标修订方面，参与调查的省级肿瘤相关质控组织中完成修订的 8 家（25.81%），正在修订的 17 家（54.84%），尚未修订的 6 家（19.35%）。

附 录

提高肿瘤治疗前临床 TNM 分期评估率专项行动指导意见

肿瘤治疗前临床 TNM 分期评估是肿瘤规范化诊疗的基础，对保障肿瘤诊疗的规范性、合理性，提升肿瘤诊疗效果具有重要意义。为此，国家肿瘤性疾病医疗质量控制中心（以下简称“国家肿瘤质控中心”）组织制定了《提高肿瘤治疗前临床 TNM 分期评估率专项行动指导意见》，供各级肿瘤相关质控中心、有关医院在工作中参考。

一、总体要求

充分贯彻落实 2021—2023 年度《国家医疗质量安全改进目标》等有关要求，通过目标管理引导医院加强医疗质量安全管理，进一步提高肿瘤诊疗规范化水平，保障肿瘤患者健康权益。

二、行动目标

到 2023 年底，二级以上医院重点癌种治疗前临床 TNM 分期评估率平均值不低于 68%。

三、主要工作

各医院参考 2022 年国家抗肿瘤药物临床监测网平台反馈的乳腺癌、肺癌患者首次治疗前临床 TNM 分期诊断率和检查策略符合率，结合本机构实际情况，制定年度目标值，确保本机构肿瘤治疗前临床 TNM 分期评估率较上一年度有所提高。

（一）责任部门及职责分工

在医院层面建立健全专项行动组织管理架构，完善相关管理制度。成立以分管院领导为组长，以医务、临床、病案、统计、信息等部门负责人为成员的专项工作小组，明确职责分工，制定专项行动改进措施，定期开展教育培训、监督检查、结果反馈等工作，及时发现问题，提出改进措施并督促落实。主要部门职责分工见附表 1。

附表 1　医院主要责任部门及职责分工

主要部门	职责分工
医务部门	牵头制定并协调落实专项行动具体工作方案。联合相关部门摸清基线情况，根据实际情况制定有针对性的改进方案和目标值；做好各部门科室工作协调，联合相关部门定期开展学习培训、监督检查、反馈整改等工作
临床科室（包括所有收治肿瘤住院患者的科室）	加强科室医疗质量管理，完善制度流程，明确科室人员分工；更新完善科室诊疗规范、指南；开展医务人员临床技能培训与再教育；定期开展自查
病案 / 统计部门	定期收集汇总各临床科室质控数据，做好数据分析与反馈；定期组织临床科室开展有针对性的学习培训
信息部门	加强信息化质控管理建设，升级完善医院信息系统，给予专项行动必要的信息技术支持

（二）核心策略

1．加强临床 TNM 分期评估过程管理

（1）规范评估流程。医院临床科室（尤其是非肿瘤专业临床科室）建立完善肿瘤临床 TNM 分期评估流程。严格要求科室医务人员在临床 TNM 分期工作中充分综合病史、体格检查、影像学检查、内镜检查、实验室检查等资料和信息，准确判断肿瘤的累及、扩散情况。具体评估流程见附图 1。

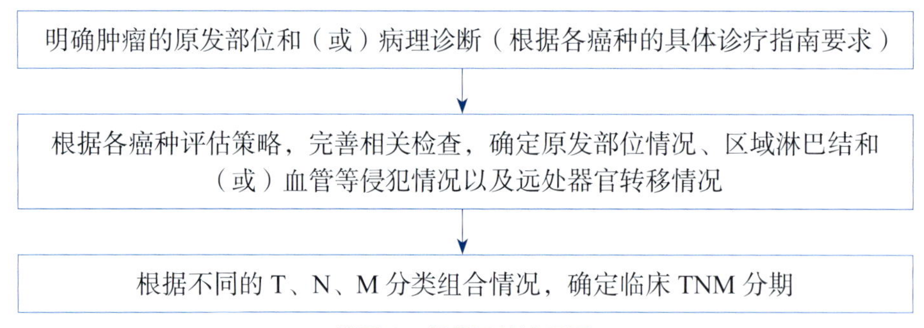

附图 1　规范评估流程图

（2）掌握检查评估策略。参照国家卫生健康委制定的诊疗指南、质控指标，掌握相应癌种治疗前临床 TNM 分期的检查评估策略。重点癌种检查评估策略建议见附表 2。

附表 2　重点癌种检查评估策略

病种		依据	策略建议
肺癌		《国家卫生健康委办公厅关于印发肿瘤和血液病相关病种诊疗指南（2022 年版）的通知》 《中国结直肠癌诊疗规范（2020 年版）》 《国家卫生健康委办公厅关于印发肿瘤专业医疗质量控制指标（2023 年版）的通知》	满足策略 1 或策略 2 策略 1：胸部 CT+ 颈部 CT（或颈部超声）+ 骨扫描 + 腹部 CT（或腹部超声）+ 脑部 CT（或脑部 MRI） 策略 2：全身 PET-CT ± 脑部 MRI
胃癌			策略：腹部增强 CT/MRI+ 胸部平扫 CT+ 盆腔增强 CT/MRI
肝癌	肝细胞癌		策略：至少包括上腹部增强 MRI 或增强 CT+ 腹部彩超 + 胸部 CT
	肝内胆管癌		策略：至少包括上腹部增强 MRI 或增强 CT+ 腹部彩超 + 胸部 CT
乳腺癌			满足策略 1 或策略 2 策略 1：乳腺超声或乳腺 X 线（钼靶）或乳腺 MRI）+ 胸部 CT+ 腹部超声（或 CT 或 MRI） 策略 2：乳腺超声或乳腺 X 线（钼靶）或乳腺 MRI）+PET-CT
结直肠癌			策略：胸部增强 CT+ 腹部增强 CT+ 盆腔增强 CT

（3）完善病历书写。按照《病历书写基本规范》等有关要求，规范书写临床 TNM（cTNM）分期评估内容，具体要求见附表 3。

附表 3　临床 TNM（cTNM）分期规范书写要求

序号	具体要求
1	规范的肿瘤治疗前诊断应包含 cTNM 分期评估，如“右肺上叶恶性肿瘤，cT1N1M0，Ⅱ B 期”。
2	完善检查后仍无法确定分期的可用“x”代替，但 x 的数量不超过 1 个，如“右肺上叶恶性肿瘤，cT2NxM1”。
3	cTNM 分期最终体现在入院记录、病程记录（含首次病程记录）或治疗前知情同意书（如手术知情同意书、抗肿瘤药物治疗知情同意书、放射治疗知情同意书等）的“临床诊断”或“术前诊断”中。

（4）推广肿瘤多学科诊疗（MDT）模式。积极推行 MDT 模式，成立相对固定的不同癌种 MDT 专家组，对肿瘤患者（特别是初诊患者，采取多学科协作诊疗，确保临床 TNM 分期评估及诊疗方案的科学性、规范性。

2．强化临床 TNM 分期评估培训及信息化监测手段。医院医务部门定期牵头组织临床科室医务人员开展肿瘤诊疗规范、指南以及病历书写的培训与再教育，提高肿瘤诊疗规范化、同质化水平。医务部门联合信息部门加快完善医院相关信息系统，强化本机构信息化监测手段，有条件的医疗机构在电子病案中增加“是否为首次抗肿瘤治疗的肿瘤患者”及“临床 TNM 分期”的填写项等内容。医务部门联合临床科室等部门按季度对各临床科室的临床 TNM 分期评估自查结果进行收集、分析。同时，把临床科室专项行动改进结果作为年度医疗质量管理考核内容，持续提高本机构专项行动改进目标水平。

3．充分应用医疗质量管理工具改进工作措施。运用质量环（PDCA 循环）、全面质量管理（TQM）、品管圈（QCC）等医疗质量管理工具，促进改进目标工作的有效实施。如运用 PDCA 循环，全面分析本机构改进目标现状，找出原因及影响因素，制定相应的改进计划和措施并严格执行，定期开展全员培训与监督检查，及时发现和总结实施过程中的经验和问题；针对未解决的问题，继续开展下一轮 PDCA 循环等。

（三）保障措施

1．加强组织领导，做好协调保障。各级肿瘤相关质控中心和医院要充分认识到开展提高肿瘤治疗前临床 TNM 分期评估率专项行动的重要性和紧迫性，加强组织领导，将专项行动纳入年度重要工作内容，明确本区域、本机构专项行动工作的职责分工，做好组织协调与保障工作，指导相关工作人员有序开展专项行动工作。

2．加大监督指导，及时反馈改进。各级肿瘤相关质控中心要做好专项行动监督指导工作，充分利用质控中心专家委员会优势，积极开展本省提高肿瘤治疗前临床 TNM 分期评估率的培训指导，定期收集汇总区域内各级医院临床 TNM 分期评估自查结果并于年度内至少开展 1 次现场检查评估，指导督促医院落实好有关工作要求，及时发现并解决工作中存在的问题。国家肿瘤质控中心将以国家医疗质量管理与控制信息系统、全国抗肿瘤药物临床应用监测系统等监测平台为依托，建立长期监测机制，并及时将各省、各医院肿瘤治疗前临床 TNM 分期评估率结果进行公布，不断加强数据信息挖掘和利用；充分指导各省级肿瘤相关质控中心推动改进目标工作，提高质量改进效率。

3．建立激励机制，及时总结宣传。各级肿瘤相关质控中心和医院要围绕专项行动建立有效的激励机制，充分调动相关人员的工作积极性。同时，各级肿瘤质控中心应及时做好总结评估，对于在开展专项行动中涌现出来的优秀单位及典型案例，加强推广和宣传。国家肿瘤质控中心将适时组织优秀改进工作经验分享、优秀改进案例征集和评选、优秀省级质控中心评选等活动，不断加强专项行动工作经验交流，营造相互学习的工作氛围。